T0135830

Kohlhammer

Angelika A. Schlarb

Unter Mitarbeit von Melanie Wahl
und Eva Kosmalla

Mini-KiSS Therapeutenmanual

Das Elterntraining für Kinder bis 4 Jahre
mit Schlafstörungen

Verlag W. Kohlhammer

1. Auflage 2014

Alle Rechte vorbehalten
© 2014 W. Kohlhammer GmbH Stuttgart
Umschlag: Gestaltungskonzept Peter Horlacher
Umschlagabbildung: © Alan Hearfield; Yvonne Bogdanski; Alexandr Vasilyev; Allisija Hallgerd; Valus Vitaly
Zeichnungen: Andreas Urra
Gesamtherstellung:
W. Kohlhammer Druckerei GmbH + Co. KG, Stuttgart
Printed in Germany

ISBN 978-3-17-021340-1

Inhalt

Content⁺ PLUS

Folgende Materialien erhalten Sie im Shop des Kohlhammer-Verlags unter ContentPLUS. Weitere Informationen hierzu finden Sie auf der vorderen Umschlaginnenseite.

* Die Gruppenregeln
* Gute-Nacht-Geschichten
* Das Schlaf- und Glückstagebuch
* Die Abbildungen aus Mini-KiSS
* Die Imaginationsübungen als Hörfassung

Vorwort

Es gibt sehr viele Eltern, die die erste neue Lebensphase mit dem Kind auf der einen Seite als sehr beglückend erleben, sich andererseits jedoch auch mit Problemen konfrontiert sehen, von denen sie nicht zu träumen gewagt hatten. Diesen Eltern zu helfen, die Schlafprobleme ihres Kindes zu bewältigen und zu einem entspannten und zufriedenen Familienleben zurückzufinden, ist höchst befriedigend und sinnvoll. Denn meist sind diese Eltern durch die Folgen der kindlichen Schlafprobleme deutlich in ihrer eigenen Befindlichkeit, in ihrem Schlaf sowie auch in ihrer Lebensqualität beeinträchtigt. Dieser Zustand kann durch ein Training wie das vorliegende deutlich verbessert werden. Beim Trainingsende Eltern zu erleben, die sich mit ihrem Kind wohl fühlen, kompetente Erziehungsstrategien anwenden und die erreicht haben, dass ihr Kind zu einem gesünderen Schlafverhalten gefunden hat, ist schön. Dann nach drei Monaten diese Eltern bei der Katamnese zu sehen, denen das Gelernte präsent ist, die wissen, welche Strategien sie beim Wiederauftreten der Problematik anwenden können, ist überaus befriedigend und vergütet für die tausenden von Stunden, die in die Entwicklung und Erprobung investiert wurden.

Dieses Manual wurde auf Basis der bisherigen wissenschaftlichen Erkenntnisse konstruiert und evaluiert. Die Arbeit von einigen Jahren fließt nun in dieses Buch. Dass diese Arbeit nicht das Resultat einer einzigen Person ist, liegt auf der Hand. Ich möchte daher die Gelegenheit nutzen, den vielen Personen zu danken, die mit Rat und Tat dazu beigetragen haben, dass dieses Projekt entstehen und verwirklicht werden konnte. Insbesondere und ganz besonders Isabel Brandhorst, die unermüdlich und zuverlässig als Co-Trainerin zu Verfügung stand, mitgedacht, korrigiert und organisiert hat. Weiterhin danke ich Anna Werner, die mitgeholfen hat, den Ablauf zu optimieren. Darüber hinaus danke ich auch Ines Franzen sowie ganz herzlich all den anderen Mitarbeitern und Praktikanten meines Teams – ohne diese Personen wäre das Projekt jetzt nicht auf diesem Entwicklungsstand. Herzlichen Dank vor allem auch an die Eltern, die uns immer wieder zu neuen Ideen verholfen haben.

Tübingen, März 2013   Angelika A. Schlarb

Einleitung

Gesunder Schlaf ist ein Geschenk der Natur. Der Schlaf-Wach-Rhythmus der Kinder konsolidiert sich vor allem im ersten Lebensjahr. Die Fähigkeit durchzuschlafen, also der Wechsel vom multiphasischen Schlafrhythmus hin zum biphasischen und schließlich zum monophasischen Schlafrhythmus wird in dieser Zeit durch die Fähigkeit nachts durchzuschlafen langsam eingeleitet. So festigt sich der Schlaf vor allem in den ersten vier Monaten (Henderson et al. 2010). Bereits im Alter von 4 Monaten ist der Einfluss elterlicher Erziehungsstrategien nachweisbar (Henderson et al. 2010). So zeigt die Entwicklung der Fähigkeit, sich selbst beruhigen zu können und wieder in den Schlaf zu finden (self-soothing), einen Zusammenhang sowohl zum Zeitpunkt des Schlafengehens und zur längsten Schlafperiode in der Nacht als auch zum elterlichen Erziehungsverhalten (Henderson et al. 2010; Sadeh et al. 2009). Im Alter von 2 Monaten können mehr als 50 % der Kinder zwischen 0 und 5 Uhr durchschlafen oder sind in der Lage, acht Stunden ohne Unterbrechung zu schlafen (Henderson et al. 2010; Pinilla und Birch 1993). In den ersten drei Monaten erfolgt eine weitere Ausdifferenzierung der einzelnen Stadien des Non-REM-Schlafs: Zunächst steht der Slow-Wave-Schlaf (Stadium III des Non-REM-Schlafs – Tiefschlaf) im Vordergrund, bei dem eine vermehrte Hormonausschüttung zu beobachten ist und vor allem für die rasch ablaufenden Hirnreifungsprozesse des Säuglings in den ersten Monaten benötigt wird (Mindell und Owens 2003). Ab ca. dem 3. Lebensmonat nimmt die bisher bestehende große intraindividuelle Varianz der Verteilung der Schlaf- und Wach-Phasen über 24 Stunden deutlich ab. Bei einem Kind beträgt ein einzelner Schlafzyklus ungefähr 50–60 Minuten (Stores 2001). Dies verändert sich über die weitere Kindheit und Jugend hinweg, so dass schließlich als erwachsener Schläfer ein Schlafzyklus im Durchschnitt 90–100 Minuten, also fast doppelt so lang dauert. Aber auch das Verhältnis von REM- zu Non-REM-Schlaf unterscheidet sich bei Kindern und Erwachsenen gravierend. Neugeborene zeigen eine Verteilung von 50:50 von REM- zu Non-REM-Schlafphasen (Louis et al. 1992). Dies ist oftmals auch der Grund für das häufigere Erwachen des Kindes, da es mehrere Schlafzyklen durchläuft. Ab dem Alter von ca. 4 Monaten schließlich hat sich das Kind weitgehend an die familiären Schlafgewohnheiten angepasst und schläft in der Regel im Rhythmus der Familie (zwischen 22 und 6 Uhr in der Früh). In diesem frühen Alter der Kinder sind bereits die selbstregulatorischen Kompetenzen des Kindes entscheidend (Sadeh et al. 2009). So unterschieden sich Kinder, die von ihren Eltern als »Durchschläfer« dargestellt werden, und solche, die als »Nicht-Durchschläfer« beschrieben werden, vor allem in der Fähigkeit, sich selbst zu beruhigen. »Durchschläfer« finden eigenständig in den Schlaf zurück und können sich selbst beruhigen (self-soothing), was mit einem verbesserten Nachtschlaf zusammenhängt (Sadeh et al. 2009). Darüber hinaus ist es für den Therapeuten wichtig zu wissen, dass Kinder, die scheinbar durchschlafen, genauso häufig wach werden, wie diejenigen, die elterliche Hilfe beim Wiedereinschlafen benötigen, aber in diesen kurzen Wachepisoden nicht von den Eltern wahrgenommen werden.

Viele Eltern und auch Experten sind sich nicht sicher, wie viel Schlaf ein Kind benötigt. Folgende Tabelle soll hierbei hilfreich sein. Zu beachten ist jedoch, dass dies Mittelwerte sind und sich das individuelle Schlafbedürfnis davon unterscheiden kann. Eine eventuell genetische Prädisposition zu einem geringeren oder einem erhöhten Schlafbedürfnis sollte im Gespräch mit den Eltern erfragt werden (▶ Tabelle 1).

Zu beachten ist, dass sich das Schlafverhalten nicht kontinuierlich in eine Richtung (z. B. Selbstständigkeit) verändert, sondern Schwankungen unterworfen ist. So schlafen im ersten Lebensjahr relativ wenige Kinder im Bett der Eltern (weniger als 10 %); das »Bedsharing« erreicht seinen Höhepunkt im Alter von 4 Jahren. In diesem Alter teilen mehr als 38 % der Kinder das Bett mit den Eltern (Jenni et al. 2005).

Altersgruppe	Schlafbedürfnis
Babys (3–12 Monate)	14–15 Stunden
Kleinkinder (12–35 Monate)	12–14 Stunden
Vorschulkinder (3–6 Jahre)	11–13 Stunden

Tab. 1: Schlafbedürfnis nach Alter

(National Sleep Foundation, Sleep in America; in Anlehnung an Iglowstein et al. 2003)

Es sollte bei der Arbeit mit diesen jungen Patienten immer auch berücksichtigt werden, dass die Schlafprobleme in diesem frühen Alter in der Regel nicht unbedingt weiter existieren müssen und nicht als Prädiktor für »Bedsharing« oder nächtliches Erwachen in der Kindheit zu sehen sind (Jenni et al. 2005).

Jedoch sollte unbedingt beachtet werden, dass es auch Kinder gibt, die aus Gewohnheit zu wenig Schlaf bekommen. Eine verringerte Schlafdauer steht im Zusammenhang mit vielerlei Auswirkungen. Mehr und mehr wird die Bedeutung eines angemessenen Schlafs für die emotionale Entwicklung des Kindes bekannt (Walker und Harvey 2010). Kinder, die jedoch zu wenig Schlaf erhalten, reagieren meist mit Stimmungsschwankungen, Reizbarkeit und Hyper-Vigilanz, sind anfälliger für negative Stimuli und reagieren nicht so gut auf positive (Guja et al. 2011). Zu berücksichtigen ist ebenfalls, dass beispielsweise Aufmerksamkeit, Arbeitsgedächtnis und Reaktionsverzögerung durch ein zu langes Wachsein beeinträchtigt werden können. Nicht zuletzt ist die Lernfähigkeit des Kindes durch zu wenig Schlaf oftmals deutlich eingeschränkt. Diese Kinder können, wenn sie dauerhaft zu wenig Schlaf erhalten, weniger gut lernen, reagieren stärker auf negative Situationen und weniger auf positive Lösungen bzw. Ansätze (Berger et al. 2012; Schlarb et al. 2012).

1 Ab wann wird das Schlafproblem eine Schlafstörung? – Die Probleme der Klassifikation

Durch die hohe individuelle Variabilität und die wirklich rasant verlaufende Entwicklung und Reifung des Kindes ist eine Abgrenzung von gesundem und gestörtem Schlaf in den ersten Lebensjahren meist schwer möglich. Zu entscheiden, ob eine pathologische Abweichung oder »nur« eine altersbedingte Entwicklungskrise vorliegt, ist daher keine so einfache Aufgabe und bringt Pädiater meist dazu, erst einmal abzuwarten und auf die Entwicklung des Kindes hinzuweisen und weniger dazu eine frühe Intervention zu initiieren (Basler et al. 1980; Sadeh et al. 2009; Schlarb 2010). Hinzu kommt, dass die ICD-10 bei einer Vielzahl von Störungen, die für das Kindesalter zutreffen, nicht unbedingt passende Symptombeschreibungen aufführt.

So wird bei genauerer Betrachtung der in der ICD-10 genannten Kriterien für eine nichtorganische Schlafstörung (F51) deutlich, dass diese sich hauptsächlich auf Erwachsene beziehen:

- Klagen über ungenügende Dauer oder Qualität des Schlafs
- Übertriebene Beschäftigung mit der Schlafstörung tagsüber
- Erhöhte Angst und Anspannung in der Einschlafsituation
- Beeinträchtigung der psychosozialen Leistungsfähigkeit

Hingegen erlaubt die von der American Academy of Sleep Medicine (2005) herausgegebene International Classification of Sleep Disorders (2005) eine wesentlich genauere Differenzierung zwischen den unterschiedlichen Schlafstörungen und gibt dem Diagnostiker detailliertere Anweisungen, welche Kriterien für eine spezifische Diagnose erfüllt sein müssen. Das für die Kindheit besonders häufig auftretende Störungsbild der Behavioralen Insomnie, auf dem auch der Fokus von Mini-KiSS liegt, wird im Folgenden detaillierter beschrieben. Die anderen Störungen, vor allem Parasomnien wie Pavor Nocturnus, Somnabulismus, Alpträume und schlafbezogene Ängste, werden hier eher kurz skizziert. Sie sind zwar kein Ausschlusskriterium für die Anwendung des Mini-KiSS-Behandlungsprogramms, aber es ist nicht speziell für diese Störungen konzipiert worden. Ausschlusskriterium hingegen ist, wenn das Kind eindeutig eine organisch begründete Schlafstörung aufweist, dann sollte sich der Fachmann sofort an ein entsprechendes Kinderschlaflabor wenden, um eine entsprechende Diagnostik zu veranlassen. Wird bei der Diagnostik ersichtlich, dass erzieherische Aspekte bei der Aufrechterhaltung einer solchen Störung beteiligt sind oder gar zur Symptomverstärkung beitragen, so ist dieses Training als Adjunkt sinnvoll.

1.1   Insomnie

Die Hauptkriterien einer Insomnie beziehen sich auf Klagen über Ein- und/oder Durchschlafstörungen oder einen – trotz normaler Länge – unerholsamen Schlaf sowie ein daraus resultierendes beeinträchtigtes Tagesbefinden. Da Kinder im Alter zwischen einigen Monaten und 4 Jahren dies so nicht benennen können, wird bereits die Feststellung dieser Symptome schwierig. Daher sind die Eltern meist diejenigen, die den Schlaf des Kindes beurteilen und anhand der Tagessymptomatik des Kindes eine solche Beeinträchtigung feststellen können. Insgesamt jedoch ist auch die Behaviorale Insomnie des Kindesalters dieser Kategorie zuzuordnen.

Die Behaviorale Insomnie des Kindesalters umfasst zwei Störungstypen, den Sleep-Onset-Association-Typ und den Limit-Setting-Typ. Diese beiden Subtypen sind sehr häufig vor allem in dem jungen Alter zwischen 3 und 35 Monaten vertreten (Moore et al. 2006) und werden daher im Folgenden genauer dargestellt.

A) Sleep-Onset-Association-Typ (SOT)

Diese Störung kann sowohl bei Ein- als auch bei Durchschlafschwierigkeiten zutreffen. Die Hauptsymptomatik ist die Abhängigkeit des Kindes von speziellen Schlafhilfen. So finden die Kinder am Abend und in der Nacht in der Regel nur dann in den Schlaf, wenn spezifische Stimulationen durch die Eltern gegeben sind. Die Kinder benötigen bestimmte Aktivitäten wie Schaukeln oder Tragen, besondere Objekte, die Anwesenheit der Eltern (meist im Bett) oder das Geben der Brust oder aber auch eine bestimmte Schlafumgebung wie das Elternbett, das Sofa oder den Autositz. Fehlen diese Stimuli, erhöht sich die Ein- und Wiedereinschlafproblematik, bis die gewohnten elterlichen Stimulationen wieder herbeigeführt werden.

B) Limit-Setting-Typ (LST)

Dieser Subtyp ist durch eine fehlende elterliche Grenzsetzungsproblematik gekennzeichnet. Die Eltern setzen keine, inkonsistente oder nicht vorhersehbare Grenzen, was sich beim Kind in teilweise sehr massiven Widerständen beim Zubettgehen äußern kann. Diese Kinder zeigen eine starke Abwehr, ins Bett zu gehen, zögern die Zubettgehroutine und das Zubettgehritual bisweilen provokant hinaus und benötigen viel Zeit, um tatsächlich einzuschlafen. Häufig fordern diese Kinder mehrfach Dinge, wenn sie bereits im Bett liegen, wie z. B. Milch, wieder herausgenommen zu werden, eine weitere Geschichte oder Lied zu hören etc. Im Zusammenhang mit dem Limit-Setting-Typ stehen geringe elterliche schlafbezogene Erziehungskompetenzen.

1.2   Parasomnien

1.2.1   Pavor Nocturnus

Meist sind die Eltern sehr beeindruckt von diesem Störungsbild, da sich der für den Pavor Nocturnus durch ein abruptes nächtliches Aufschrecken mit massivem Angstaffekt aus dem Non-REM-Schlaf auszeichnet. Dies geschieht in der Regel im Stadium III, ca. 60–120 Minuten nach dem Einschlafen, also im ersten Drittel der Nacht. Weitere Kennzeichen sind ein initialer, gellender Schrei sowie eine Aktivierung des autonomen/vegetativen Nervensystems, was sich beispielsweise durch Schwitzen, Gesichtsröte, Tachypnoe, Tachykardie und Mydriasis bemerkbar macht. Die von den Kindern geäußerte große Furcht steht in Verbindung mit einer ausbleibenden Reaktion auf die direkte Ansprache. Oftmals erkennen die Kinder ihre Eltern nicht. Die Kinder sind nur schlecht zu wecken und schwer zu beruhigen. Am Morgen besteht weitgehende Amnesie bezüglich der nächtlichen Ereignisse. Ein direkter Zusammenhang mit emotionalen Problemen existiert nicht. In der ICSD-2 wird für den Pavor Nocturnus eine Prävalenz von 1–6,5 % angegeben. Auch in diesem Fall finden sich wieder große Unterschiede in den gefundenen Häufigkeiten. So berichten Laberge et al. (2000) über eine Häufigkeit des Nachtschrecks von 14,7 % in der Altersgruppe der 3- bis 10-Jährigen und Owens und Mindell (2005) über eine Quote von 17,3 % bei 3 bis 35 Monate alten Kindern.

1.2.2 Schlafwandeln/Somnabulismus

Der Somnambulismus ist durch ein plötzliches Aufrichten oder Aufstehen bis hin zu komplexen Verhaltensweisen im Schlaf gekennzeichnet. Schlafwandeln beginnt in der Regel ca. 60–120 Minuten nach dem Einschlafen und passiert hauptsächlich im Stadium III des Non-REM-Schlafs. Zu den weiteren Charakteristika zählen schlechte Bewegungskoordination, Desorientierung, schwere Erweckbarkeit und morgendliche Amnesie für das Schlafwandeln. Die angegebene Prävalenz für Somnabulismus in der Kindheit liegt bei 9,2–17 % (Laberge et al. 2000; Owens und Mindell 2005). Studien aus dem deutschsprachigen Raum zeigen hingegen mit 3–4 % deutlich niedrigere Prävalenzen für die Störungsbilder Somnambulismus und Pavor Nocturnus auf (Wiater und Scheuermann 2007).

1.2.3 Alpträume

Alpträume stellen eine häufige Problematik im frühen Kindesalter mit einer Prävalenz zwischen 5 und 30 % dar (Moore et al. 2006; Schlarb et al. 2010). Im Unterschied zum Pavor Nocturnus wachen die Kinder hier in der Regel aber auf, zeigen keine Desorientierung und können vom Traum berichten. Der Inhalt von Alpträumen variiert meist mit dem Alter. Während die Kleinkinder meist Separationsängste haben, fürchten sich Vorschulkinder meist vor Monstern oder Einbrechern.

1.2.4 Schlafbezogene Ängste

Im frühen Lebensalter sind Ängste vor dunklen Räumen und vor Phantasieobjekten ein häufiges Phänomen (Moore et al. 2006). In der Regel dauern diese Ängste nicht lange an, sondern verlieren sich im Alter von 5 oder 6 Jahren wieder. Einen zweiten Höhepunkt erreichen sie im Schulalter und sind daher auch in dieser Altersgruppe zu berücksichtigen. Als Differentialdiagnose sind »Widerstände beim Zubettgehen« zu sehen. Hierbei äußert das Kind bisweilen Ängste, mit dem Ziel die Eltern zu einem bestimmten Verhalten zu bringen (Moore et al. 2006). Die therapeutische Vorgehensweise bezieht sich bei schlafbezogenen Ängsten sowohl auf eine Balance zwischen Rückversicherung und Erhöhung der Selbstregulationskompetenz als auch auf die Installierung von Belohnungssystemen (Moore et al. 2006; Schlarb et al. 2011; Schlarb et al. 2012).

1.3 Schlafbezogene Atemstörungen

Das Schlafapnoe-Syndrom zeichnet sich durch wiederholtes Auftreten von Atemstillständen während des Schlafes aus, was zu einer Sauerstoffunterversorgung führt und meist mit einer ausgeprägten Tagesmüdigkeit einhergeht. Charakteristika sind Schnarchen, Schwitzen und mehr als fünf Apnoen pro Stunde oder zehn Apnea-Hypopnea pro Stunde. Das Obstruktive Schlafapnoe-Syndrom weist eine Prävalenz von 1–2 % v. a. bei Vorschulkindern auf (Anders und Eiben 1997). Bei Verdacht auf eine Apnoe sollte umgehend ein Schlaflabor kontaktiert werden (Auflistung der akkreditierten Schlaflabore sind beispielsweise auf der Homepage der DGSM zu finden).

1.4   Insomnie in der frühen Kindheit – Oder nur eine Irritation?

Um als Therapeut zwischen einer vorübergehenden Irritation und einer behandlungsnotwendigen Störung zu unterschieden, ist eine differenzierte Betrachtung der Problematik entscheidend. Eine gute Orientierung bietet das gestufte System von Gaylor et al. (2001). Meines Erachtens ist das stufenweise Vorgehen gerade bei den sehr jungen Kindern äußerst sinnvoll und dient sowohl den Eltern als auch dem Arzt oder Therapeuten gut zur Orientierung. Diese dreigestufte Einteilung orientiert sich an der Klassifikation der American Psychiatric Association (DSM-IV), die nach leichter, mittlerer und schwerer Schlafproblematik untergliedert (American Psychiatric Association, 1994) (Gaylor et al. 2001). Die Sleep Onset Protodyssomnia bezieht sich auf die Schwierigkeit des Kindes einzuschlafen. Folgende ▶ **Abbildung** veranschaulicht das Modell von der Irritation (Perturbation) bis hin zur Störung (Disorder).

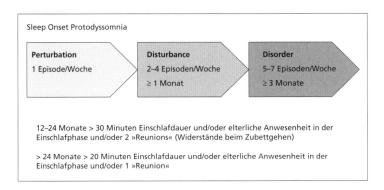

Die leichteste Irritation, in der Abbildung als »Perturbation« dargestellt, bezeichnet eine vorübergehende Störung des Schlafverhaltens mit einer betroffenen Nacht über einen Zeitraum von weniger als einem Monat. Diese Irritation kann im Rahmen eines normalen Entwicklungsverlaufs und damit einhergehenden Entwicklungsaufgaben gesehen werden. Meist melden sich die Eltern in einem solchen Fall nicht zu einer Schlafberatung oder gar -behandlung. Hingegen liegt bei einer »Disturbance« bereits eine ernsthafte Beeinträchtigung bzw. Belastung vor, die zwar als reversible Schlafstörung gesehen wird, mit zwei bis vier betroffenen Nächten pro Woche über ein bis drei Monate jedoch behandlungsbedürftig ist. Die letzte Stufe, die »Disorder«, bezeichnet eine umfassende Störung mit mehr als fünf betroffenen Nächten über einen Zeitraum von mehr als drei Monaten. Diese Eltern melden sich durch die Beeinträchtigungen auch bei Pädiatern und fragen nach Rat (Schlarb et al. 2010). Sie berichten über Schwierigkeiten beim Zubettbringen, bei der Schlafeinleitung, der abendlichen Zubettgehzeit und auch über Schwierigkeiten bei den Schlafphasen tagsüber. Die in der Erklärung dargestellten »Reunions« sind Widerstände beim Zubettgehen, wie beispielsweise wiederholte Bitten oder Proteste des Kindes als auch Auseinandersetzungen zwischen Eltern und Kind hinsichtlich des Schlafens.

Das gleiche System wird bei nächtlichem Erwachen angewandt: Die »Night Waking Protodyssomnia« tritt nach einer Schlafdauer von mindestens 10 Minuten auf. Die Wachepisoden (WE) pro Nacht sind durch die Notwendigkeit der elterlichen Intervention gekennzeichnet (Gaylor et al. 2001, 2005).

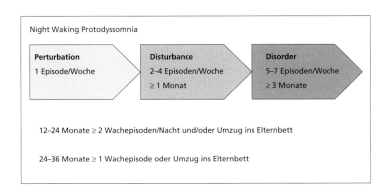

2 Prävalenzen von Schlafstörungen im frühen Kindesalter

Wie zuvor beschrieben, entwickelt sich der Schlaf bei jungen Kindern vor allem im ersten Lebensjahr noch deutlich und unterliegt besonders großen intra- und interindividuellen Schwankungen (Jenni et al. 2005; Henderson et al. 2010; Ferber 1996; Lozoff et al. 1995). Zu berücksichtigen ist, dass Schlafstörungen im Kindesalter von den Pädiatern nicht immer adäquat erkannt und diagnostiziert werden (Meltzer et al. 2010; Schlarb et al. 2010). So wissen viele Pädiater wenig über Schlafstörungen (Owens 2001) und unterschätzen daher auch die Anzahl der Kinder mit Schlafstörungen sowie die Folgen und warten gerne ab oder geben oftmals Medikamente (Owens 2001; Schlarb 2010).

▶ Tabelle 2 zeigt, dass die Auftretenshäufigkeit von bestimmten Schlafproblemen und Schlafstörungen deutlich mit dem Lebensalter zusammenhängt. Während bei Jugendlichen oder Erwachsenen häufig das Grübeln mit einer Insomnie verbunden ist, treten bei jungen Kindern eher Widerstände beim Zubettgehen auf, die in der Regel im Erwachsenenalter keine Rolle spielen. Insgesamt wird die Auftretenshäufigkeit von Schlafstörungen meist unterschätzt.

Altersbereich	Insomnie	Einschlaf-störung	Durchschlaf-störung	Widerstände beim Zubett-gehen	Parasomnien (Pavor Nocturnus PN, Schlafwandeln SW, Alpträume AT, Enuresis nocturna E)
Kleinkinder (0,5–2 Jahre)	5–20 %	6–12 %	20–50 %	8–10 %	
Kindergarten-alter (2–5 Jahre)	5–20 %	9–12 %	13–40 % (4 J.: 54 %)	15–50 %	PN: 1–6 % SW: 5 % AT: 5–50 % E: 5–13 %

Tab. 2: Prävalenz kindlicher Schlafstörungen

(nach Archbold et al. 2002; Armstrong 1994; Basler et al. 1980; Jenni et al. 2005; Largo und Hunziker 1984; Mindell et al. 2006; Moore et al. 2006; Richman 1981b; Salzarulo und Chevalier 1983; Schlarb et al. 2010; Wolke et al. 1994)

3 Persistenz frühkindlicher Schlafstörungen

Befragt man die Eltern, so berichten bis zu fünf von zehn Elternpaaren über Schlafprobleme oder Schlafstörungen bei ihrem Kind. Oftmals werden diese jedoch sowohl von den Eltern als auch vom betreuenden Pädiater eher als vorübergehende Krise gesehen (Schlarb et al. 2010). Aber: Schlafstörungen bei Kindern sind nicht nur häufiger als allgemein angenommen, sondern tendieren auch dazu, über einen längeren Zeitraum zu persistieren (Lam et al. 2003; Sudesh et al. 1987, Schlarb et al. 2011). So berichten bis zu 12 % der Eltern von einer fortwährenden Schlafproblematik ihres Kindes auch noch nach drei Jahren. Eine solche Chronifizierung geht meist mit einer Beeinträchtigung des kindlichen Verhaltens einher sowie mit einer eher depressiven Entwicklung der Mütter (Lam et al. 2003; Schlarb 2010).

Hierbei ist vor allem die Persistenz des *nächtlichen Erwachens* bei ca. 40 % der Kinder hervorzuheben (Jenni et al. 2005). Den bisherigen Forschungsergebnissen zufolge scheint zwar nächtliches Erwachen im Säuglingsalter eher ein vorübergehendes Problem zu sein; tritt es aber in der Kindheit auf, so besteht eine hohe Wahrscheinlichkeit, dass diese Problematik über einen längeren Zeitraum bis zum Alter von 10 Jahren besteht. Zusammenfassend lässt sich daher festhalten, dass aufgrund der hohen Prävalenz und Persistenz (früh-)kindlicher Schlafstörungen eine frühzeitige Behandlung äußerst sinnvoll und notwendig erscheint.

4 Einfluss der Eltern und der Familie auf den frühkindlichen Schlaf

Selbstverständlich sind junge Kinder in ihrer Alltagsbewältigung vollständig auf die Erziehungspersonen in ihrer Umwelt (Eltern, Großeltern, Erzieher) angewiesen. Daher ist der Einbezug der familiären und elterlichen Faktoren hinsichtlich des (früh-)kindlichen Schlafs wichtig. Es wird vor allem funktionales und dysfunktionales Erziehungsverhalten unterschieden und der Einfluss der Lebensgeschichte der Eltern sowie deren erinnertes Erziehungsverhalten wird reflektiert. Schließlich wird auf den Einfluss von psychischer und physischer Gesundheit der Eltern und die Bedeutung der Partnerschaft eingegangen.

4.1 Zusammenhänge verschiedener familiärer Faktoren

Das Schlafverhalten des Kindes wird von vielfältigen Faktoren beeinflusst. Neben den genetischen Voraussetzungen und der momentanen Entwicklung des Kindes spielen vor allem auch elterliche und familiäre Faktoren eine große Rolle und interagieren miteinander. Um als Therapeut die diversen Faktoren, das elterliche Erziehungsverhalten sowie die Interaktionsstrategien zu erfassen und zu verändern, ist das Prozessmodell von Belsky (1984) (▶ **Abbildung** S. 17; erweitert von Kruse 2001, Wahl 2009, Schlarb 2011) gut geeignet. Es wurde zwar nicht speziell für Schlafstörungen entwickelt, ist jedoch zur therapeutischen Arbeit hilfreich, da es veranschaulicht, wie verschiedene Faktoren der Familie mit den Problemen des Kindes zusammenhängen können. Zu berücksichtigen ist hierbei, dass der Einflussprozess reziprok ist und somit das elterliche Verhalten das Kind beeinflusst, jedoch auch das kindliche Verhalten das elterliche Erziehungsverhalten bedingt (Schlarb et al. 2010).

Ein positives Elternverhalten umfasst verschiedene Aspekte wie Stimulation, Wärme und Akzeptanz ebenso wie disziplinierende Maßnahmen. Die Eltern orientieren sich an den Bedürfnissen und Entwicklungsschritten des Kindes und fördern emotionale Sicherheit, soziale Kompetenz, Unabhängigkeit und intellektuelle Leistungen (Belsky 1984). Als moderierende Einflussfaktoren kommen die Persönlichkeit und die psychische Gesundheit (auch die psychische Gesundheit während der Schwangerschaft), das Alter bei der Geburt des Kindes, Kompetenz- und Kontrollüberzeugungen sowie Attributionsmuster hinzu (Owens 2008; Bayer et al. 2007).

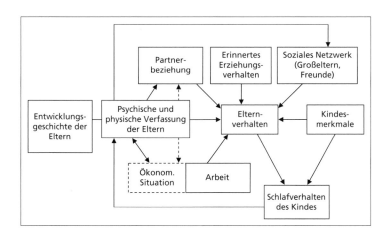

Diverse Merkmale des Kindes wie Temperament, physische und psychische Gesundheit und Eigenheiten in seiner kindlichen Entwicklung beeinflussen wiederum das elterliche Erziehungsverhalten. So wirkt sich eine kindliche Schlafstörung auch durch den inadäquaten Schlaf, den sie bei den Eltern auslöst, stressreich auf die ganze Familie aus und kann zu einer Abnahme der Familienzufriedenheit (Mindell und Durand 1993) und zu einer insgesamt erhöhten familiären Belastung führen (Schlarb et al. 2010). Besonders Mütter empfinden Schlafschwierigkeiten der Kinder als stressbeladen für sich selbst und die ganze Familie (Bruni et al. 2000;

Einleitung

Meltzer und Mindell 2007; Schlarb et al. 2011, 2012). Daneben können Schlafprobleme des Kindes elterliche Auseinandersetzungen über den Umgang mit der Situation nach sich ziehen (Bax 1980; Schlarb et al. 2011, 2012).

Das soziale Netzwerk kann sich sowohl unterstützend als auch belastend auswirken. So können Eltern, die in anstrengenden Phasen immer wieder Entlastung durch Freunde oder ein soziales Netz erleben, diese besser bewältigen (Belsky 1984). Auch können Eltern in ihrem Erziehungsverhalten durch die Rückmeldung des sozialen Netzes gestärkt werden, weshalb Gruppeninterventionen sinnvoll sind (Schlarb et al. 2012). Ein direktes Lob für den positiven Umgang einer Mutter mit ihrem schlafgestörten Kind kann innerhalb der Gruppe initiiert werden (z. B. »Sie machen das aber prima mit dem abendlichen Einschlafen.«). Ein indirekter Effekt könnte beispielsweise dadurch zustande kommen, dass durch die Wertschätzung des Partners die Mutter gestärkt wird und sie sich hierdurch kompetenter und gelassener fühlt.

Neben dem sozialen Netz beeinflusst vor allem auch die Paarbeziehung der Eltern das schlafbezogene Erziehungsverhalten und umgekehrt (Schlarb et al. 2012). Hinzu kommt, dass familiärer Stress das kindliche Schlafverhalten negativ beeinflusst (Kraenz et al. 2003).

Da das elterliche Erziehungsverhalten deutlich von dem eigenen subjektiv erlebten Erziehungsverhalten beeinflusst wird, ist es wichtig, mit den Eltern zu erarbeiten, nach welchem Muster sie ihr Kind erziehen. In Mini-KiSS wird dies das »elterliche Erbe« genannt. Hierbei werden die Eltern zur Reflexion und Prüfung ihres eigenen Erziehungsverhaltens angeregt – ob sie nicht reproduzieren, was sie selbst als Kind in negativer Weise erlebt haben oder jedoch – was auch nicht selten vorkommt – ihr Verhalten ins Gegenteil kehren. Ein solches Erziehungsverhalten steht meist mit Kognitionen im Zusammenhang, die evt. sogar von den Eltern der Eltern früher auch ausgesprochen wurden, wie: »Der frühe Vogel fängt den Wurm«, »Ein Indianer kennt keinen Schmerz«, »Das musst du aushalten«, »Nur erfolgreiche Menschen sind gute Menschen« etc. Diese als Kind erlebten Erziehungsverhalten werden eventuell von den Eltern reproduziert und tragen zur Symptomentstehung oder Aufrechterhaltung bei.

Ein oftmals umstrittenes Thema ist die Arbeitstätigkeit von Müttern. Einige Studien zeigen auf, dass Arbeitslosigkeit einen negativen Einfluss auf die Beziehung zwischen Eltern und Kind hat (z. B. Bronfenbrenner und Crouter 1983), während sich die Zufriedenheit mit der Arbeit positiv auswirkt. In diesem Fall werden Bestrafungen seltener eingesetzt und Disziplinierungsmaßnahmen eher begründet (McKinley 1964). Insgesamt ist es wichtig, einzuschätzen, ob die Erziehenden sich in der Situation wohl und kompetent fühlen und sich adäquat um die Kinder kümmern können.

4.2 Funktionales und dysfunktionales schlafbezogenes Erziehungsverhalten

Gerade bei der Behandlung von Schlafstörungen im frühen Kindesalter ist neben der Beziehung von Eltern und Kind vor allem das damit zusammenhängende Erziehungsverhalten entscheidend für die Implementierung eines gesunden Schlafverhaltens. Generell werden Verhaltensweisen wie

- emotionale Wärme und Zuneigung,
- angemessener Einsatz von klaren und sinnvollen Regeln,
- elterlicher konstruktiver Umgang mit Problemverhalten
- die Anregungen des Kindes zu Entwicklung und Lernen sowie
- eine angemessene Beaufsichtigung als entwicklungsförderlich genannt (Miller 2001; Russel 1997).

Diese Verhaltensweisen können genauso für schlafbezogene Situationen und -verhaltensweisen des Kindes genannt werden. So wirkt sich konsequentes Erziehungsverhalten und eine angemessene Zubettgehroutine positiv auf das Schlafverhalten des Kindes aus (Adams und Rickert 1989; Mindell 2006, Schlarb et al. 2012).

Von den Eltern wird ein eindeutig dysfunktionales Erziehungsverhalten meist als solches erkannt. So ist den Eltern präsent, dass harte Bestrafungen, wie z. B. Schlagen, (lang andauerndes) Einsperren, Drohungen und ausgeprägte emotionale Reaktionen auf Schwierigkeiten innerhalb der Familie, wie lautes Schreien, unkontrollierte Wut oder Enttäuschung, keine funktionalen Erziehungsweisen darstellen und das kindliche Schlafverhalten beeinträchtigen (Adam et al. 2007; Maccoby und Martin 1983).

Im Mini-KiSS-Training wird vor allem bezüglich der ungünstigen Zuwendung elterlicher Aufmerksamkeit auf kindliches Verhalten gearbeitet. Denn meist ist den Eltern die eher unauffällige Art eines solchen dysfunktionalen Erziehungsverhaltens nicht bewusst (siehe auch Patterson 1982). Bezogen auf die Schlafproblematik bedeutet dies, dass Eltern mit Erziehungsschwierigkeiten positives Verhalten des Kindes oftmals ignorieren oder nicht ausreichend beachten (z. B. Kind geht allein in sein Bett, Lob für das Im-Bett-Bleiben). Durch diese fehlenden Strategien wird die Wahrscheinlichkeit, dass erwünschtes Verhalten auftritt, nicht erhöht. Erfahren die Kinder hingegen Aufmerksamkeit für unerwünschtes Verhalten (z. B. Kind trotzt und verlangt nach immer neuen Dingen im Bett wie Milch, andere Puppe, noch ein Lied und bekommt dies auch), nimmt das Problemverhalten zu, so haben z. B. Kinder, deren Eltern beim Einschlafen anwesend sind, mehr Schlafprobleme (Adair et al. 1991; Owens 2008). Auch können kindliche Schlafprobleme eine Folge konditionierter Fehlverhaltensweisen sein: durch das Fehlen von klaren Einschlaf- und Zubettgehritualen oder wenn nächtliches Erwachen oder Schreien durch inadäquate Nahrungsangebote und positive Zuwendung verstärkt wird (Frölich und Lehmkuhl 1998).

Wie oben schon angedeutet, ist vom Therapeuten bei dieser Kausalitätskette immer zu berücksichtigen, dass dysfunktionales Erziehungsverhalten sowohl Ursache als auch Folge von Verhaltensauffälligkeiten und damit auch Schlafstörungen seitens des Kindes sein kann (Owens und Mindell 2005; Kazdin 1995). So kann auch das Schlafproblem des Kindes das problematische Erziehungsverhalten bedingen – vor allem wenn sich die Eltern bezüglich der Erziehungsstrategien uneinig sind (Schlarb 2010). Ebenfalls wichtig für die therapeutische Arbeit ist, dass nicht alle Fehler in der Erziehung zu Problemverhalten führen müssen, sondern dysfunktionales Erziehungsverhalten vor allem bei der Aufrechterhaltung und Stabilisierung von kindlichen Verhaltensauffälligkeiten einen wichtigen Faktor darstellt (Owens und Mindell 2005; Patterson et al. 1989).

Insgesamt ist ebenfalls zu berücksichtigen, dass die Intensität des Einflusses elterlichen Erziehungsverhaltens auf verschiedene kindliche Schlafstörungen variiert. So stehen organisch bedingte Schlafstörungen in einem vergleichsweise geringen Zusammenhang zur Erziehung, bzw. sie werden weniger durch ungünstiges Erziehungsverhalten beeinflusst. Während bei allen Schlafstörungen, bei denen das Verhalten des Kindes und damit auch das der Eltern maßgeblich beteiligt ist, eine wesentlich größere Verbindung zum Erziehungsverhalten besteht (Owens und Mindell 2005). Durch die oben beschriebene Diagnose Behaviorale Insomnie in der Kindheit wird der Anteil der elterlichen Beteiligung an der kindlichen Schlafstörung betont.

4.3 Zusammenhang zwischen kindlichen Schlafproblemen und der psychischen Befindlichkeit der Eltern

Eine Schlafproblematik des Kindes geht meist nicht spurlos an den Eltern vorbei. So leiden Eltern von Kindern mit Schlafstörungen häufiger als nicht betroffene Eltern unter Erschöpfung und negativen Affekten und zeigen Ambivalenzen zwischen Fürsorglichkeit, Ängsten, aggressiven Tendenzen sowie Schuldgefühlen (s. Papoušek 2004). Kindliche Schlafstörungen beeinflussen die elterliche Schlafdauer und tragen zu einer erhöhten Tagesmüdigkeit bei (Boergers et al. 2007; Owens 2008). Die aufgrund des Alters der Kinder meist durch Unterbrechungen gekennzeichnete beeinträchtigte, mütterliche Schlafqualität beeinflusst auch die Stimmung (Lam et al. 2003; Meltzer und Mindell 2007) sowie das Gesamtbefinden und die Gesamtgesundheit beider Elternteile (Martin et al. 2007). Somit sind die Schlafprobleme der Kinder ein Prädiktor für schlechte mütterliche Schlafqualität, während die mütterliche Schlafqualität wiederum ein Prädiktor für mütterliche Depression, Stress, Müdigkeit und Schläfrigkeit darstellt, insbesondere, wenn die Mütter zuvor nicht depressiv waren (Martin et al. 2007).

19

Auch entscheidend ist, wie die Eltern die kindliche Schlafproblematik bewerten und ob die Eltern sich hinsichtlich der Einschätzung des kindlichen Schlafbedürfnisses und Schlafes einig sind oder stark divergieren (Sadeh et al. 2007; Boergers et al. 2007).

Wird die Schlafstörung des Kindes behandelt, so geht es meist auch den Erziehungspersonen (im Besonderen den Müttern) deutlich besser (Schlarb et al. 2012). Die Eltern sind nach einer erfolgreichen Intervention in der Regel weniger müde, weniger deprimiert und hoffnungsvoller (s. Hiscock und Wake 2002; Eckerberg 2004). Zudem reduziert sich der wahrgenommene Stress und führt dazu, dass die Eltern ihre Rolle als weniger einschränkend erleben.

Zusammenfassend bedeutet dies, dass ein deutlicher Zusammenhang zwischen der psychischen Befindlichkeit von Eltern und den Schlafproblemen von Kindern besteht. Daher sollte bei der Intervention kindlicher Schlafstörungen vom Therapeuten vor allem auch die Psychopathologie der Eltern erfasst, berücksichtigt und soweit möglich in die Behandlung miteinbezogen werden.

4.4 Die Rolle und Bedeutung der Partnerschaftsqualität

Jede Beziehung erlebt ihre Höhen und Tiefen. Wichtig ist jedoch, dass die Eltern mit den Konflikten umgehen können und darauf achten, dass keine negativen Kommunikationsmuster entstehen, die chronifizieren und somit riskant für problematisches kindliches (Schlaf-) Verhalten sind (Grych und Fincham 1990; Emery und O'Leary 1982; Krishnakumar und Buehler 2000; Owens 2008). Partnerschaftliche Konflikte wirken sich in der Regel negativ auf den kindlichen Schlaf aus. Die Gesamtschlafdauer reduziert sich, der Schlaf wird deutlich mehr fragmentiert und vor allem in seiner Qualität beeinträchtigt. Auch weisen die Kinder eine erhöhte Schläfrigkeit während des Tags sowie Verhaltensauffälligkeiten auf (Sheikh et al. 2006; Velten-Schurian et al. 2010).

Im Gegenzug dazu hat die Verringerung kindlicher Schlafprobleme in der Regel einen positiven Effekt auf die elterliche Paarbeziehung. So verbessert sich die Ehezufriedenheit deutlich durch die Behandlung von Schlafstörungen bei Kindern (Adams und Rickert 1989; Schlarb 2011). Bei der Behandlung ist ebenfalls zu berücksichtigen, dass der Erfolg der therapeutischen Intervention auch von eventuell vorhandenen Paarproblemen abhängt. Es zeigt sich in der Regel ein größerer Erfolg, wenn sich die Eltern einig sind (Jones und Verduyn 1993).

5 Diagnostik kindlicher Schlafstörungen

Grundsätzlich sollte eine Abklärung durch den Kinderarzt erfolgen, um zu gewährleisten, dass die Schlafsymptome nicht aufgrund einer körperlichen Störung existieren. Folgende diagnostische Instrumente sind sinnvoll:

- Schlafspezifische Anamnese
- Schlaftagebuch
- Screeninginstrument z. B. Child Sleep Habit Questionnaire (CSHQ-DE)
- Schlaflabor

5.1 Schlafspezifische Anamnese

Die schlafspezifische Anamnese sollte verschiedene entwicklungsbedingte Fragestellungen wie auch Fragen nach Verhaltensgewohnheiten der Familie umfassen. Es ist sinnvoll, neben den demographischen Daten auch Art, Dauer, Verlauf und Schweregrad der Schlafstörung, Auswirkungen auf die Tagesbefindlichkeit und die Familie, Familienverhältnisse, Vorbehandlungen, organische Erkrankungen, andere psychische Probleme, Lebensgeschichte und belastende Lebensereignisse (in den letzten 12 Monaten) zu erfassen (s. Minde et al. 1993; Owens 2007). Weiterhin sollten folgende schlafbezogene Informationen erhoben werden:

- Gesamter Tages- und Nachtablauf
- Befindlichkeit im Wachzustand sowie generell am Tag (in schlafbezogenen und nicht schlafbezogenen Kontexten)
- Schlafgewohnheiten der gesamten Familie (beispielsweise Schlafplätze der einzelnen Familienmitglieder, Co-Sleeping-Gewohnheiten)
- Schlafsettings und Schlafarrangements, räumliche Voraussetzungen
- Stillen und nächtliches Füttern (Umfang, Zeiten, Variabilitäten)
- Einschlafrituale (Dauer, Umfang, benötigte Utensilien)

Der Ablauf und die genaue Form von Beruhigungsverhalten sowie Einschlafhilfen der Eltern im Kontext des Schlafenlegens und Einschlafens (Wer übernimmt welche Rolle?) sollten ebenfalls Bestandteil der Anamnese sein:

- Beginn, Auslöser und bisheriger Verlauf der Schlafproblematik
- Elterliche Erklärungsversuche/Ursachenzuschreibung

5.2 Schlaftagebuch

Schlaftagebücher stellen in der Schlafforschung und Schlafbehandlung eines der am häufigsten eingesetzten Messinstrumente dar. Sie werden zur Erfassung der Schlafparameter verwendet und gelten als valide und reliable Messinstrumente (Owens 2000). Zur Diagnostik sollte das Schlaftagebuch zwei Wochen vor Behandlungsbeginn durchgängig von den Eltern geführt werden. Bei ganz jungen Kindern eignet sich ein 24-Stunden-Protokoll, welches neben den direkt schlafbezogenen Aspekten wie dem Tagesschlaf, Tagesschläfrigkeit, Zubettgehzeiten oder nächtliches Erwachen (Wachepisoden pro Nacht, die Wachdauer pro Wachepisode), die verschiedenen Verhaltenszustände des Kindes im Schlafkontext, wie Schreien, Unruhe, Stillen bzw. Füttern dokumentiert (Homepage der DGSM: www.dgsm.de; Anders und Eiben 1997). Bei etwas älteren Kindern kann man auf die üblichen Schlaftagebücher zurückgreifen.

Es ist sinnvoll, darauf zu achten, dass beide Wochen durch einen gleichen Tagesrhythmus bestimmt werden (also z. B. zwei Wochen Kindergarten). Das Schlaftagebuch gliedert sich im Allgemeinen in einen sogenannten »Morgenteil« und einen »Abendteil«, in denen die verschiedenen Parameter abgefragt werden (siehe Homepage der DGSM: www.dgsm.de): Aufwachzeit am Morgen, Anzahl und Dauer des nächtlichen Erwachens, Tagesschlaf, Dauer der Zubettgehprozedur, Zubettgehzeit, geschätzte Einschlafzeit etc. Aus diesen Angaben lassen sich folgende gängige Schlafparameter errechnen: Einschlaflatenz, Schlafkontinuität, Gesamtschafzeit und Vigilanz während des Tages.

Zur Auswertung sollten in der Regel die Aufzeichnungen der jeweils zweiten Woche genauer betrachtet werden, da die erste Woche als Adaptionswoche gilt (Müller und Paterok 1999; Schoicket et al. 1988). Nicht selten haben die Eltern den Eindruck, dass ihr Kind nachts kaum schläft und die meiste Zeit wach ist. In diesem Fall kann das Schlaftagebuch zu einer Objektivierung der elterlichen Wahrnehmung des Schlafverhaltens beitragen (Largo und Hunziker 1984).

5.2.1 Einschlaflatenz

Die Einschlaflatenz ist die Zeit, die zwischen dem Löschen des Lichts und dem Einschlafen liegt und dient unter anderem als Maß dafür, ob Einschlafprobleme vorliegen (Lehmkuhl und Frölich 1998). Diese Zeit sollte 20–30 Minuten nicht überschreiten (s. schlafbezogene Kriterien).

5.2.2 Schlafkontinuität

Die Schlafkontinuität ist von der Häufigkeit und Dauer des nächtlichen Erwachens und dem potentiellen Vorhandensein nächtlicher Aktivitäten des Kindes (z. B. Essen, Trinken) bestimmt. Einerseits kann die Häufigkeit nächtlichen Erwachens erhöht sein und das Kind die elterliche Unterstützung zum Wiedereinschlafen benötigen, da es mangelnde Kompetenzen hinsichtlich des self-soothing hat. Andererseits kann es durch nächtliche Interaktionen auch zu einer verlängerten Wachzeit kommen, wobei die Eltern oftmals berichten, dass das Kind nach Stimulation (Spielen, Herumtragen, Fernsehen etc.) verlangt.

5.2.3 Gesamtschlafzeit und Vigilanz während des Tages

Mit Kenntnis der Einschlafzeit, der Aufwachzeit und der Dauer der nächtlichen Wachliegezeit, ist die Gesamtschlafzeit des Kindes ermittelbar. Hierbei ist es besonders wichtig zu wissen, ob das Kind am Morgen von alleine erwacht oder ob es von den Eltern geweckt werden muss (Ferber 1995; Ferber 1990). Der letzte Fall kann trotz ausreichendem Schlaf und ohne Einschlafprobleme auf eine Hypersomnie hinweisen.

5.3 Children Sleep Habits Questionnaire (CSHQ-DE)

Um einen guten Gesamteindruck im Vorschul- und Grundschulalter zu erhalten, eignet sich z. B. der CSHQ-DE (Schlarb et al. 2010; Originalversion: Owens et al. 2000b). Er ist ein retrospektiver Screening-Fragebogen für Eltern von Kindern im Vor- und Grundschulalter (4 bis 10 Jahre), der bereits in einer Reihe von Studien zur Ermittlung von kindlichem Schlafverhalten eingesetzt wurde (Anders et al. 1978; Mindell 1993). Der Cut-Off-Score von 41 identifizierte 80 % der klinischen Stichprobe richtig.

Der Fragebogen kann zur Orientierung auch im jüngeren Alter eingesetzt werden. Er lässt auch bei dieser Altersgruppe eine valide Auswertung zu.

Den CSHQ-DE gibt es als deutsche Fassung unter www.dgsm.de.

5.4 Schlaflabor

Eine polysomnographische Untersuchung sollte vor allem bei Verdacht auf schlafbezogene Atmungsstörungen oder einer anderen, eher organisch bedingten Schlafstörung durchgeführt werden (Owens 2000). Auch in den Leitlinien zur Diagnostik und Therapie von psychischen Störungen im Säuglings-, Kindes- und Jugendalter für kindliche Schlafstörungen (Dt. Ges. f. Kinder- und Jugendpsychiatrie und Psychotherapie) wird die polysomnographische Abklärung bei Verdacht auf epileptische Anfällen, bei schweren Fällen von Schlafwandeln, bei Verdacht auf Pavor Nocturnus sowie zum sicheren Ausschluss atembezogener Schlafstörungen empfohlen, beispielsweise bei der Verdachtsdiagnose einer obstruktiven Schlafapnoe.

Dem Verdacht auf schlafbezogene Atmungsstörungen kann anhand der Screening-Fragen, die im CSHQ-Schlaffragebogen (Schlarb et al. 2010) vorhanden sind, nachgegangen werden. Auch Hinweise auf Pavor Nocturnus oder Alpträume können anhand des Fragebogens differenziert betrachtet werden.

Konzeption des Mini-KiSS-Manuals

Ob sich Eltern professionelle Hilfe für die Behandlung ihrer schlafgestörten Kinder suchen, hängt von einer Vielzahl an Faktoren ab. Natürlich spielt einerseits die wahrgenommene Dauer und das Ausmaß der Beschwerden eine große Rolle (Sarimski 2004). Auch werden die Eltern aktiv, wenn mehrere Personen betroffen sind und wünschen sich dann eine adäquate Behandlung (Schlarb 2010).

Das Mini-KiSS-Manual basiert auf den bisher erprobten und validierten Therapien von Schlafstörungen bei jungen Kindern. Die Konstruktion des therapeutischen Vorgehens wird daher durch eine Vielzahl an Untersuchungen unterstützt. Im Folgenden werden die einzelnen Behandlungsstrategien dargstellt, die Eingang in das Mini-KiSS-Training gefunden haben, damit für den Therapeuten die Basis des Vorgehens hinsichtlich des Trainings transparent wird. Ich möchte an dieser Stelle betonen, dass das Mini-KiSS-Therapieprogramm ein ressourcenorientiertes Verfahren ist – neben verhaltenstherapeutischen Vorgehensweisen wurden auch imaginative bzw. hypnotherapeutische Techniken und die Methode der positiven Psychologie implementiert. Da von den Eltern immer wieder auch nach Möglichkeiten der pharmakologischen Behandlung von Schlafstörungen bei Kindern gefragt wird, wird am Ende dieses Abschnitts kurz darauf kurz eingegangen.

1 Elterntrainings

Da bei Kindern im sehr jungen Alter die Eltern die primären Bezugspersonen sind, bieten sich in diesem Alter auch Elterntrainings an. Sie sind meist verhaltenstherapeutisch orientiert und basieren auf lerntheoretischen Grundannahmen (Warnke et al. 2001). Bei solchen Elterntrainings wird durch die systematische Arbeit mit den Eltern versucht, Veränderungen in der Eltern-Kind-Interaktion herbeizuführen. Ziel ist hierbei vor allem der Erwerb adäquater Erziehungskompetenzen. Gerade bezüglich der Schlafsituation und den -gewohnheiten werden die Eltern als Akteure gesehen, die den Kindern in verantwortungsvoller Weise Unterstützung und Hilfe zur Selbstberuhigung geben (Morrell und Cortina-Borja 2002; Warnke et al. 2001). Aus den oben dargelegten Forschungsergebnissen, in denen die Zusammenhänge elterlicher und kindlicher Faktoren aufgezeigt wurden, kann geschlossen werden, dass ein Elterntraining bei der Behandlung frühkindlicher Schlafstörungen sinnvoll ist. Daher beinhaltet das Mini-KiSS-Training zu einem großen Teil erziehungsorientierte Inhalte.

2 Einbeziehung beider Elternteile

Es ist sehr sinnvoll und hilfreich, beide Elternteile, soweit es möglich ist, in die Behandlung mit einzubeziehen. Werden beide Eltern in die Behandlung eingeschlossen, so erhöht sich der Effekt bezüglich der Reduktion der kindlichen Problematik deutlich (Lundahl et al. 2008).

3 Psychoedukation

Damit Eltern am Schlafverhalten des eigenen Kindes erkennen können, ob und wie eine Schlafproblematik vorliegt und wie diese mit ihrem Erziehungsverhalten zusammenhängt, erfolgt bei Mini-KiSS zu Beginn der Behandlung ein Psychoedukationsteil (Mindell et al. 2009; Steinberg et al. 2000), der folgende Themen beinhaltet:

- physiologische Grundlagen des Schlafes,
- Funktionen des Schlafes,
- altersbedingte Entwicklung des Schlafes sowie des Schlafbedürfnisses,
- mögliche Ursachen von Schlafstörungen,
- schlafstörende und -aufrechterhaltende Faktoren und
- schlafförderliche Faktoren.

Durch die Informationen hinsichtlich dieser Faktoren werden die Eltern in ihrer Wissenskompetenz über das Schlafbedürfnis und die Wichtigkeit der Einflüsse geschult. In der Regel erhöhen sich durch dieses Wissen die elterlichen Kompetenzüberzeugungen (Hiscock und Wake 2002). Die Beachtung der Schlafhygieneregeln bezüglich des kindlichen Schlafverhaltens ist Teil der Psychoedukation und wird bei der Durchführung betont.

4 Verhaltenstherapie

Im Kleinkindalter werden am häufigsten verhaltenstherapeutische Interventionen zur Veränderung der kindlichen Schlafproblematik verwendet (Kuhn und Elliott 2003; Mindell et al. 2006; Ferber 2006). Gerade für Schlafprobleme, bei denen ein hoher Anteil erlernten Verhaltens maßgeblich an der Entstehung der Störung beteiligt ist, erweist sich eine Verhaltenstherapie als besonders wirksam (Tikotzky und Sadeh 2010). Diese verhaltenstherapeutischen Interventionen beruhen auf der Annahme, dass elterliches Verhalten bei der Entstehung und Aufrechterhaltung kindlicher Schlafstörungen von großer Bedeutung ist (Adair et al. 1991; Schlarb 2008, 2010). In der schlafbezogenen Verhaltenstherapie werden mit den Eltern ungünstige elterliche sowie kindliche Verhaltensweisen anhand der Kenntnis von Lernprinzipien zu verändern und durch günstigere zu ersetzen versucht. Fokussiert wird vor allem auf klare und auch für die Familien erreichbare Ziele. So werden im Mini-KiSS-Programm mit den Eltern die folgenden verschiedenen verhaltenstherapeutischen Techniken besprochen und in ihrer familienbezogenen Anwendbarkeit diskutiert und von den Eltern entsprechend umgesetzt (Richman et al. 1985; France, Henderson und Hudson 1996; Schlarb 2010, 2011, 2012; Stores 1996):

- Löschung,
- Verhaltensformung und graduelle Annäherung,
- positive Verstärkung,
- Berücksichtigung von Antezedenzien und Diskriminationslernen sowie
- »positive Routine« im Sinne des Einschlafrituals.

4.1 Löschung

Bei der Löschung oder Extinktion werden positive Verstärker für problematisches Verhalten entfernt. Eltern sollen unterscheiden, ob ihr Kind nachts aus Angst oder aus Gewohnheit oder gar aus dem Gefühl von Macht schreit. Ist der Grund eher Gewohnheit oder das Erlangen eines Machtgefühls, so soll dieses Verhalten nicht durch elterliche Zuwendung oder Aufmerksamkeit belohnt werden. Der Therapeut sollte hierbei betonen, dass die Kinder durch das

Nicht-Reagieren der Eltern ihre eigenen selbstregulatorischen Kompetenzen einsetzen oder ausweiten lernen. Diese Strategie erwies sich in verschiedenen Studien als erfolgreich (Rickert und Johnson 1988; Reid und Walter 1999; Seymour et al. 1989).

Der Therapeut sollte betonen, dass die Extinktion nur dann erfolgreich verlaufen wird, wenn sich die Eltern einig sind, wenn sie an einem Strang ziehen und gemeinsam konsequent sind. Auch sollte den Eltern verdeutlicht werden, dass die Umsetzung der Extinktion gerade zu Beginn zu erschwerten Belastungen der Familie führen kann, da das Kind die elterliche Zuwendung für sein Verhalten vermissen wird, was sich dann wiederum nicht selten in Schreien oder Widerständen beim Zubettgehen äußert. Die Bereitschaft vieler Eltern ist oft eingeschränkt, da sie befürchten, dies schade ihrem Kind (Tikotzky und Sadeh 2010). Von diesen Eltern wird die graduelle Annäherung in der Regel eher umgesetzt.

4.2 Graduelle Annäherung

Die graduelle Annäherung ist eine schrittweise Annäherung an das erwünschte Verhalten. Bei diesem Vorgehen ist zum einen ein genauer Plan der einzelnen Schritte nötig (Steinhausen 1999) und zum anderen ist hinsichtlich der Schlafsituation meist auch eine kreative Lösungsstrategie notwendig. So können beispielsweise Eltern, die die Hand des Kindes halten mussten, in einem ersten Schritt einen Handschuh anziehen (Entfremdung), dann eine Handpuppe und schließlich die Puppe als Ersatz nehmen, um dann zu einem vom Kind selbstgesteuerten Prozess übergehen zu können. Jedoch ist auch bei dieser Vorgehensweise zu berücksichtigen, dass hierfür ein strukturiertes Vorgehen notwendig ist und ein Handlungsplan erstellt werden sollte. Die elterliche Konsequenz und Konsistenz sind auch bei diesem Vorgehen unabdingbare Bestandteile und stehen in direktem Zusammenhang zum Erfolg (Schlarb 2008; Mindell und Durand 1993).

4.3 Positive Verstärkung

Bei der positiven Verstärkung wird erwünschtes Verhalten durch eine Belohnung verstärkt. Wichtig bei der Belohnung ist, dass sie dem Kind und dem Alter des Kindes angemessen ist. Gerade jüngere Kinder brauchen eine zeitnahe Belohnung, damit diese wirkt. Auch sollte sie dem Kind visuell dargestellt werden oder der Gegenstand dem Kind gezeigt werden, damit die Motivation entsprechend gesteigert werden kann. Dabei können verschiedene Arten von Belohnungssystemen eingesetzt werden (Spielzeiten, Gegenstände), die sich nach den individuellen Präferenzen des Kindes richten. Die Strategie der positiven Verstärkung wirkt nicht, wenn die zu erwartende Belohnung einen geringeren Wert für das Kind hat als das Zeigen des Problemverhaltens (Schlarb 2008, 2011). Dies bedeutet z. B. dass ein Kind möglicherweise nicht für einen Kakao am nächsten Morgen alleine schläft, da der Kakao für das Kind keinen größeren Anreizcharakter als das Schlafen im Elternbett hat. Auch ist es für das Kind wichtig, dass das erwünschte Verhalten und die darauf folgenden Konsequenzen genau definiert sein müssen und dass die Eltern Positiv-Formulierungen verwenden sollen, um ihrem Kind das gewünschte Verhalten zu erklären (Steinhausen 1999). Indirekte Anreize können geweckt werden, indem mit dem gewünschten Schlafverhalten assoziierte Einschlafgeschichten vorgelesen werden, in der z. B. zwei Jungen immer, wenn sie ohne Widerstände ins Bett gegangen sind und durchgeschlafen haben, am nächsten Morgen ein kleines Geschenk erhalten, das die Schlaf-Fee nachts unter ihre Kissen gelegt hat (Schlarb 2010, 2011). Durch ein solches Vorgehen wird die Compliance und Motivation des Kindes gefördert und das erwünschte Verhalten mit positiven Erfahrungen verbunden (Steinberg et al. 2000). Auch in diesem Fall ist die elterliche Konsequenz beim Nichteinhalten des gewünschten Verhaltens nötig. Darüber hinaus ist zu beachten, dass eine materielle Belohnung an soziale Belohnung, wie Freude, Anerkennung und Lob, gebunden werden sollte. In der Regel wirkt sich positive Verstärkung besonders bei »mangelnder Schlafdisziplin« günstig auf kindliches Schlafverhalten aus (Steinberg et al. 2000).

4.4 Berücksichtigung von Antezedenzien und Diskriminationslernen

Schlaffördernde Hinweisreize für Ort und Zeitpunkt des Einschlafens vermitteln dem Kind Orientierung und geben ihm Sicherheit. Der diskriminative Reiz, den das Kind zum Einschlafen braucht, sollte von den Eltern auf ein Objekt gelenkt werden, welches unabhängig von den Eltern ist, wie beispielsweise ein Stofftier oder anderes. Durch ein solches Vorgehen fällt es dem Kind leichter, alleine einzuschlafen.

Eine noch konsequentere Form der Stimuluskontrolle stellt das »Sleep Scheduling« dar (Piazza et al. 1997). Hierbei werden die Zubettgeh- und Aufwachzeiten des Kindes genau festgelegt und eingehalten. Der Tagschlaf wird verhindert, um sicherzustellen, dass das Kind zur erwünschten Abendzeit müde ist. Diese Technik der Schlafrestriktion oder »Sleep Scheduling« ist zwar effizient, jedoch verglichen mit der Strategie der graduellen Extinktion weniger effektiv.

4.4.1 »Positive Routine« im Sinne des Einschlafrituals

Die »positive Routine« stellt in der Regel ein adäquates Einschlafritual im Sinne einer positiven Verhaltenskette dar, die schließlich in gesunden Schlaf mündet (Tikotzky und Sadeh 2010). In der Regel sollte ein Einschlafritual nicht länger als 20, maximal 30 Minuten dauern und vier bis sieben ruhige Aktivitäten beinhalten (Mindell et al. 2009; Steinhausen 1999). Häufig tendieren Eltern, die tagsüber arbeiten, gerade an den Abenden dazu, nochmals aufregende Spiele mit den Kindern zu spielen, was zu einem erhöhten Arousal seitens des Kindes führt. Auch können sich gerade Kinder mit Tendenzen einer Hyperaktivität am Abend meist schwer auf ruhige Aktivitäten einlassen. Der Therapeut sollte den Eltern verdeutlichen, dass die ruhigen Aktivitäten aber die für den Schlaf nötige Entspannung fördern. Ebenso wichtig ist bei der positiven Routine die Regelmäßigkeit, sodass eine für das Kind verlässliche und vorhersagbare Verhaltenskette entsteht, die es beruhigt (Mindell et al. 2009). Auch sollte vom Therapeuten betont werden, dass vor allem für jüngere Kinder das Einschlafritual eine große Bedeutung hat und dem Kind ein Gefühl von Geborgenheit und Sicherheit vermittelt (France et al. 1996; Klackenberg 1987; Steinberg et al. 2000; Schlarb 2008, 2011). Das Einschlafritual ist jedoch nicht nur für das Einschlafen, sondern auch für das Wiedereinschlafen und das Durchschlafen von großer Bedeutung und für dessen Erfolg wichtig (Hiscock und Wake 2002; Adams und Rickert 1989).

5 Imaginationstechniken – Ressourcenförderung für Eltern

Da die meisten Eltern selbst deutlich erschöpft sind, sich überfordert fühlen und die Geschwister ebenfalls Schlafprobleme aufweisen (Schlarb et al. 2010), ist es sinnvoll, auch die Eltern in ihrer Befindlichkeit zu stärken. Durch den Einsatz von imaginativen Verfahren, wie hypnotherapeutische Elemente, werden die Eltern für neue Assoziationsmuster und Reaktionsweisen empfänglicher und können so leichter zu neuen Einsichten und Problemlösungen kommen. Durch den Einsatz von imaginativen Techniken in Mini-KiSS sollen

- Anspannung und Stress der Eltern verringert werden,
- neue Problemlösungen angestoßen werden,
- ungünstige Einstellungen der Eltern verändert werden,
- affektive Reaktionen positiver werden,
- das eigene Schlafverhalten verbessert werden (Schlarb 2007).

Es werden verschiedene imaginative Übungen für die Eltern im Mini-KiSS-Manual implementiert. Zum einen sind dies handlungsorientierte, im Alltag gut einsetzbare Strategien und zum anderen ressourcenorientierte Übungen, die den Eltern helfen sollen, entspannter mit schwierigen Situationen umzugehen. Ziel ist, dass die Eltern schlafgestörter Kinder in solchen Situationen mit dem Kind die in der Trance hervorgerufenen Ressourcen abrufen und als Beruhigungs- und Kraftquelle nutzen können. Beispielsweise kann bei der graduellen Extinktion die Wartezeit, bis nach dem Kind gesehen wird, mithilfe einer ressourcenaktivierenden Imaginationsübung erträglicher gestaltet werden (Warten vor der Tür und eine Imaginationsübung zur eigenen Entspannung durchführen). Der Zugang zu Ressourcen, Bedürfnissen, Gefühlen und Wahrnehmungen soll so geebnet werden, wodurch gedankliche Eskalationen verhindert und Selbstkontrolle sowie Eigensteuerung ermöglicht werden sollen. Dieses Vorgehen muss den Eltern in der Behandlungsdurchführung immer wieder beispielsweise anhand eines SORCK-Schemas verdeutlicht werden, da oftmals die Reaktionsmuster der Eltern bereits automatisiert sind.

6   Positive Psychologie – Für Eltern

Da die Eltern durch die Schlafproblematik des Kindes meist ebenfalls eine negative Stimmung haben (Mindell 2009), ist das Ziel dieser Interventionsstrategie die vorhandene negative Stimmung durch eine positive zu ersetzen. Die Eltern sollen das eigene dysfunktionale Denken durch Training des »erlernten Optimismus« verändern (Seligman 2002b). Hierbei ist eine häufig angewandte Methode das von Myers (2005) empfohlene »Dankbarkeitstagebuch«. Durch das Führen eines solchen Tagebuchs, sollen die Eltern angeregt werden positive Aspekte ihres Lebens wieder zu entdecken. Für Mini-KiSS wurde dieser Ansatz in Form eines sogenannten »Glückstagebuchs« (s. auch Schlarb 2007) gewählt, um den Eltern wieder einen Zugang zu den positiv erlebten Momenten des Tages zu ermöglichen. Dies ist wichtig, da die Aufmerksamkeit von Eltern schlafgestörter Kinder häufig auf den vorherrschenden negativen Aspekten und Interaktionen mit dem Kind liegt. Ziel ist es, zu einer Verlagerung der Aufmerksamkeit von den negativen auf die positiven Interaktionen mit dem Kind zu gelangen und dadurch die Eltern-Kind-Beziehung zu fördern sowie seitens der Eltern Ressourcen für positives, schlafförderndes Verhalten gegenüber dem Kind zu ermöglichen.

7   Grundlegendes zur Arbeit mit den Eltern

Um die Arbeit mit den Eltern zu erleichtern, ist eine Orientierung der elterlichen Interaktionsweisen in Anlehnung an die Kommunikationstypen von Satir hilfreich (Satir 2005).

7.1   Beschwichtiger

Dieser Elterntyp zeigt dem anderen Elternteil immer wieder, dass dieser das Zentrum seines Lebens sei. Sein eigenes Verhalten orientiert sich meist vollkommen am Verhalten des anderen. Wünsche des anderen werden erraten, Bedürfnisse des anderen ernst genommen, während die eigenen oftmals ignoriert oder ausgeblendet werden. So erlangt das Gegenüber meist sehr viel Macht, mehr als notwendig, und kann diese auch missbrauchen. Eltern mit dieser Kommunikationsstruktur überlassen oftmals dem Partner oder auch dem Kind viele Entscheidungen, auch wenn es dazu eigentlich noch zu jung ist. Sie sind für Forderungen – auch wenn diese ungerechtfertigt sind – schneller empfänglich als alle anderen Kommunikationstypen. So neigen diese Eltern eher dazu, das Kind doch im eigenen Bett schlafen zu lassen oder sich doch dazu zu legen oder in der Nacht ins Kinderzimmer zu wechseln. Sie neigen ebenfalls dazu, das Kind länger auf zu lassen, abends den einen oder anderen Fernsehfilm zu genehmigen, obwohl das Kind beispielsweise noch nicht alt genug dafür ist. Eltern, die eine solche Struktur haben, kommen meist mit der Kognition: »Ich bin hilflos.« Ihnen fällt es schwer, in der Behandlung zu lernen, Grenzen, die gesetzt werden, auch ein- und durchzuhalten, da sie dies mit Ablehnung gleichsetzen. Eltern mit Beschwichtigertendenz nehmen sich jedoch die Anregungen durch das Programm sehr zu Herzen, nehmen die Übungen und Hilfestellungen durch Kalimba (s. u.), den Leoparden, ernst und arbeiten erfolgreich damit. Auch können sie sehr gut loben und die Fortschritte des Kindes würdigen.

7.2   Ankläger

Der Ankläger ist der Gegenpol zum Beschwichtiger. Er greift zur eigenen Verteidigung schnell andere an. Oftmals wirkt er fordernd, eher kritisierend und feindselig. Eltern mit dieser Kommunikationsstruktur suchen beim anderen die Fehler. Das Kind, das nicht schläft, wird nicht hart genug behandelt oder angefasst, die Mutter ist zu weich und an den Schlafschwierigkeiten schuld. So oder ähnlich lauten oftmals die Aussagen der Eltern mit solch einer Struktur. Hier muss der Therapeut aufpassen, dass der Elternteil nicht Ängste des Kindes ignoriert, sondern im Sinne einer graduellen Annäherung arbeitet. Kalimba als Therapie-Leopard muss entsprechend eingeführt werden. Der Therapeut sollte darauf achten, die Wirksamkeit von Kalimba entsprechend darzustellen, damit der Ankläger diesen nicht als »Kinderei« entwertet. Sind Ankläger-Eltern erst einmal von der Richtigkeit einer Maßnahme überzeugt, so setzen sie die empfohlenen Maßnahmen meist sofort und ohne Verzögerung um. Jedoch sollte bei Rückschritten berücksichtigt werden, dass sie dann oftmals mit Vorwürfen reagieren. Der Therapeut sollte daher das Interaktionsverhalten stets mit einer professionell distanzierten Haltung reflektieren.

7.3   Rationalisierer

Eltern mit Rationalisierer-Tendenzen werden sich vor allem auf die Logik beziehen. Diese Menschen reagieren vor allem auf Erklärungen und logische Schlussfolgerungen. Kann das Mini-KiSS Programm mit Kalimba und seine Wirkweise entsprechend vom Therapeuten erklärt werden, wird der Rationalisierer die Logik im Aufbau erkennen und entsprechend kooperieren. Die phantasievollen Geschichten müssen bei diesen Eltern erklärt und transparent gemacht werden. In der Interaktion wirken diese Eltern meist eher steif und unbeweglich, mit wenig Mimik, so dass bisweilen das Gesicht eher ausdruckslos wirkt. Oftmals fällt es dem Rationalisierer schwer, sich auf Gefühle einzulassen. Emotionen empfindet er bisweilen als eher peinlich und bedrohlich. Nicht selten fällt es diesen Eltern schwer, abends die Kuscheleinheit mit dem Kind umzusetzen und ihm emotionale Wärme zu vermitteln, da sie selbst den Körperkontakt eher vermeiden. Loben in verbaler und auch nonverbaler Art ist meist ihr Thema und sollte in der Therapie vom Therapeuten entsprechend berücksichtigt werden. Hierbei benötigen Rationalisierer meist eine Art »Bedienungsanleitung«.

7.4   Verwirrer oder Ablenker

Diese bilden das Gegenstück zum rationalen Kommunikationstyp. Eltern mit einer Ablenker-Strategie sind viel in Bewegung und wirken eher spontan und fröhlich. Jedoch fällt es diesen Eltern bisweilen schwer, sich auf ein bestimmtes Thema zu konzentrieren und entsprechend umzusetzen. Die Ablenkung von für sie stressigen Themen stellt eine Bewältigungsstrategie dar, die mehr oder weniger effektiv ist. Diese Eltern haben zwar oftmals gute Ideen in der Behandlung, andererseits bestimmen sie gelegentlich die einzelnen Sitzungen durch Berichte von immer wieder neuen Ereignissen, so dass der Therapeut darauf achten muss, den Inhalt nicht aus den Augen zu verlieren. Bei der Umsetzung der Hausaufgaben vergessen sie des Öfteren Aufgaben, da scheinbar Dringenderes zu bewältigen war. In der Gruppe fallen diesen Eltern oft Ereignisse zu den Berichten anderer ein, die bisweilen beinahe beziehungslos zum gerade zu bearbeitenden Thema wirken.

Dem Verwirrer fallen Struktur und geregelte Routine schwer, wodurch er für das Kind wenig greifbar ist. Das wichtigste Thema für die Elternsitzungen ist bei diesen Eltern meist,

Regeln und Grenzen so aufzustellen und einzuhalten, dass sie für das Kind verlässlich sind und noch am nächsten Tag, in der nächsten Woche und im nächsten Monat ihre Gültigkeit besitzen. Der Therapeut wird darauf achten, dass die Eltern Relevantes wiederholen und es schriftlich festgehalten wird.

Exkurs: Pharmakologische Behandlung

Die Deutsche Gesellschaft für Schlafforschung und Schlafmedizin (DGSM) empfiehlt für Kinder keine pharmakologische Langzeittherapie. Auch ist nach Durand et al. (1998) eine pharmakologische Behandlung bei kindlichen Schlafstörungen aufgrund starker Nebenwirkungen kontrainduziert. Zu berücksichtigen ist auch, dass eine medikamentöse Therapie kindlicher Schlafstörungen geringe Langzeiteffekte bezüglich kindlicher Schlafmuster zu haben scheint (Owens 2008; Richman et al. 1985) und die Entwicklung einer normaler Schlaforganisation und eines normalen Schlafverhaltens hinauszögert.

8 Wirksamkeit von Mini-KiSS

8.1 Durchführbarkeit und allgemeine Zufriedenheit

In einer Studie zur Zufriedenheit und Wirksamkeit oben genannter Ziele wurden 17 Familien befragt. Es wurde ein Evaluationsbogen ausgegeben, den die Eltern in anonymisierter Form ausfüllen und abgeben konnten. Es zeigte sich eine Übereinstimmung mit der klinischen Einschätzung hinsichtlich der Zufriedenheit der Eltern. So schätzten die Eltern das Training als sehr sinnvoll und gut durchgeführt ein (Wert bei 1,62 auf einer Skala von 1–5, Schlarb et al. 2011). Die Diskussionen mit den anderen an der Gruppe teilnehmenden Eltern erlebten sie als sehr fruchtbar und zugleich entlastend, was sich durch freie Kommentare, die inhaltlich ausgewertet wurden, bestätigte.

Bei der Auswertung der Schlaftagebuchdaten zeigte sich ebenfalls eine signifikante Verbesserung der Einschlaflatenz von 15,0 Minuten nach dem Training im Gegensatz zu 20,6 Minuten vor dem Training (Schlarb et al. 2011). Auch die Häufigkeit des nächtlichen Erwachens reduzierte sich von 19,42-mal pro Woche vor dem Training auf 11,74-mal pro Woche nach dem Training ebenso wie die Dauer der nächtlichen Wachphasen. Weiterhin gelang es den Kindern nach dem Training signifikant häufiger im eigenen Bett zu schlafen (5,21-mal vor dem Training, 1,87-mal pro Woche nach dem Training, Schlarb et al. 2011).

Auch in der Child Behavior Checkliste zeigte sich eine signifikante Verbesserung des nächtlichen Erwachens. Darüber hinaus wachten die Kinder nachts deutlich weniger oft auf und weinten oder schrien weniger im Schlaf, sondern schliefen mehr. So zeigt die Subskala Schlafprobleme eine signifikante Verbesserung der Schlafproblematik (p < .001).

8.2 Psychische Verbesserung

Durch das Training lässt sich zudem eine signifikante Verbesserung auf den verschiedenen weiteren Subskalen der CBCL feststellen. Fünf der sieben Problemskalen (Emotionale Reaktivität; Ängstlich/Depressiv; Schlafprobleme; Aufmerksamkeitsprobleme und Aggressives Verhalten) sowie die drei übergeordneten Skalen (Externalisierende Auffälligkeiten, Internalisierende Auffälligkeiten und Gesamtauffälligkeit) zeigen eine signifikante Verbesserung nach dem Training (Schlarb et al. 2011).

8.3 Verbesserung der psychischen Befindlichkeit der Mütter

Da die Mütter meist stärker mit der Zubettgehproblematik beschäftigt sind als die Väter, wurden Mütter und Väter getrennt ausgewertet. Es zeigte sich eine Verbesserung der Gesamtbelastung der Mütter anhand des Global Severity Index (GSI) der SCL-90-R sowie eine Reduktion der Subskala Depressivität bei den Müttern.

8.4 Verbesserung der psychischen Befindlichkeit der Väter

Auch auf die Väter hatte das Training eine positive Wirkung: So reduzierte sich auch bei ihnen die Gesamtbelastung anhand des GSI der SCL-90-R (Schlarb et al. 2011).

9 Ziele des Mini-KiSS-Behandlungsprogramms

Ein Hauptziel von Mini-KiSS stellt die Verbesserung der Schlafquantität und -qualität des Kindes dar und damit einhergehend die Verbesserung des psychischen Wohlbefindens der beteiligten Familienmitglieder. Das Kind soll bei Mini-KiSS lernen alleine, d. h. ohne Hilfe von anderen ein- und durchzuschlafen und sich selbst beruhigen zu können (self-soothing). Somit fördert Mini-KiSS durch dessen familienorientierte Intervention zum einen die kindlichen Selbststeuerungskompetenzen als auch die elterlichen schlafbezogenen Erziehungskompetenzen. Folgende Punkte stehen im Zentrum der Behandlung:

- den Eltern Handlungsmöglichkeiten aufzuzeigen,
- die Erziehungskompetenz der Eltern zu stärken und
- die Eltern anzuleiten, für sich und ihre Kinder Lösungsstrategien für das problematische Schlafverhalten zu erarbeiten.

Generell soll den Eltern im Training vermittelt werden, dass es nicht DIE Lösung für die Schlafprobleme ihres Kindes gibt, sondern dass mehrere Faktoren eine Rolle spielen und dass Veränderungen schrittweise und individuell passieren. Wichtig ist, dabei immer wieder zu betonen, dass die Eltern selbst bestimmen, wie groß die Schritte sind, die sie machen, und dass diese nur so groß sein sollen, wie sie sich auch selbst zutrauen. Wir begleiten die Eltern bei ihren Schritten mit unserem Wissen und können Wege in die richtige Richtung zeigen. Den Weg müssen sie selbst gehen und zwar dann, sobald sie sich sicher sind, dass sie den Weg auch gehen können und wollen!

Das Training ist als Gruppentraining angelegt und kann nur in einem gewissen Maß auf individuelle Probleme eingehen. Wichtig ist trotzdem, immer wieder die Erfahrungen der Eltern mit einzubeziehen, vor allem in den Besprechungen der Übungen, und diese modellhaft für die anderen Eltern darzustellen. Positive Veränderungen, von denen die Eltern berichten, sollen gelobt werden und dabei soll gemeinsam erarbeitet werden, welcher Faktor verändert wurde und welche Wirkung dies hatte, um auch den anderen Familien ein Modell aufzuzeigen.

Den Eltern soll nahegebracht werden, dass sie Veränderungen durchhalten müssen, um eine Verbesserung zu erzielen. Nicht alle Probleme sind nach der ersten Sitzung gelöst. Wichtig ist, Schritt für Schritt in die richtige Richtung zu gehen. Bei Rückschritten soll lösungsorientiert besprochen werden, welche Ursache vermutet wird und ob es der »falsche« Weg ist oder ob es nur ein Stolperstein auf dem »richtigen« Weg ist. Eventuell müssen verschiedene Strategien ausprobiert werden, um eine Lösung zu finden, die für diese Familie passend ist und vom Kind angenommen wird. Dabei soll betont werden, dass die Eltern ihr Kind am besten kennen und ein Gespür dafür entwickeln sollen, was ihrem Kind zuzumuten ist.

Oftmals erwarten Eltern bei der Schilderung ihrer persönlichen Problemsituation bereits in der ersten Sitzung ein Patentrezept. In diesem Fall sollte auf die kommenden Sitzungen verwiesen werden, in denen die entsprechende Thematik vertieft wird, um nicht zu viele Inhalte vorzugreifen. In der jeweiligen Sitzung kann dann passend zur Thematik das Problem der Familie lösungsorientiert besprochen werden. Die Eltern sollen vom Therapeut angehalten werden, Fragen zu stellen, wenn etwas unklar bleibt und die Sitzungen regelmäßig nachzuarbeiten.

10   Arbeit mit dem Therapeutenmanual

Dieses Manual soll den Therapeuten zur Orientierung dienen und die Durchführung der Sitzungen erleichtern. Zu Beginn des Manuals wird die grundsätzliche Arbeit mit den Eltern dargestellt, was für alle Sitzungen wichtig ist.

Vor jeder Sitzung werden in den »Informationen für Therapeuten« die jeweiligen Ziele der Sitzung, der zeitliche Ablaufplan sowie der Einsatz von Grafiken oder anderem Material zusammengefasst. Darauf folgt die entsprechende Sitzung.

Der Text im Therapeutenmanual entspricht weitestgehend dem Text im Elternmanual, er kann also von den Eltern nachgelesen werden. Es werden viele zusätzliche Informationen dargestellt, die vom Therapeuten in den Sitzungen nicht in dieser Ausführlichkeit behandelt werden müssen. Der Therapeut sollte sich auf die wichtigen Punkte beschränken.

10.1   Zeichenerklärung für die Therapeuten

Therapeuten

Text in diesem Stil ist NUR im Therapeutenmanual enthalten und beschreibt das therapeutische Vorgehen sowie die jeweils benötigten Materialien. Hier steht, was und wie der Therapeut etwas sagen, tun, beachten und erreichen soll und was er dazu benötigt.

»Text in Anführungszeichen kann vom Therapeuten wörtlich übernommen werden«.

Eltern

Für die Eltern gibt es ebenfalls Informationen in grauen Kästen.

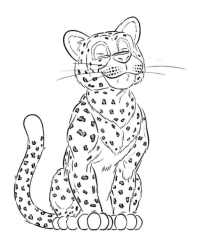

Kurze Stichworte sind zur Orientierung am äußeren Rand des Buches zu finden. Diese sind nur im Therapeutenmanual zu finden. Am Rand wird ebenso ab und zu angegeben, auf welcher Seite sich dieser Textabschnitt im Elternmanual befindet.

Stichworte für Therapeuten

Konzeption

Es gibt auch Inhalte, welche die Eltern alleine zuhause erarbeiten sollen, diese sind mit einem Buchsymbol gekennzeichnet (auch im Elternmanual). Hier soll der Therapeut nur kurz auf die Inhalte verweisen.

 Das Symbol des »Lautsprechers« (nicht im Elternmanual) markiert eine Aktion, die vom Therapeuten durchgeführt werden sollte. In der Regel handelt es sich um das Austeilen von Materialien.

 Übungen, die während der Sitzung bearbeitet werden sollen, sind durch ein Stiftsymbol gekennzeichnet (auch im Elternmanual). Die Übungen sollen gemeinsam in der Gruppe besprochen werden. Die Eltern finden im Elternmanual ausreichend Platz unter der Übung, um sich Notizen zu machen und die Übung als Hausaufgabe im Detail nachzuarbeiten. Im Therapeutenmanual ist der Platz für die Übungsausarbeitung reduziert.

 Übungen für zuhause sind durch ein »Haussymbol« gekennzeichnet (auch im Elternmanual). Diese Hausaufgaben sollen in der Folgesitzung besprochen werden.

 Imaginationsübungen sind durch einen Leuchtturm gekennzeichnet (auch im Elternmanual). Wenn ausreichend Zeit verfügbar ist, können diese Übungen in der Sitzung durchgeführt werden. Ansonsten sollten die Imaginationsübungen zuhause Anwendung finden.

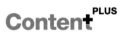 Zur besseren Darstellung mancher Inhalte können die Grafiken gedruckt oder über einen Beamer abgebildet werden. Materialien hierzu können im Shop des Kohlhammer-Verlags unter dem Stichwort ContentPLUS heruntergeladen werden.

Die Sitzungen sind so angelegt, dass die Themen in zwei Therapiestunden erarbeitet werden können. Der Fokus soll auf die Besprechung der Übungen gelegt werden, dafür soll genug Zeit sein. Inhalte, die in der Sitzung nicht angesprochen wurden, sollen zuhause nachgearbeitet und in der Folgesitzung angesprochen werden.

10.2 Allgemeine Hinweise für die Sitzungen

- Vor jeder Sitzung sollte ein Zettel mit der Raumnummer an die Eingangstür gehängt werden.
- Allgemeine Regeln für die Gruppentherapie sollten im Trainingsraum ausgehängt werden.

Sitzung 1: Einführung und Informationen rund um den Schlaf

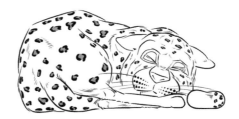

Informationen für den Therapeuten

Vor der Sitzung

Die Eltern sollen für die erste Trainingssitzung ein Foto ihres Kindes bzw. ihrer Familie mitbringen, das sie dann im Training vorstellen können. Optimalerweise wird für das Training ein Stuhlkreis gebildet, sodass alle Teilnehmer und Therapeuten sich gegenseitig sehen können. Namensschilder sollten vor Ankunft der Familien bereitgestellt werden, sodass sich jede ankommende Familie ihr Namensschild nehmen und vor sich auf den Boden oder auf den Tisch stellen kann. Auf jedem Platz sollte pro Familie ein Manual bereitliegen.

Überblick: Zeitlicher Ablauf der Sitzung und benötigte Materialien

Inhalt	Zeit	Material	✓
Vorbereitung: Stuhlkreis bilden Schilder vorbereiten Manuale auslegen	5 min	Namensschilder Manuale	
Begrüßung	5 min		
Gruppenregeln	2 min		
Vorstellungsrunde	12 min	Mitgebrachte Fotos	
Informationen rund um den Schlaf: Tag-Nacht-Rhythmus Schlafzyklen Schlafmuster Gesamtschlafdauer Funktionen	15 min		
Schlafstörungen	5 min		
Einflussfaktoren Übung	10 min	Stifte	

Content+PLUS

Inhalt	Zeit	Material	✓
Rituale	5 min		
Tagesstruktur etablieren	10 min		
Glückstagebuch/Schlaftagebuch	2 min	**Content+**PLUS	
Geschichtensammlung: Austeilen, Vorstellen	2 min	Geschichtensammlungen (ContentPLUS)	
Imaginationsübungen vorstellen	3 min		
(Imaginationsübung Traumhaus)	(ca. 10 min)	**Content+**PLUS	
Umgang mit den Hausaufgaben	3 min		
Rückblende	3 min		
Hausaufgaben	4 min		

Ziel der Sitzung

Vor Beginn des inhaltlichen Teils der Sitzung finden die Eltern in ihrem Manual eine kleine Einführung, in der sie begrüßt werden und in der Programmziele und Aufbau kurz erläutert und Gruppenregeln erklärt werden. Dann sollen die Familien sich und die Kernpunkte ihrer Schlafproblematik vorstellen, damit sich die Therapeuten einen ersten Eindruck über Schlafsituation und eventuelle Ansatzpunkte verschaffen können. Ziel ist es außerdem, sich gegenseitig kennenzulernen, den Eltern das Konzept des Trainings vorzustellen (s. auch »Grundsätzliche Informationen zur Arbeit mit den Eltern«) und in die gemeinsame Arbeitsweise einzuführen. Im Anschluss daran beginnt für die Eltern in ihrem Elternmanual die Sitzung 1 mit »Informationen über den Schlaf«.

Mit diesem psychoedukativen Teil (»Informationen über den Schlaf«) soll den Eltern vermittelt werden, was als »normales« Schlafverhalten gilt und gezeigt werden, dass Kinder mit Schlafschwierigkeiten etwas mehr Hilfe brauchen, um dieses Verhalten zu erlernen. Die Eltern sollen in der Lage sein, zu beurteilen, ob das Schlafverhalten, das sie von ihrem Kind erwarten, auch den physiologischen Möglichkeiten des Kindes entspricht oder ob sie es unter- bzw. überfordern.

Durch die Einführung des Glückstagebuches und durch die Thematisierung von Ritualen und Tagesrückblicken werden außerdem erste therapeutische Schritte unternommen und erste Aufgaben für die kommende Woche gestellt. Die Eltern können so im Laufe der Woche die ersten Dinge verändern und die Schlafsituation mit neuem Wissen und mit neuer Perspektive beobachten.

Begrüßung

Begrüßung und
Vorstellung
der Therapeuten

Arbeitsprinzipien
im Training

Mitarbeit

Übungen

Therapeuten

»Hallo und guten Abend! Wir freuen uns, Sie hier begrüßen zu dürfen. Wir sind … [namentliches Vorstellen der Therapeuten] und werden Sie durch das Mini-KiSS-Training für Eltern von Kindern mit Schlafstörungen im Alter von 6 Monaten bis 4 Jahren begleiten. Wir freuen uns, dass Sie sich für dieses Training entschieden haben.

Wir werden Ihnen in sechs Terminen möglichst viele Materialien und Informationen mit auf den Weg geben, die Ihnen den Umgang mit der Schlafproblematik Ihres Kindes erleichtern sollen. Dabei werden Sie feststellen, dass manches sehr gut und anderes vielleicht im Moment nicht so sehr auf Ihre Situation zutrifft. Hier sind Sie gefordert, sich das herauszugreifen, was Sie in Ihrer Familie und im Umgang mit Ihrem Kind brauchen, denn das können Sie am besten beurteilen. Das heißt auch, dass wir Sie hier im Rahmen des Trainings auf das vorbereiten, was Sie daheim ausprobieren und üben sollten. Denn erst durch das Erproben und wiederholte Anwenden der Übungen, Tipps und Hinweise können alte Gewohnheiten verlernt und neue Gewohnheiten gelernt werden. Der Erfolg wird jedoch nicht bei allen sofort nach dieser Sitzung eintreten, denn wir können nicht alle Inhalte in diese eine Sitzung pressen – daher sind es sechs Sitzungen – und alle sind wichtig und haben neue Themen. Nur mit Ihrer Mitarbeit wird das Ganze zu einem erfolgversprechenden Unterfangen. Dabei wollen wir Sie so gut es geht unterstützen. Das heißt auch, dass wir Sie dazu ermuntern möchten, jederzeit Fragen zu stellen, wenn etwas unklar geblieben ist und wir uns auf Ihre Ergänzungen und Erfahrungsberichte freuen.«

Die Therapeuten begrüßen die Eltern herzlich beim Schlaftraining. Kleine Kinder sehen so friedlich und entspannt aus, wenn sie schlafen und dieser Anblick löst bei vielen Erwachsenen Ruhe und ein zufriedenes Lächeln aus. Allerdings ist der Weg zu diesem unschuldigen friedlichen Schlummern der lieben Kleinen oftmals steiniger als erwartet und geht oft auf Kosten des Schlafes der Eltern. In den vergangenen Monaten haben sie ihren Schlaf vermutlich mehr denn je zu schätzen gelernt. Der höchstwahrscheinlich am eigenen Körper erfahrene Schlafmangel hat ihnen deutlich vor Augen geführt, wie wichtig gesunder und ausreichend Schlaf ist. Sowohl die Qualität als auch die Dauer des Schlafes sind ein kostbares Gut, das sich auf verschiedene Lebensbereiche auswirkt. Für ein Kind ist Schlaf von ebenso großer Bedeutung: Wenn es sich im Tiefschlaf befindet, arbeitet sein Gehirn auf Hochtouren, um die vielen Sinneseindrücke und Informationen der vergangenen Stunden zu verarbeiten und bewerkstelligt in einem großen Kraftakt die weitere körperliche Entwicklung.

Elternmanual S. 11

Sitzung 1

Hier noch einmal die wesentlichen Ziele dieses Trainingsprogramms:

Therapeuten

Folgende Ausführungen zu Zielen und Inhalt bzw. Aufbau des Programms durchgehen und erläutern.

Das Programm soll ...

Programmziele

- die Eltern dazu befähigen, ihr Kind bei der Bewältigung von Schlafschwierigkeiten und von schwierigen Entwicklungsschritten zu unterstützen.
- den Eltern einen möglichen Weg aufzeigen, wie sie gesunden Schlaf und positive Schlafgewohnheiten bei ihrem Kind fördern und pflegen können.
- der Familie helfen, mit Belastungen, die aus den Schlafproblemen ihres Kindes resultieren, besser umzugehen.
- die Eltern mit dem nötigen »Erziehungs-Know-how« rund um das Thema »Schlaf« ausstatten. Dazu gehören etwa Ernährungswegweiser und Tipps für schwierige Situationen, wie z. B. das Schreien.

Mini-KiSS ist ein psychologisches Behandlungsprogramm, das speziell für Eltern entwickelt wurde, um sie beim Umgang mit ihren Kindern, die unter Schlafstörungen (Ein- und Durchschlafstörungen) leiden, zu unterstützen und ihnen neue Handlungsmöglichkeiten aufzuzeigen. Wir führen das Programm in der Gruppe durch, da sie so die Möglichkeit haben, sich über mögliche Lösungen auszutauschen, sich gegenseitig zu motivieren und modellhaft von den anderen Teilnehmern zu lernen. Das Programm zielt darauf ab, das Ausmaß der Schlafstörung ihres Kindes und die dadurch verursachten Belastungen für sich und das Kind zu mindern. Es werden Verfahren eingesetzt, die auf der Klinischen Psychologie basieren: Verhaltenstherapeutische Techniken werden mit Imaginationstechniken (auch häufig moderne Hypnotherapie genannt) verbunden. Die Vorteile beider Verfahren können zu einer entscheidenden Verbesserung beitragen.

Elternmanual S. 12

Programmelemente, Kombination VT + Imagination

Verhaltenstherapie

Die *Verhaltenstherapie* zeichnet sich durch ein strukturiertes Vorgehen aus, das sich vor allem auf die Schlafumgebung, die Schlafgewohnheiten und das schlafbezogene Erziehungsverhalten bezieht. Hier werden im Mini-KiSS-Training vor allem die Eltern gefordert sein. Ihnen werden verschiedene verhaltenstherapeutische Erziehungsstrategien an die Hand gegeben, die den Umgang mit der Schlafproblematik erleichtern und bei konsequentem Einhalten der Regel(n) zu einer deutlichen Verbesserung führen.

Imaginatives Arbeiten

Bei der Arbeit mit *Imaginationsbildern* oder auch der *modernen Hypnotherapie* wird das ursprüngliche Vermögen des Menschen genutzt, sich ganz auf eine Sache zu konzentrieren. Es handelt sich dabei um eine besondere Art des Konzentrationszustands, der den Eltern Zugang zu ihren Ressourcen öffnen kann und sie somit im Umgang mit ihrem Kind unterstützt.

Wie Sie bereits wissen, sind insgesamt sechs Sitzungen für die Eltern geplant. Damit diese möglichst viel von unserem Programm profitieren können, bitten wir Sie folgende Punkte zu beachten:

Manual mitbringen

Im Begleitheft für die Eltern sind wichtige Materialien zusammengestellt. Die Eltern finden darin die Inhalte und Themen jeder Sitzung, so dass sie auch immer darüber informiert sind, was in der Sitzung bearbeitet wird.

Elternmanual S. 12

In sechs Elternsitzungen können nicht alle Punkte ganz ausführlich besprochen werden, weshalb der Fokus auch stärker auf die Besprechung der Übungen gelegt wird. Hier im Therapeutenmanual finden Sie daher jeweils auch viele ergänzende Informationen, auf die nur hingewiesen wird, die aber ebenfalls von Bedeutung sind und von den Eltern zuhause bearbeitet werden sollten.

Übungen und Mitarbeit

Besonders wichtig sind die am Ende jeder Sitzung aufgeführten Übungen für zuhause. Hier finden die Eltern, was sie selbst in der jeweils folgenden Woche bearbeiten sollten. Wir bitten diese um aktive Mitarbeit – sie ist für den Erfolg des Programms unerlässlich. Genaueres zu den Hausaufgaben finden sie im Elternmanual auf den Seiten der ersten Sitzung. Die Sitzungen sind von 1–6 nummeriert.

Um auch den Eltern die Arbeit mit dem Begleitheft zu erleichtern, finden diese am Rand verschiedene Symbole.

Literaturempfehlungen

Elternmanual S. 13

Falls die Eltern sich ergänzend zu unserem Programm noch weiter informieren wollen, finden sie hier einige Ratgeber, die wir ihnen empfehlen können.

Literatur

Hogg, T. & Blau, M. (2006). Babyflüsterer. Lernen Sie die Sprache Ihres Kindes verstehen. München: Goldmann.
Holland, K. (2004). So schläft Ihr Baby gut. Starnberg: Dorling: Kindersley.
Largo, R. H. (2000). Kinderjahre. Die Individualität des Kindes als erzieherische Herausforderung. München: Piper.
Largo, R. H. (2001). Babyjahre. Die frühkindliche Entwicklung aus biologischer Sicht. München: Piper.
Rabenschlag, U. (2001). So finden Kinder ihren Schlaf. Informationen und Hilfen für Eltern. Freiburg: Herder.

Überblick über Training und Sitzungen

> **Therapeuten**
>
> »Zu Beginn geben wir Ihnen nun einen kurzen Überblick über das, was Sie in den nächsten Wochen erwartet.
>
> Heute Abend möchten wir Ihnen zunächst Gelegenheit geben, sich gegenseitig vorzustellen und einen ersten Überblick über die Inhalte des Trainings zu gewinnen. Danach werden wir in das Thema der heutigen Sitzung einsteigen, indem wir uns mit nützlichen und wichtigen Informationen rund um den Schlaf bei Kindern beschäftigen. Das soll Ihnen helfen, die Auswirkungen und Eigenheiten der Schlafproblematik Ihres Kindes besser zu verstehen. Anschließend werden Sie bereits einige Tipps und Tricks kennenlernen, die helfen können, den Schlaf Ihres Kindes zu verbessern. Es wird dabei um Rituale und Tagesstruktur gehen und Sie werden Kalimba kennenlernen. Im Rahmen der Hausaufgaben sollen Sie Strategien ausprobieren und einüben.«

Gruppenregeln

Der Therapeut erklärt kurz die Gruppenregeln und kommentiert sie nur bei Rückfragen ausführlicher. Die Eltern finden in ihrem Manual nur Stichworte zu den Gruppenregeln, ausformulierte Informationen sind lediglich im Therapeutenmanual.   **Elternmanual S. 14**

> ### Therapeuten
>
> »Wir wollen nun – bevor wir uns die Inhalte der heutigen Sitzung genauer anschauen und bevor wir uns genauer kennenlernen – auf die Regeln hinweisen, die in dieser Gruppe gelten sollen.
>
> *Schweigepflicht:* Da wir nach jedem Elternabend wieder in unser eigenes Umfeld zurück gehen, ist es wichtig, dass wir vereinbaren, dass alle persönlichen Informationen und Erlebnisse, die wir hier austauschen, nicht an andere weitergegeben werden. Nur wenn sich alle an diese Bedingung halten, ist die Arbeitsatmosphäre geschützt. Wir als Therapeuten unterliegen dieser Schweigepflicht natürlich ebenso.
>
> Weiterhin brauchen wir für eine gute Arbeitsatmosphäre und einen geschützten Rahmen folgende Regeln:
>
> *Pünktlichkeit:* Wir beginnen zur vereinbarten Zeit. Wer später kommt, teilt dies bitte einem anderen Elternteil oder den Trainingsleitern mit. Wer gar nicht teilnehmen kann, sagt bitte spätestens am Vorabend telefonisch oder auch per E-Mail Bescheid.
>
> *Sich gegenseitig zuhören:* Das Mitteilen von Erfahrungen ist wertvoll und erwünscht. Wir lassen uns gegenseitig ausreden und hören einander zu.
>
> *Recht auf eigene Meinung:* Es gibt bei Empfindungen und Erfahrungen kein »richtig« oder »falsch«. Deshalb werden Gefühle und Erfahrungen nicht bewertet.
>
> *Fragen haben Vorrang:* Sie als Eltern sollen vom Elternabend profitieren. Deshalb haben Ihre Fragen grundsätzlich Vorrang.
>
> Kann jeder diesen Regeln zustimmen? Gut.«

Vorstellungsrunde

> ### Therapeuten
>
> »Da wir in diesem Elterntraining vorwiegend als Gruppe zusammenarbeiten werden, machen wir mit einer Vorstellungsrunde weiter. Bitte holen Sie nun das Bild/die Bilder Ihres Kindes oder Ihrer Familie heraus, die Sie uns mitgebracht haben. Stellen Sie sich kurz selber vor:
>
> - Was machen Sie z. B. beruflich?
> - Woher kommen Sie?
>
> Berichten Sie dann kurz über Ihr Kind und zeigen Sie uns Ihr mitgebrachtes Foto:
>
> - Wie alt ist Ihr Kind?
> - Was für Schlafprobleme hat Ihr Kind/wie ist die aktuelle Situation?
> - Was macht Ihr Kind besonders gerne?
> - Wer gehört noch zu Ihrer Familie (Geschwister, Partner, Hund, ...)?
>
> Wer möchte beginnen?«
>
> [Eventuell darauf verweisen, dass diese Runde nur einer *kurzen Vorstellung* dient und es im Laufe des Trainings noch Gelegenheit geben wird, die persönlichen Schlafprobleme genauer zu schildern.]
>
> »Danke für die Vorstellung Ihrer Familien und insbesondere Ihrer Kinder. Ich glaube, wir konnten uns nun voneinander ein erstes Bild machen.«

Nun beginnt im Elternmanual Sitzung 1 mit »Informationen rund um den Schlaf«.

Sitzung 1 – Inhaltlicher Einstieg

Elternmanual S. 15

> **Therapeuten**
>
> »Beginnen wir nun mit dem inhaltlichen Teil dieser Trainingssitzung. Wir wollen zunächst grundsätzliche Informationen über den kindlichen Schlaf besprechen und danach auf Schlafschwierigkeiten und -störungen eingehen.«

Die Eltern finden im Manual Abbildungen und dazu ausführliche Informationen. Der Therapeut sollte anhand der Abbildungen wesentliche Inhalte darstellen. Hier können sich gegebenenfalls schon Hinweise auf die Entstehungsgeschichte des Schlafproblemes eines Kindes ergeben, auf die der Therapeut dann eingehen kann.

Kernpunkte, die im Rahmen der Grafik vermittelt werden sollen, sind unter der jeweiligen Abbildung im Manual zu finden.

Individuelle Unterschiede im Schlafverhalten

Um zu wissen, auf welches Ziel in diesem Training hingearbeitet wird, bekommen die Eltern zuerst ausführliche Informationen darüber, wie ein gesunder Kinderschlaf aussehen kann. Dabei ist bitte zu beachten: Alle Kinder sind einzigartig und unterschiedlich, daher ist auch der gesunde Schlaf der Kinder sehr unterschiedlich. Dieses Training wurde für Eltern von Kindern zwischen 6 Monaten und 4 Jahren konzipiert. Da sich Kinder in diesem Zeitraum stark entwickeln und verändern, werden die folgenden Informationen manchmal mehr und manchmal weniger auf ihre Situation zutreffen.

1.1 Informationen rund um den Schlaf

1.1.1 Der kindliche Schlaf

Durchschlafen ist nicht angeboren

Was Eltern unter anderem als erstes nach der Geburt ihres Babys lernen, ist zum einen, dass die Fähigkeit des Durchschlafens in der Nacht nicht angeboren ist, und zum anderen, dass Säuglinge bereits mit der Fähigkeit auf die Welt kommen, verschiedene Schlafphasen zu durchlaufen. Für das Durchschlafen müssen erst noch zwei Voraussetzungen geschaffen werden: Bestimmte Gehirnstrukturen, die den reibungslosen Ablauf einer Tag-Nacht-Rhythmik gewährleisten, müssen noch ausgebildet werden und das Kind muss erst durch die erzieherische Unterstützung der Eltern lernen, nachts alleine durchzuschlafen.

Entwicklung des Tag-Nacht-Rhythmus

Tag-Nacht-Rhythmus

Bereits im Mutterleib wird der kindliche Tagesablauf in Schlaf- und Wachphasen unterteilt. Das Baby kennt allerdings kurz nach der Geburt den Unterschied zwischen Tag und Nacht noch nicht, insbesondere in den ersten 3 Monaten. Die Umstellung vom stets abgedunkelten und ruhigen Leben im Mutterleib zur lauten, sich ständig ändernden Welt der Erwachsenen muss erst bewältigt werden. In der ersten Zeit schlafen Neugeborene durchschnittlich circa 16–18 Stunden pro Tag, üblicherweise jeweils zwei bis vier Stunden am Stück. Dazwischen will der Hunger des Kleinen gestillt werden. Ihr Schlafen und Wachen ist mehr oder weniger gleich über die 24 Stunden verteilt; dieser wiederkehrende Kreislauf wird ultradianer Rhythmus genannt. Das häufige Aufwachen erfüllt in der ersten Lebenszeit einen überlebenswichtigen Zweck: Säuglinge müssen häufig und viel Nahrung aufnehmen, um zu wachsen, da sich ihr Gewicht in den ersten 3–6 Lebensmonaten verdoppeln sollte. Da das Trinken für das Baby anstrengend ist und die Milch zudem noch eine schlaffördernde Wirkung hat, sinkt das Kleine nach der sättigenden Mahlzeit wieder in den Schlaf. Oft entschlummern Neugeborene bereits während des Stillens an die Brust der Mutter gekuschelt. Essens- und Schlafenszeiten sind in diesem Alter so eng miteinander verzahnt, dass ein nächtliches Aufstehen, um den

Ulradianer Rhythmus

Hunger des Babys zu stillen, unerlässlich ist. Das Einschlafen an der Brust ist in den ersten drei Lebensmonaten normal, später sollte diese Art des Einschlafens verändert werden.

Durch die zunehmende Gehirnreifung und die Wahrnehmung der Unterschiedlichkeit von Licht und Dunkelheit beginnt sich der Schlaf-Wach-Rhythmus des Neugeborenen zu verändern, die Nachtschlafdauer wird langsam die Tagschlafdauer übersteigen, ein dem Erwachsenen ähnlicher Tag-Nacht-Rhythmus wird entwickelt, der so genannte zirkadiane Rhythmus. Sowohl der Übergang als auch die Stabilisierung dieses Rhythmus kann durch regelmäßige Aktivitäten des Familienalltags, wie feste Essenszeiten, mehr Aktivität am Tag und nächtliche Ruhe, positiv beeinflusst werden. Ziel soll es sein, dass die Eltern ihr Kind dabei unterstützen, langsam den Unterschied zwischen Tag und Nacht zu entdecken. Sie sollten daher versuchen, ihr Baby jeden Tag ungefähr zur gleichen Zeit und auf dieselbe Art und Weise für seine Nickerchen und den Nachtschlaf hinzulegen. Wenn sie ihr Kleines am Tag stillen, sollten sie mehr mit ihm sprechen. Beim nächtlichen Stillen sollte die Interaktion gedämpfter, leiser und weniger ausgeprägt sein.

Elternmanual S. 16

Zirkadianer Rhythmus

In ▶ **Abbildung 1** ist die Veränderung vom sogenannten ultradianen zum zirkadianen Schlaf-Wach-Rhythmus dargestellt. Der häufige Wechsel von Schlaf- zu Wachphasen nimmt bereits ab dem 3. bis 4. Monat deutlich ab, mit dem 6. Lebensmonat sind stabile Schlafzyklen vorhanden und die biologische Reifung ist weitgehend abgeschlossen. Der Baby-Schlaf ist dem Erwachsenen-Schlaf bereits sehr ähnlich. Ab diesem Alter sind viele Babys in der Lage durchzuschlafen. Dies hängt auch damit zusammen, dass keine nächtliche Mahlzeit mehr benötigt wird, um angemessen zu wachsen. In der Regel haben sich im Alter von 10 Monaten gleichmäßige Schlafenszeiten ausgebildet, d. h. das Baby sollte jeden Tag zur selben Zeit aufwachen und einschlafen.

Grafik Schlaf-Wach-Rhythmus

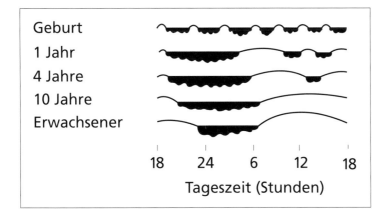

Abb. 1:
Ultradianer und Zirkadianer Schlaf-Wach-Rhythmus (nach Borbély 1998)

Therapeuten

Kernpunkte der Vermittlung: Tag-Nacht-Rhythmus
Durchzuschlafen ist nicht angeboren, sondern wird erlernt. Der Tag-Nacht-Rhythmus verändert sich vom ultradianen zum zirkadianen Rhythmus. Für diese Entwicklung sind Regelmäßigkeiten im Tagesablauf sehr wichtig. Ab circa 6 Monaten sind die Grundlagen für das nächtliche Durchschlafen ausgebildet, es werden in der Regel keine nächtlichen Mahlzeiten mehr benötigt.

Schlafzyklen

Der Schlaf läuft bei Kindern und Erwachsenen in Zyklen ab, die sich wiederholen. In jedem Zyklus werden verschiedene Schlafstadien durchschritten, die sich hinsichtlich ihrer Funktion und der Schlaftiefe unterscheiden. ▶ **Abbildung 2** zeigt den schematischen Verlauf eines Schlafzyklus. Dem Wachzustand folgen drei Stadien (I–III) mit zunehmender Schlaftiefe: Schläfrigkeit, leichter Schlaf und Tiefschlaf. Ein Schlafzyklus schließt mit dem Traumschlaf ab, dem sogenannten REM-Schlaf. Dieser Ausdruck kommt aus dem Englischen von *rapid eye move-*

Elternmanual S. 17

Non-REM-Schlaf und REM-Schlaf

ments, den raschen Augenbewegungen, die hier zu beobachten sind. Das Gehirn zeigt hierbei eine hohe Aktivität, fast wie im Wachzustand. Die Stadien I–III sind durch einen ruhigen Schlaf gekennzeichnet, bei dem sich das Gehirn ausruht. Dieser wird auch Non-REM-Schlaf genannt, da er im Gegensatz zum REM-Schlaf keine schnellen Augenbewegungen und erhöhte Aktivität beinhaltet (trotzdem träumen wir auch in diesen Phasen).

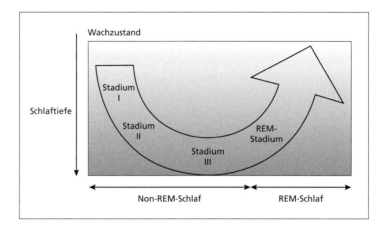

Abb. 2:
Schematische
Darstellung eines
Schlafzyklus

Elternmanual S. 17

> **Therapeuten**
>
> *Kernpunkte der Vermittlung: Schlafzyklen*
> Es werden vier Schlafstadien in einem Schlafzyklus durchlaufen mit zunehmender Schlaftiefe. Die Stadien 1–3 kennzeichnet ein ruhiger Schlaf und steigern sich in der Schlaftiefe. Der sogenannte REM-Schlaf oder Traumschlaf, ist durch eine höhere Aktivität gekennzeichnet. Die Länge der Schlafzyklen nimmt mit dem Alter zu – von 45 Minuten im Kleinkindalter bis 110 Minuten im Erwachsenenalter.

Im Gegensatz zu den Erwachsenen, bei denen der Anteil des REM-Schlafes bei 20 % liegt, verbringen Neugeborene bis zu 50 % in dieser aktiven Schlafphase. Eine weitere Besonderheit des Baby-Schlafs liegt darin, dass Säuglinge bis zu einem Alter von 3 Monaten beim Einschlafen sofort in den REM-Schlaf fallen. Die spezifische Funktion des REM-Schlafes ist noch nicht vollständig aufgeklärt, es wird ihm aber eine wichtige Rolle bei der Entwicklung und Aufrechterhaltung der Gehirnfunktion, vor allem des Lern- und Gedächtnisvermögens zugesprochen. Die Länge eines Schlafzyklus beträgt beim Neugeborenen circa 45 Minuten und verlängert sich stetig. In der Kindheit und bei Erwachsenen dauert ein Schlafzyklus dann 90–110 Minuten und wird ca. vier bis sechs Mal pro Nacht durchlaufen.

Schlafmuster

Elternmanual S. 18

Wie das Schlafmuster eines Kindes ab dem 6. Monat über eine Nacht verteilt aussieht, ist in ▶ **Abbildung 3** zu sehen. Zu sehen ist, dass es immer wieder zu einem Erwachen kommt.

> **Therapeuten**
>
> *Kernpunkte der Vermittlung: Schlafmuster*
> Die Schlafzyklen ergeben ein Schlafmuster. Zwischen den Schlafzyklen kommt es bei jedem zu kurzem meist unbewusstem Erwachen, es ist also normal, dass Kinder nachts wach werden. Unterschied besteht in der Fähigkeit wieder allein in den Schlaf zu finden.

Erwachen zwischen
den Schlafzyklen

Die ersten drei Stunden nach dem Einschlafen überwiegt der Non-REM-Schlaf mit anschließendem unvollständigem Erwachen. Ab 23 Uhr werden vollständige Schlafzyklen durchlaufen, die jeweils mit dem REM-Schlaf enden. Nach jedem REM-Schlaf geraten sowohl die

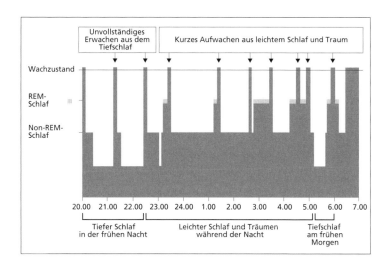

Abb. 3:
Das Schlafmuster
eines Kindes ab dem
6. Lebensmonat
(nach Ferber)

Eltern als auch ihr Kind in einen unbewussten halbwachen Zustand: Wir wachen entweder auf, oder gleiten wieder in den Schlaf ab, je nachdem ob wir uns in unserer Umgebung sicher fühlen oder ob uns ein Störfaktor am Weiterschlafen hindert. Die Anzahl der Schlafzyklen ist von Kind zu Kind unterschiedlich. Der Schlaf ist somit kein einheitlicher Zustand und es ist völlig normal, dass ein Kind mehrmals pro Nacht wach wird. Kinder, die scheinbar problemlos durchschlafen, wachen genauso häufig auf. Der Unterschied besteht in der Fähigkeit der Kinder, sich selbst ohne die Hilfe der Eltern beruhigen zu können, das heißt von alleine wieder einzuschlafen. Ziel ist es, die Eltern darin zu unterstützen, diese Fähigkeit gemeinsam mit ihrem Kind zu entwickeln und zu pflegen.

Gesamtschlafdauer

Auch die Gesamtschlafdauer von Kindern und Erwachsenen ist unterschiedlich. Diese verringert sich im ersten Lebensjahr um 2 bis 3 Stunden und die Anzahl der Schlafzyklen halbiert sich. ▶ **Abbildung 4** zeigt die durchschnittliche Gesamtschlafdauer (schwarze Linie) vom Neugeborenen bis zum Jugendalter. Deutlich wird anhand der grauen Linien, wie stark die benötigte Gesamtschlafdauer in den ersten Lebensjahren zwischen den Kindern variiert.

Elternmanual S. 18

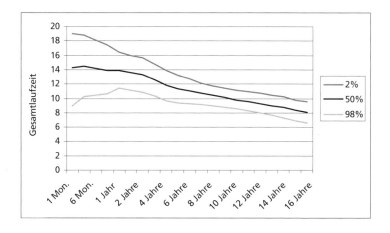

Abb. 4:
Entwicklung der
Gesamtschlafzeit
von 1 Monat bis
zum Alter von
16 Jahren (in Anlehnung an Iglowstein et al. 2003)

Während Säuglinge noch ungefähr gleich viel Zeit im Nacht- und Tagesschlaf verbringen, reduziert sich der Tagesschlaf in den ersten Lebensjahren stark (▶ **Abbildung 5**). Manche Kinder benötigen mit 4 Jahren keinen Tagesschlaf mehr, andere hingegen schlafen tagsüber ca. 1,5 Stunden. Auch die benötigte Tagesschlafdauer variiert stark im ersten Lebensjahr.

Sitzung 1

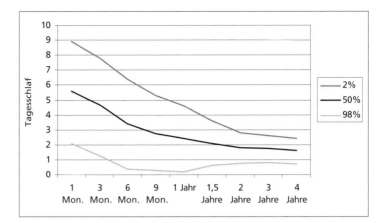

Abb. 5:
Veränderung
des Tagesschlafes
über die ersten
4 Jahre (in Anlehnung an Iglowstein
et al. 2003)

Therapeuten

Kernpunkte der Vermittlung: Gesamtschlafdauer und Tagesschlaf
Die Gesamtschlafdauer nimmt mit zunehmendem Alter ab und verlagert sich in die Nacht; sie ist interindividuell sehr unterschiedlich. Manche Kinder benötigen mit 4 Jahren keinen Tagesschlaf mehr, doch auch hier gibt es große interindividuelle Unterschiede. Eltern sollten daher keinen Tagesschlaf erzwingen.

Individuelle Unterschiede So individuell die benötigte Schlafdauer bei den Erwachsenen ist, ist sie ebenfalls bei Kindern. Die folgende Übersicht soll den Eltern nur als zeitlicher Wegweiser dienen, denn ein Kind entspricht selten dem Durchschnitt. Zudem macht gesunden Schlaf nicht nur die Schlafdauer, sondern auch die Qualität aus.

Elternmanual S. 20

Übersicht altersabhängiger Schlafmenge

- 0 bis 2 Monate
  - Noch kein regelmäßiger (zirkadianer) Tag-Nacht-Rhythmus. Schlafen und Nahrungsaufnahme sind sehr eng aneinander gekoppelt, Wachen und Schlafen sind in einem ultradianen Rhythmus auf 24 Stunden etwa gleich verteilt. Die tägliche Schlafdauer variiert zwischen 10,5 und 20 Stunden über Tag und Nacht verteilt.
- 2 bis 3 Monate
  - Die Nachtschlafphasen belaufen sich auf durchschnittlich 9 Stunden und die Tagesschlafphasen auf etwa insgesamt 5 Stunden.
- 6 Monate
  - Die typische Schlafdauer nachts bewegt sich zwischen 10 bis 11 Stunden. Der benötigte Tagesschlaf liegt bei ungefähr 2 bis 4 Stunden.
- 12 Monate
  - Die nächtliche Schlafphase dauert etwa 11,5 Stunden, zusätzlich schläft das Kind circa 2,5 Stunden am Tag.
- Kleinkinder
  - Im Alter von etwa 3 Jahren benötigen viele Kinder keinen zusätzlichen Tagesschlaf mehr, allerdings machen ungefähr 25 % bis zum 5. Lebensjahr noch einen regelmäßigen Mittagsschlaf. Allgemein liegt die Schlafdauer nachts nun bei ca. 11,5 Stunden. Die Länge des Mittagsschlafes nimmt von ungefähr 2,5 Stunden im Alter von einem Jahr, auf etwa 1,5 Stunden bei 3-Jährigen ab.

1.1.2 Funktionen des Schlafs

Therapeuten

Elternmanual S. 20 Kurz durchgehen. Entwicklungsfunktion vor allem beim Kind hervorheben.

Jeder Mensch muss schlafen. Man geht davon aus, dass noch längst nicht alle Funktionen des Schlafs bekannt sind. Die wichtigsten, die man kennt, sind (modifiziert nach Rabenschlag 2001):

Schutzfunktion

Durch den zyklischen Verlauf verändert sich die Schlaftiefe immer wieder. Dadurch gelangen wir auch in einen leichten Schlaf, aus dem wir regelmäßig leicht aufwachen, um uns und unsere Kinder bei Bedarf schützen zu können.

Entwicklung

Durch die verschiedenen Stadien, die unterschiedliche Schlaftiefe und den Verlauf in Zyklen ist der Schlaf eine umfassende Energiequelle auf allen Ebenen. Des Weiteren werden Wachstumshormone im Schlaf ausgeschüttet. So ermöglicht er besonders Kindern eine gesunde körperliche und seelische Entwicklung.

Erholung und Regeneration

Es gibt Körperfunktionen, die sich nur im Schlafzustand regenerieren können. Das unterscheidet den Schlaf vom bloßen Ausruhen. Schlafen ist eine Kraftquelle für den Körper und das Gehirn. Diese körperliche Erholung findet vor allem in den Stadien I bis III statt (Non-REM-Schlaf).

Informationsverarbeitung

Besonders im REM-Schlaf werden Reize und Informationen des Tages geordnet und aussortiert. Diese Schlafphasen sind deshalb für Entwicklungs-, Lern- und Gedächtnisprozesse von großer Bedeutung. Ohne Schlaf würden dem Gehirn Alternativen fehlen, die am Tag gesammelten Informationen sinnvoll zu verarbeiten und zu speichern, da im Wachzustand hierzu oft die Zeit fehlt. Die Informationsverarbeitung und -aufbereitung für das Gedächtnis sind für Kinder also mindestens genauso wichtige Vorgänge wie das eigentliche Lernen.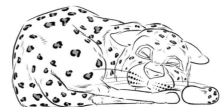

1.2 Schlafstörungen und Einflussfaktoren auf den Schlaf

Therapeuten

Kernpunkte der Vermittlung: Schlafstörungen
Den Familien soll durch die Darstellung der Häufigkeit von Schlafstörungen vermittelt werden, dass sie mit dem Schlafproblem ihres Kindes nicht allein sind. Häufig bei Kindern sind: Ein- und Durchschlafstörungen sowie Widerstände beim Zubettgehen. Beides kann gleichzeitig vorkommen und die Ursachen können vielfältig sein. Folgende Faktoren können den Schlaf bzw. das Zubettgehen negativ beeinflussen: konzentrierte, aufregende Tätigkeit vor dem Zubettgehen, Licht-/Lärmbelästigung, Infektanfälligkeit, Allergien, Stress. Positive Einflussfaktoren sind: geregelter Tagesablauf, konsequente Erziehung, Auslastung am Tage.

Elternmanual S. 21

1.2.1 Häufigkeit von Schlafstörungen

Häufigkeit von Schlafstörungen

Die Eltern und ihr Kind sind mit ihren Problemen weniger alleine, als sie vielleicht denken: Kindliche Schlafstörungen kommen häufiger vor, als allgemein angenommen wird.

Durchschlafprobleme finden sich bei ca. 20–25 % der Kinder in den ersten zwei Lebensjahren und bei etwa 7–13 % im Kindergartenalter. Widerstände beim Zubettgehen sind mit circa 15–50 % am häufigsten im Kindergartenalter, wobei diese Probleme am Anfang der Nachtruhe im Schulalter weniger werden.

Von Einschlafproblemen sind 9–12 % der Kinder betroffen. Auch deren Häufigkeit verringert sich bis zum Schulalter deutlich. Ein erneuter Anstieg ist dann im Jugendalter zu verzeichnen.

1.2.2 Einteilung

Ein- und Durchschlafstörung

Kleinkinder leiden vor allem an Ein- und Durchschlafproblemen. Diese Formen von Schlafstörungen betreffen die Dauer, Qualität oder zeitliche Organisation des Schlafes und sind nicht Folge einer anderen Erkrankung. Genau genommen sind die Schlafprobleme zumeist nicht in erster Linie ein Hindernis für die Kinder selbst, sondern stellen die Eltern vor Schwierigkeiten und große Belastungen. Wie bereits oben erläutert wurde, wachen alle Kinder mehrmals pro Nacht auf. Dieser natürliche und sinnvolle Umstand wird erst dann zum Problem, wenn sich das Kind nicht selbst beruhigen kann und nicht wieder alleine in den Schlaf zurückfindet. Diese Situation kennen die Eltern wahrscheinlich alle zur Genüge: Ihr Liebling schläft eben nicht engelsgleich, sondern macht beispielsweise durch lautes Schreien deutlich, dass es die Hilfe der Eltern zum Weiterschlafen benötigt.

Durchschlafprobleme

Man spricht von Durchschlafproblemen, wenn das Kind älter als 6 Monate ist und an fünf Nächten pro Woche mindestens ein Mal pro Nacht (das heißt zwischen 0 und 5 Uhr) aufwacht. Schwere Durchschlafprobleme sind durch mehrmaliges nächtliches Erwachen gekennzeichnet.

Einschlafprobleme

Elternmanual S. 22

Einschlafprobleme lassen sich in zwei unterschiedliche Verhaltensweisen unterteilen:

1. *Widerstände beim Zubettgehen:* Hierbei braucht das Kind länger als eine Stunde von dem Zeitpunkt der Zubettgehaufforderung, bis es tatsächlich ins Bett geht.
2. *Schlafeinleitungsprobleme:* Das Kind liegt länger als 20 Minuten oder eine halbe Stunde im Bett, bevor es in den Schlaf findet oder es kann nur in Gegenwart der Eltern oder eines Elternteils einschlafen.

Weitere Schlafprobleme zeigen sich in Schlafbesonderheiten wie z. B. Schlafwandeln, Alpträume oder dem Nachtschreck, dem sogenannten Pavor Nocturnus.

In den ersten beiden Lebensjahren ist das nächtliche Aufwachen das am häufigsten geschilderte Problem, später stehen Einschlafstörungen, Bettnässen, Schlafwandeln und Alpträume im Vordergrund. Bei den meisten Kindern mit Schlafproblemen geht die Schlafproblematik in den folgenden Jahren deutlich zurück und sie lernen durchzuschlafen. Dies ist jedoch nicht bei allen Kindern der Fall. Ein regelmäßiges nächtliches Aufwachen von Kindern mit 2 Jahren geht doppelt so häufig Schlafproblemen im Kindergartenalter voraus.

1.2.3 Beeinflussende Faktoren

Elternmanual S. 23

Es gibt bisher nur wenige wissenschaftliche Untersuchungen darüber, was die Ursachen für kindliche Schlafstörungen sind und wie sie zusammenhängen. Es folgt eine Auswahl an Faktoren, deren Einfluss nach bisherigen Erkenntnissen als gesichert gilt.

Faktoren, die das Risiko für eine Schlafstörung erhöhen	Faktoren, die das Risiko für eine Schlafstörung mindern
• Fernsehen, konzentriertes Spielen und aufregende Hörbücher vor dem Zubettgehen • Licht- und Lärmbelästigung • Infektanfälligkeit • Allergien • Familiärer Stress	• Konstante Zubettgeh- und Aufwachzeit (allg. geregelter Tagesablauf) • Konsequentes Erziehungsverhalten der Eltern • Kreatives, bewegungsreiches Spielen am Tage

(nach Kraenz et al. 2003)

Natürlich gibt es eine Vielzahl weiterer Faktoren, die sich auf den kindlichen Schlaf auswirken und sich gegenseitig beeinflussen. Wir haben versucht, mögliche Einflussfaktoren in verschiedene Bereiche einzuteilen, was ▸ **Abbildung 6** schematisch verdeutlichen soll. Im Laufe des Trainings bekommen die Eltern immer mehr Informationen zu diesen Einflussfaktoren, welche durch Übungen in der Gruppe oder zuhause weiter vertieft werden.

Therapeuten

Grafik Einflussfaktoren durchgehen. Beim Punkt »Umweltfaktoren« beginnen, die verschiedenen Unterpunkte kurz erläutern und im Uhrzeigersinn fortfahren. Die Eltern sollen parallel als *Übung* ankreuzen, was auf ihre Situation zutrifft.
    Im Anschluss Folgendes hervorheben:

1. Welche Faktoren können von wem geändert werden? (Umwelt, Schlafgewohnheiten, Nahrungssituation, Familie → erarbeiten, dass die Eltern Vieles selbst in der Hand haben, Veränderbarkeit vermitteln, sie sind nicht »Gefangene ihres Schicksals«)
2. Welcher Teil des Trainings beschäftigt sich mit welchen Einflussfaktoren?
   Umweltfaktoren, Schlafgewohnheiten → Sitzung 1/2/3
   Psyche/Aktivierung → Sitzung 3/5
   Eltern/Familie → Sitzung 2
   Nahrungssituation → Sitzung 5
   [Körperliche Faktoren → Arzt]

Anschließend in einer kurzen Feedbackrunde erfragen, wer was gefunden hat. Wo gab es Überraschungen, was war der Erkenntnisgewinn aus Sicht der Eltern? Wo werden Möglichkeiten gesehen, die vorliegenden Faktoren zu ändern?

Übung

Die Eltern sollen sich etwas Zeit nehmen, um zu überprüfen, welche Faktoren bei ihnen und ihrem Kind eine Rolle spielen könnten. Sie sollen ankreuzen an, was ihrer Meinung nach zutrifft und fehlende Punkte ergänzen, die ihnen bedeutsam erscheinen. Die Übung machen sie am besten mit ihrem Partner und tauschen sich aus.

Therapeuten

Darauf hinweisen, diese Übung daheim nochmals durchzugehen und ggf. zu vervollständigen.

Elternmanual S. 24

Abb. 6:
Einflussfaktoren
auf den kindlichen
Schlaf

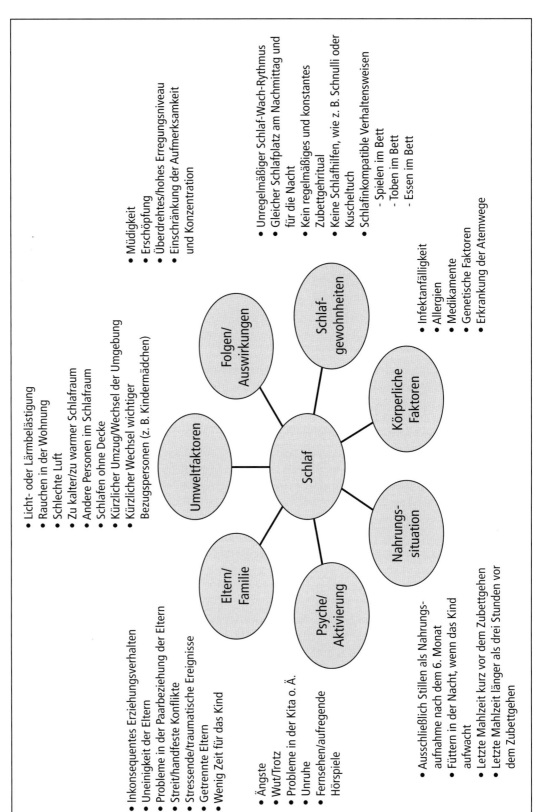

Umweltfaktoren
- Licht- oder Lärmbelästigung
- Rauchen in der Wohnung
- Schlechte Luft
- Zu kalter/zu warmer Schlafraum
- Andere Personen im Schlafraum
- Schlafen ohne Decke
- Kürzlicher Umzug/Wechsel der Umgebung
- Kürzlicher Wechsel wichtiger Bezugspersonen (z. B. Kindermädchen)

Folgen/Auswirkungen
- Müdigkeit
- Erschöpfung
- Überdrehtes/hohes Erregungsniveau
- Einschränkung der Aufmerksamkeit und Konzentration

Schlafgewohnheiten
- Unregelmäßiger Schlaf-Wach-Rythmus
- Gleicher Schlafplatz am Nachmittag und für die Nacht
- Kein regelmäßiges und konstantes Zubettgehritual
- Keine Schlafhilfen, wie z. B. Schnulli oder Kuscheltuch
- Schlafinkompatible Verhaltensweisen
  - Spielen im Bett
  - Toben im Bett
  - Essen im Bett

Körperliche Faktoren
- Infektanfälligkeit
- Allergien
- Medikamente
- Genetische Faktoren
- Erkrankung der Atemwege

Eltern/Familie
- Inkonsequentes Erziehungsverhalten
- Uneinigkeit der Eltern
- Probleme in der Paarbeziehung der Eltern
- Streit/handfeste Konflikte
- Stressende/traumatische Ereignisse
- Getrennte Eltern
- Wenig Zeit für das Kind

Psyche/Aktivierung
- Ängste
- Wut/Trotz
- Probleme in der Kita o. Ä.
- Unruhe
- Fernsehen/aufregende Hörspiele

Nahrungssituation
- Ausschließlich Stillen als Nahrungsaufnahme nach dem 6. Monat
- Füttern in der Nacht, wenn das Kind aufwacht
- Letzte Mahlzeit kurz vor dem Zubettgehen
- Letzte Mahlzeit länger als drei Stunden vor dem Zubettgehen

1.3 Rituale

Therapeuten

Im Folgenden sollen den Eltern zuerst grundlegende Informationen zu Ritualen gegeben werden. Dann werden die Eltern schrittweise an die Gestaltung eines eigenen adäquaten Zubettgehrituals herangeführt.

Kernpunkte der Vermittlung: Information zu Ritualen
Rituale sind als Hilfe zur Strukturierung des Tagesablaufs besonders für Kinder auch beim Zubettgehen sehr wichtig. Sie schenken Sicherheit, Geborgenheit, Vertrauen und ein Zusammengehörigkeitsgefühl. So können Ängste überwunden werden. Dabei betonen, dass die Regelmäßigkeit wichtig ist, damit eine neue Gewohnheit entstehen kann. Kind mitbestimmen lassen, wenn es schon alt genug ist. Das »Zurruhekommen« soll bei der Auswahl der Elemente beachtet werden.

Elternmanual S. 25

Regeln, Grenzen und strukturierte Abläufe machen einen wichtigen Faktor in der Entwicklung des Kindes aus. Es ist zu bedenken, dass ein Kind in den ersten Lebensjahren sehr viele Aufgaben und Lernziele zu bewältigen hat. Hierbei sollten die Eltern ihr Kind aktiv unterstützen. Wir wollen ihnen Mut machen, dass dies durch klare Regeln, gewisse Grenzen und Konstanz zu erreichen ist. Für die Umsetzung dieses Ziels eignen sich besondere Rituale.

Regeln und Grenzen in Form von Ritualen

Sitzung 1

1.3.1 Was zeichnet Rituale aus?

Rituale existieren in allen Kulturen und sind ein täglicher Begleiter – von der Morgentoilette bis zur Gute-Nacht-Geschichte. Das Einhalten bestimmter immer gleich bleibender Abläufe in bestimmten Situationen, wie z. B. in der Zubettgehsituation, gibt dem Kind Struktur und ein Gefühl von Verlässlichkeit. Rituale können eine große Hilfe bei der Einführung von Familienregeln, beim Setzen von Grenzen oder bei der Begleitung durch schwierige Zeiten der Veränderung und Umstellung sein. Die gemeinschaftliche Durchführung fördert das Gefühl von Zusammengehörigkeit. Kindern vermitteln Rituale Sicherheit und Orientierung, schenken Geborgenheit, geben Halt und Vertrauen. Eltern können somit ihr Kind unterstützen, Ängste zu vermindern, Selbstständigkeit sanft zu erlernen und sogar die Entwicklung der Identität zu stärken. Rituale dienen in diesem Zusammenhang auch der Rhythmisierung von verschiedenen Abläufen. Am besten verbinden die Eltern das allabendliche Zubettgehen mit einem regelmäßigen Ritual. Somit verwandeln sie die unangenehme Vorstellung, sich nun von den Spielsachen und den Eltern und Geschwistern trennen zu müssen in einen freudig erwarteten, selbstverständlichen und schön gestalteten gemeinsamen Tagesabschluss. Kinder sind für diese Art von Regeln sehr empfänglich. Da komplexe Regeln bzw. die Einsicht in deren Zusammenhänge von Kindern oft noch nicht vollzogen werden kann, hilft ihnen die starke Symbolkraft von Ritualen. Bestimmt haben auch die Teilnehmer schon einmal Kinder beim Spielen beobachtet, wobei ein Regelverstoß, wie beispielsweise Schummeln eines Kindes, bei den anderen Kindern auf großen Protest gestoßen ist. Sind Regeln für Kinder klar und eingängig, sind sie auch bereit, diese einzuhalten.

Wichtigkeit und Nutzen von Ritualen

Therapeuten

Kernpunkte der Vermittlung: Gestaltung eines Zubettgehrituals
Wenn das Kind alt genug ist, sollte es das Ritual mitgestalten dürfen. Wichtig dabei sind eine positive Atmosphäre und Lob. Das Ritual sollte nie als Strafe verwendet werden. Es soll ein Signal für das Kind sein, dass der Tag nun zu Ende geht. Eine kreative und individuelle Gestaltung ist wichtig, beruhigende statt aktivierende Elemente sollten in jedem Fall vorhanden sein.

Die Eltern finden im Manual einige Beispiele zu Ritualelementen. Im Anschluss gibt es eine Übung für zuhause, bei der die Eltern ein Ritual ausarbeiten sollen.

Elternmanual S. 25

1.3.2 Etablieren eines regelmäßigen Zubettgehrituals

Zubettgehritual:
Mitbestimmung,
positiver Tages-
abschluss

Elternmanual S. 25

Wenn das Kind alt genug ist, sollten die Eltern mit ihrem Kind darüber sprechen, wie es jeden Abend gerne zu Bett gebracht werden und die letzten 30 Minuten verbringen möchte. Sie sollten sich zuerst die Frage stellen, was sie mit dem Ritual erreichen wollen. Es sollte dem Kind begründet und erklärt werden, wozu gewisse Regeln dienen sollen; die Eltern sollten dabei in erster Linie die Vorteile und die Notwendigkeit dieser hervorheben. Sofern das Kind alt genug ist, können Reihenfolge, Dauer und Anzahl der Bestandteile des Rituals mit ihm besprochen und gemeinsam festgelegt werden. Vermutlich wird sich das Kind strikt an den Ablauf halten und auch den Eltern nichts durchgehen lassen, was von dem vereinbarten Ritual abweicht. Es fühlt sich so ernst genommen und wichtig, es bekommt das Gefühl, mitbestimmen zu dürfen. Loben und Motivieren sind für schöne Tagesabschlüsse wichtig für das Kind; aber über die Konsequenzen des Nichteinhaltens der Regeln sollte mit ihm ebenfalls

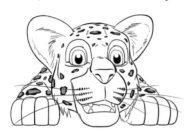

gesprochen werden. Ein Ritual sollte sich immer am Positiven orientieren, es darf nie Strafe sein! Keine Regel ohne Ausnahme – Eltern sollten sich frühzeitig Gedanken darüber machen, wie solche Ausnahmen aussehen und wann sie vonnöten sein könnten. Im Anschluss betonen sie den Status der Besonderheit und kennzeichnen die jeweilige Situation sorgfältig als Ausnahme, damit es für das Kind verständlich ist!

Eltern

Vorteile von
Ritualen

Fünf Gründe, warum auch die Teilnehmer und ihr Kind von einem regelmäßigen Zubettgehritual profitieren könnten:

1. Es fördert die Entwicklung gesunder Schlafgewohnheiten, von denen Ihr Kind auch noch im Erwachsenenalter profitiert.
2. Es schenkt Ihrem Kind jeden Abend aufs Neue ein Gefühl der Sicherheit, Geborgenheit und Nähe. Es ist zu bedenken, dass das Kind jeden Tag Unmengen an Informationen und Eindrücken sammelt, die oftmals sehr verwirrend sein mögen. Umso beruhigender sind Tagesablaufelemente die dem Kind vertraut sind.
3. Es fungiert als Signalzeichen, dass sich der Tag nun zum Ende neigt und es Zeit ist, sich zur Ruhe zu legen.
4. Es hilft und tröstet das Kind über schwierige Situationen oder Umstellungen hinweg. Bei Krankheit, Umzug, einem Wechsel der Bezugspersonen oder einem Aufenthalt außer Haus vermittelt es ihm ein beruhigendes Gefühl der Sicherheit.
5. Es kann zu einem schönen Fixpunkt im familiären Tagesgeschehen werden. Zeit zum Austausch, zum Schmusen und zum »Zur-Ruhe-Kommen«.

Tipps zur Gestaltung eines regelmäßigen Zubettgehrituals

Gestaltungs-
möglichkeiten;
Kind soll sanft im
Schlaf »landen«

Der Kreativität sind keine Grenzen gesetzt. Wichtig ist dabei nur, dass die Eltern die geregelte Abfolge mit fest vereinbarten Zeiten einhalten. Erst dann entsteht ein Zubettgehritual, das seine schlaffördernde Funktion erfüllen kann. Sie sollten dabei beachten, von den »aktiveren« Elementen zu den »ruhigeren« Elementen überzugehen, um das »Zur-Ruhe-Kommen« zu fördern. Es ist hilfreich, sich das Ritual wie die Landung eines Flugzeugs vorzustellen, würde der Pilot sofort die volle Geschwindigkeit wegnehmen, würde dies einen Sturzflug bedeuten und so möchte niemand landen. Ein langsames, schrittweises Wegnehmen der Geschwindigkeit in Richtung Ruhe ist angenehmer und für manche Kinder besonders wichtig beim Zubettgehen.

Elternmanual S. 27

Die Eltern sollten »entschleunigende« Schritte machen, die Aktivität Schritt für Schritt herausnehmen, so dass das Kind mit dem Ritual sanft im Schlaf »landen« kann und nicht von 100 auf 0 gebremst wird. Hilfreich ist es, einen deutlichen Schlusspunkt nach dem Zubettgehritual zu setzen. Das kann beispielsweise das Zuklappen des Buches, das Ins-Bett-Bringen, das Zudecken oder das Licht-Ausmachen sein. Wichtig ist es, nach dem Gute-Nacht-Kuss das Zimmer sofort zu verlassen. Einigen Kindern hilft es, wenn die Eltern die Türe offen lassen, so fühlen sie sich sicherer.

Nach dem Zähneputzen, Waschen oder Baden und Schlafanzug-Anziehen können beispielsweise folgende Elemente Teile eines regelmäßigen Rituals sein, geordnet nach abnehmender Aktivität:

Vor dem Zubettgehen:

- *Ein Bilderbuch ansehen oder eine Gute-Nacht-Geschichte erzählen:*
  Die Eltern können ihrem Kind auf dem Sofa (nicht im Bett) vorlesen oder sich gemeinsam Geschichten zu den Bildern ausdenken. Wir haben für sie eine eigene Geschichtensammlung, die auch Fingerspiele, Reime und Lieder beinhaltet, zusammengestellt. Der genaue Umgang damit wird am Ende dieser Sitzung noch näher erläutert. Die Geschichtensammlung soll ihnen einen gelungen Start des Zubettgehrituals mit dem Element »Vorlesen« ermöglichen. Vielleicht findet das Kind es besonders toll, selbst die Seiten umblättern zu dürfen oder sich eine Geschichte auszusuchen. Am eindrucksvollsten sind für Kinder frei erzählte Geschichten. Falls das den Eltern nicht liegen sollte, wählen sie einfach ein schönes Geschichtenbuch aus. Da die Gute-Nacht-Geschichte ihrem Kind Ruhe vermittelt und es auf die Nacht einstimmt, sollte die gewählte Geschichte nicht allzu spannend sein und einen positiven Ausgang haben. Übrigens eignen sich Klassiker wie Märchen bei manchen Kindern nicht gut als Gute-Nacht-Geschichte, da sie in einer starken Bildsprache geschrieben sind und oft dramatische und unheimliche Handlungen beinhalten. Vor allem bei etwas älteren Kindern kann es sehr sinnvoll sein, vorher die maximale Anzahl der Geschichten mit dem Kind zu vereinbaren. So vermeiden die Eltern stundenlanges Vorlesen.

Tipps und Ideen für Zubettgehrituale

- *Auch das Kinderzimmer sollte »bettfertig« gemacht sein:*
  Die Vorhänge sollten zugezogen und das Licht gedämpft werden. Falls das Kind Angst vor der Dunkelheit hat, kann ein Nachtlicht helfen. Vielleicht müssen ja auch noch diverse Schmusetiere oder Spielzeuge in das Bett gebracht werden.
- *Schlaffördernde Umgebung gestalten:*
  Hier können Eltern einen lustigen Traumwichtel auf ein kleines weißes Baumwollkissen malen und das Kissen mit getrocknetem Lavendel füllen: Das beruhigt und entspannt. Und der Wichtel begleitet ihr Kind ins Land der Träume.

Elternmanual S. 28

- *Baby- bzw. Kindermassagen oder Fingerspiele:*
  Hierzu finden sich in Sitzung 5 genauere Informationen, Anleitungen und Anregungen.
- *Gute-Nacht-Lied-/Musik oder eine Spieluhr:*
  Die alten Schlaflieder basieren auf harmonischen Tonfolgen, die sogar schwer zu beruhigenden Kindern Ruhe schenken. Auch hier ist es wichtig, ein verbindliches Zeitfenster mit dem Kind oder für sich selbst zu vereinbaren.
- *Beten, kleine Gedichte oder Kinderreime*
- *Schmusen, kuscheln und liebkosen, als Abschluss der Gute-Nacht-Kuss!*

Therapeuten

Darauf hinweisen, diese Übung zuhause zu erarbeiten.

Übung

Die Eltern sollen sich in der kommenden Woche bewusst Zeit nehmen, um ihre Zubettgehsituation zu überprüfen und möglichst verändern. Vielleicht haben sie bereits schon ein gut funktionierendes Zubettgehritual und haben heute Anregungen bekommen, wie sie es noch schöner gestalten können. Oder aber sie haben bisher noch kein allabendliches Ritual, dann haben sie nun die Chance, alles von Grund auf zu gestalten. Sie sollen sich ihre bisherige Zubettgehsituation notieren und was sie von nun an anders machen wollen. Bei dem nächsten Treffen wollen wir ihre Ideen besprechen. Am besten ist es, wenn sie die Übung mit ihrem Partner machen, gemeinsam hat man oft die besten Einfälle. Da das Kind mit dem Ritual meist das Nicht-schlafen-Können assoziiert, ist eine Änderung nötig.

Elternmanual S. 28

> **Therapeuten**
>
> Die Eltern finden hier Platz, ihre Übung schriftlich auszuarbeiten.

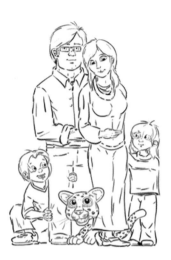

1.3.3 Tagesstruktur etablieren: Der Tagesrückblick

Elternmanual S. 29

> **Therapeuten**
>
> Der Tagesrückblick kann im Zubettgehritual integriert werden, wenn das Kind alt genug ist. Dabei betonen, dass der Tagesrückblick unbedingt außerhalb des Bettes geschehen soll, z. B. auf dem Sofa, da sonst negative Verknüpfungen zwischen Bett und Tagesgeschehen entstehen können. Das Bett soll nur an Schlafen erinnern! Das Beispiel vorlesen, wenn die Zeit noch ausreicht.

Falls das Kind alt genug ist, können die Eltern einen gemeinsamen Tagesrückblick in ihr Zubettgehritual einbauen. Um eine feste Tagesstruktur zur Routine werden zu lassen, kann es durchaus sinnvoll sein, wenn sie am Abend, nach dem Abendessen, den Tag kurz Revue passieren lassen. Sie rufen sich kurz die guten und belastenden Situationen mit ihrem Kind ins Gedächtnis und loben Dinge, die ihr Kind gut gemacht hat. Dabei sollten die Eltern darauf achten, dass dieser Rückblick außerhalb des Betts geschieht, damit aufregende oder belastende Ereignisse an diesem Platz bleiben und nicht mit ins Bett genommen werden. Hiermit soll Grübeln im Bett verhindert werden.

Bei dem Tagesrückblick kann man sich an folgenden Fragen orientieren:
- Was war gut?
- Was hat Spaß gemacht?
- Was war schwierig?
- Was hat das Kind gut gemacht?
- Wofür hat es heute ein Lob verdient?

Folgendes kurzes Beispiel soll die Eltern ermutigen, mit ihrem Kind über das Tagesgeschehen zu reden. Wichtig ist vor allem bei kleineren Kindern, vermehrt nachzufragen, was hinter den Ereignissen steckt. Mit ein wenig Geduld wird sich das Kind seinen Eltern gerne anvertrauen und ihnen sowohl die Höhe- als auch die Tiefpunkte des vergangenen Tages erzählen. Sie helfen ihrem Kind somit, den Tag abzuschließen und die nötige Ruhe zum Schlafen zu finden.

Jeden Abend sitzen Kai (3 Jahre) und seine Mutter vor der Gute-Nacht-Geschichte noch gemütlich auf dem Sofa und machen einen kleinen Tagesrückblick. Natürlich muss Kais Mutter noch ein bisschen mithelfen, weil es Kai oft schwer fällt, Dinge zeitlich und inhaltlich zu ordnen. Kais Mutter fragt, was er denn schön fand und Kai sagt sofort: »Das Drachenfest und die Würstchen.« »Ja, das war schön und die Drachen sind ja so hoch geflogen und du bist so schnell gerannt, das war echt toll!«, meint die Mutter. »Und was hat dir heute nicht gefallen?«, fragt sie dann. Kai antwortet nicht. »Wie war es heute in der Kita?«, fragt die Mutter. »Das Essen war lecker …«, erklärt Kai. »Und wie war es mit den anderen Kindern?«, hakt die Mutter nach. »Ich hab dem Oli mein Auto geschenkt.«, murmelt Kai. »Warum hast du denn dem Oli dein Auto geschenkt?«, fragt die Mutter erstaunt. »Er hat gesagt, wenn ich ihm mein Auto schenke, bin ich sein Freund.«, sagt Kai sichtlich bedrückt. »Kai, du musst deine Sachen nicht verschenken, wenn es dir der Oli sagt.«, sagt die Mutter sanft aber bestimmt. Kai erklärt dann seiner Mutter, dass er das Auto wiederhaben will und die Mutter verspricht Kai, dass sie das morgen in der Kita mit den Erzieherinnen besprechen werden und er dann sein Auto zurückbekommt. Jetzt ist Kai wieder beruhigt und hört gespannt seiner Gute-Nacht-Geschichte zu.

Elternmanual S. 30

Beispiel Tages-
rückblick

Sitzung 1

1.4 Das kleine Glückstagebuch – Mit großer Wirkung

»Wenn man lange Zeit mit Problemen bei der Schlafsituation eines Kindes zu kämpfen hat, tendiert man manchmal dazu, sich mehr auf die negativen Dinge zu konzentrieren als auf die positiven. Kleine positive Momente werden schnell übersehen oder von negativen Erwartungen überdeckt. Deshalb haben wir für Sie ein kleines Glückstagebuch vorbereitet, das an das Schlaftagebuch angehängt ist, das Sie später noch bekommen. Hier sollen Sie jeden Abend drei Glücksmomente eintragen. Dem ein oder anderen wird es anfangs vielleicht schwerfallen, auf drei Momente zu kommen. Sie werden aber sehen, dass man mit der Zeit immer mehr positive Momente bewusst wahrnimmt und dann auch das Tagebuch leichter gefüllt werden kann. Der Fokus soll weggehen vom Negativen und hin zum Positiven – auch in Bezug auf die Schlafsituation.«

Eine spezielle Form des Tagesrückblicks für Eltern ist das Glückstagebuch. Es bietet ihnen die Möglichkeit, sich bewusst an positive Augenblicke des Alltags zu erinnern. In stressreichen Alltagssituationen treten die schönen, kleinen Momente des Tages oft in den Hintergrund. Um sich diese »Kleinigkeiten mit großer Wirkung« wieder ins Gedächtnis zu rufen, sollten sich die Eltern abends einen Moment Zeit nehmen und drei freudige Augenblicke des Tages in ihr kleines Glückstagebuch eintragen. Sie werden sehen, dass sie schon bald viel leichter positive Momente bewusster wahrnehmen und sie zunehmend als Kraftquelle nutzen können. Indem wir uns positive Momente des Tages bewusst und gezielt vor Augen halten, fällt es uns leichter, stressreiche Ereignisse zu relativieren, optimistisch zu sein und positiv in den nächsten Tag zu blicken.

Glückstagebuch

1.5   Die Geschichtensammlung

Elternmanual S. 31

> **Therapeuten**
>
> Geschichtensammlung austeilen. Text durchgehen.

Geschichtensamm-
lung austeilen

Die Eltern erhalten eine Sammlung mit therapeutischen Geschichten mit Bildern und für die jüngeren Kinder eine Sammlung von Liedern und Fingerspielen. Die Verwendung ist folgendermaßen gedacht:

1.5.1   Erzähltipps

Für das Erzählen oder Vorlesen können die Eltern folgende Hinweise beachten, damit ihr Kind am meisten davon profitiert:

Erzähltipps

> **Eltern**
>
> - Bitte lesen Sie Ihrem Kind jeden Tag im Rahmen des Einschlafrituals eine Geschichte aus der Sammlung z. B. auf dem Sofa vor, nicht im Bett. Das Bett soll nur zum Schlafen dienen.
> - Beginnen Sie damit am Tag der ersten Sitzung.
> - Fangen Sie bitte mit der ersten Geschichte an, und lesen Sie jeden Abend die nächste Geschichte, so dass zunächst jede Geschichte einmal vorgelesen wurde, und zwar in der Reihenfolge, wie sie in der Sammlung stehen.
> - Merken Sie sich, welche Geschichten Ihr Kind besonders gerne gehört hat.
> - Wenn Sie die Sammlung einmal komplett vorgelesen haben, lesen Sie *die* Geschichten erneut daraus vor, die Ihrem Kind besonders gefallen haben (weiterhin jeden Tag eine).
> - Achten Sie darauf, dass Sie selbst ruhig und entspannt sind.
> - Sorgen Sie dafür, dass alle Aufgaben oder Beschäftigungen, denen Sie noch nachgehen wollen, warten können. Damit erreichen Sie, dass Sie selbst ganz bei der Sache sind und nicht ständig an »nachher« denken müssen.
> - Schaffen Sie eine ruhige Atmosphäre. Sorgen Sie dafür, dass Sie nicht gestört werden (Telefon ausstecken; symbolisch ein Schild an die Tür: »Nicht stören!«).
> - Bauen Sie die Geschichten in das abendliche Ritual ein.
> - Erzählen Sie langsam und mit ruhiger, eher leiser Stimme.

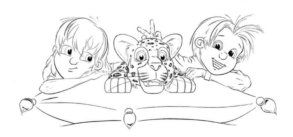

1.6 Das Schlaftagebuch

Therapeuten

»Das Tagebuch hat den Zweck, eine objektive und nüchterne Betrachtung der Schlafsituation zu erhalten. Oft können durch das Tagebuch Aspekte sichtbar gemacht werden, die das Schlafverhalten Ihres Kindes stören könnten. Bitte führen Sie das Schlaftagebuch daher regelmäßig, vollständig und wahrheitsgemäß. Tragen Sie nicht uns zuliebe Informationen ein, die nicht ganz zutreffen. Gibt es zum Schlaftagebuch noch irgendwelche Fragen?«

Schlaftagebücher mit Glückstagebuch austeilen

Elternmanual S. 32

1.6.1 Wozu dient das Schlaftagebuch?

- *»Versachlichung« von Belastungen, die mit Gefühlen beladen sind*: Das Protokollieren schafft eine gewisse Distanz zu den Ereignissen der Nacht. Von vielen wird die nüchterne Betrachtung wie sie im Schlafprotokoll erfolgt, als hilfreich erlebt.
- *Identifizierung von bisher unbeachteten Verhaltensweisen oder Auslösern, die einen gesunden Schlaf stören*: Manchmal sind es scheinbare Kleinigkeiten, die große Wirkungen haben. Sie können durch das Protokollieren sichtbar werden.
- *Dokumentation von Fortschritten*: Sie können Tag für Tag schwarz auf weiß vom Protokoll ablesen, was sich schon verändert hat.

Sinn des Schlaftagebuches

Die Eltern führen die Protokolle bitte regelmäßig, vollständig und wahrheitsgemäß. Sie tragen jeden Morgen die Ereignisse der vergangenen Nacht ein (»Morgenteil«) und die Angaben zum Tagesverlauf noch am selben Abend (»Abendteil«).

1.7 Imaginative Elemente

Therapeuten

Die Anwendung von imaginativen Elementen in Kombination mit Verhaltenstherapie hat sich in der Therapie von Schlafstörung als besonders wirksam erwiesen. Eltern, die selbst angespannt und gestresst sind, können oft auch ihr Kind nicht zur Ruhe bringen. Daher wurden Imaginationsübungen in das Mini-KiSS-Training integriert, die von den Eltern nach Möglichkeit täglich durchgeführt werden sollen. Die Übungen sind für zuhause. Jede Imaginationsübung enthält eine Metapher, die zur Entspannung und Abgrenzung von Stress und Belastung im Alltag Anwendung finden kann. Falls noch Zeit ist, kann die Übung im Training durchgeführt bzw. vom Trainer angeleitet werden. Ansonsten soll sie als Hausaufgabe durchgeführt werden.

Elternmanual S. 32

»Wenn Eltern angespannt und gestresst sind, überträgt sich dies auf ihre Kinder. Gerade bei der Zubettgehprozedur kann das problematisch werden. Deshalb haben wir für Sie als Eltern verschiedene Entspannungsübungen zusammengestellt.«

CDs austeilen.

»Diese Imaginationsübungen helfen uns, einen Zustand der sogenannten Trance zu erreichen, den wir aus dem Alltag kennen. Wenn wir zum Beispiel in einer Sache ganz vertieft sind und alles drumrum vergessen. In der erste Imaginationsübung für die kommende Woche reisen Sie in Ihr Traumhaus. Machen Sie diese Übung wenn möglich täglich in der kommenden Woche.«

CDs austeilen

Als Hausaufgabe sollen die Eltern wöchentlich eine Imaginationsübung machen. Außerdem sind in ihrem Arbeitsheft immer wieder imaginative Tipps und Übungen integriert.

1.7.1 Was sind und wozu dienen Imaginationsübungen?

Trancezustand, um sich zu entspannen

Die hier im Trainingsprogramm eingesetzten Imaginationsübungen für Eltern helfen, ihre Fähigkeiten im Umgang mit Stresssituationen zu verbessern. Gerade Eltern, deren Kinder schlecht schlafen, sind häufig selbst durch Schlafmangel belastet und fühlen sich erschöpft, manchmal auch überfordert. Imaginationsübungen können hier helfen, da sie zur Aktivierung von persönlichen Ressourcen beitragen, die beim Bearbeiten der Schlafproblematik ihres Kindes hilfreich sind. Wartezeiten, die in jedem Alltag vorkommen, können für kleine Entspannungsübungen genutzt werden, um wieder Kraft zu tanken.

Bei der Arbeit mit Imaginationsbildern oder auch der modernen Hypnotherapie wird das ursprüngliche Vermögen des Menschen, sich ganz auf eine Sache zu konzentrieren, genutzt. Gerade Kinder zeigen diese Fähigkeit dann, wenn sie ganz in ein Spiel vertieft sind und alles um sich herum zu vergessen scheinen. Wir Erwachsene sind häufig mit den Gedanken bei etwas ganz anderem. So kommt es zum Beispiel beim Zug- oder Autofahren häufiger vor, dass wir einige Augenblicke an etwas sehr intensiv denken und gar nicht bemerken, dass sich die Landschaft verändert hat. Man fragt sich dann z. B. beim Autofahren, ob die Ampel wohl wirklich grün gewesen ist. Dies sind typische Situationen, in denen wir uns in einer ganz natürlichen Art von »Trance« befinden. Eine Art des Konzentrationszustands, der für vielfältige Ziele sehr gut genutzt werden kann und den Eltern hilft, sich zu entspannen.

In diesem Trainingsprogramm lernen die Teilnehmer eine Technik kennen, wie sie ohne fremde Hilfe einen Entspannungszustand herstellen können. Dieser Vorgang, sich selbst in einen Trancezustand zu versetzen, wird *Selbsthypnose* genannt. Die Fähigkeit zur Selbsthypnose hat grundsätzlich jeder Mensch. Anhand der unten aufgeführten Übungen können die Eltern lernen, diese Fähigkeit für ihre erzieherischen (und natürlich auch für alle weiteren persönlichen) Ziele einzusetzen.

Folgende Imaginationsübungen werden sie in den nächsten Sitzungen kennenlernen:

Sitzung 1: *»Traumhaus«*
Sitzung 2: *»Roter Ballon«*
Sitzung 3: *»Die Kugel«*
Sitzung 4: *»Ritterrüstung«*
Sitzung 5: *»Der Wanderer«*

1.8 Imaginationsübung: Traumhaus

Imaginationsübung vorlesen

Therapeuten

Wenn noch Zeit ist: »Nun wollen wir gemeinsam die erste Imaginationsübung durchführen. Reisen Sie in Ihr Traumhaus.«

Hinweise zur Durchführung der Trance: Die Übung sollte langsam mit ruhiger und tiefer Stimme gesprochen werden. Geben Sie den Eltern genug Zeit, eine bequeme Position zu finden. Wichtig ist, dass sich die Eltern wohl fühlen. Nach der Übung sollte auch noch Zeit sein, das Erlebte bei Bedarf kurz zu besprechen oder Fragen zu beantworten.

»Wählen Sie bitte eine bequeme Position. Ich bitte Sie, Ihre Augen auf einen Punkt zu richten. Wählen Sie irgendeinen Punkt, auf dem Ihre Augen ruhen können. Das kann z. B. Ihr rechter Daumennagel sein. Denn diesen haben Sie immer dabei. Sie können Ihre Haltung überprüfen und alles verändern. Sie können alles so einrichten, dass es Ihnen gut geht.

Und die Geräusche, die Sie wahrnehmen, können Ihnen bekannt oder fremd vorkommen und dies kann der Ausgangspunkt sein, von dem Sie sich entfernen.

Die Unruhe kann sich an einer Stelle sammeln. Während der Rest Ihres Körpers sich entspannen kann.

Ihre Lider brauchen die Augen nicht zu schließen.

Der Punkt, den Sie anschauen, kann unschärfer werden und sich bewegen. Dann können Sie nach einer Weile feststellen, dass Sie durch die Dinge hindurch sehen können; unbeschwert, indem Sie Ihren Blick weit gestellt haben. Sie können andere Dinge wahrnehmen, Muster, Farben, Veränderungen des Lichts.

Früher oder später können Ihre Augenlider ein Gefühl von Schwere empfinden, dem nachzugeben angenehm sein kann. Und wenn die Augen brennen oder müde werden, können Sie ruhig nachgeben und die Augen zufallen lassen oder die Augen fallen ganz von selbst zu.

Ihre Hände können unterschiedliche Empfindungen haben. Und ich weiß nicht, welche Hand sich schwerer und wärmer anfühlt, ob es die linke oder die rechte ist. Und Sie können die Veränderungen beobachten und zu einem späteren Zeitpunkt vergessen, darauf zu achten.

Und Sie brauchen sich nicht davon stören zu lassen, wenn Ihre Empfindungen und das, was ich sage, einander nicht ganz entsprechen. Sie können Ihre eigenen Wege gehen. Sie können Zweifel haben, es ist gut, Zweifel zu haben. Und alle Zweifel können Sie an einem bestimmten Ort verwahren und vergessen, darauf zu achten.

Und Sie können nun damit beginnen, sich Ihr Traumhaus vorzustellen.

Das Haus Ihrer Träume, in dem alles sich so verhält, wie Sie es gerne hätten. Und Sie können sich vorstellen, dass Sie vor diesem Haus stehen und es in Ruhe erst einmal anschauen.

Und ich weiß nicht, welche Farbe Ihr Traumhaus hat? Und wie groß es ist … manchmal verändern sich Häuser, je näher man an sie herangeht.

Und Sie können neugierig sein, wie es wohl innen aussieht … Ihr Traumhaus … und eintreten.

Und ich weiß nicht, ob die Tür schon einladend offen steht oder Sie sie öffnen sollen. Aber etwas in Ihnen kann wissen, dass es Ihr Haus ist. Und Sie können sich umschauen – wie der Flur ausschaut. Und bemerken, wie er eingerichtet ist und wie es riecht in Ihrem Haus und vielleicht hören Sie auch Geräusche … Musik oder Stimmen.

Und Sie können weitergehen … weiter und weiter … und durch andere Räume kommen, die Sie in Ihrem eigenen Tempo anschauen können, und manchmal haben Räume bestimmte Farben und bestimmte Ausstrahlungen … während Sie alles wahrnehmen können.

Bis Sie zu einem Raum kommen, der noch ganz leer steht, dieser Raum ist für Sie da … ganz allein für Sie und ich möchte Sie nun einladen, diesen Raum einzurichten, so wie er Ihnen gefällt … in Ihrer eigenen Art … einrichten … und ich weiß nicht, welche Farbe dieser Raum hat … und wie er duftet, und Sie können auswählen, alles was Sie wollen … jederzeit verändern … in Ihrer eigenen Art die Dinge verändern … so dass es Ihnen gut geht.

Zu jeder Zeit diesen Raum verändern, … ihn nach Ihren Bedürfnissen gestalten … und umgestalten, … um ihn immer wieder zu besuchen … und es kann gut sein, zu wissen, dass es einen Raum gibt, ganz für Sie alleine, wo Sie sich wohl fühlen, … wohin Sie sich zurückziehen können, … jederzeit … wann immer Sie für sich allein sein wollen, … um Kraft zu tanken, … um die Ruhe zu genießen. … Ihr Raum steht Ihnen jederzeit zur Verfügung, … Sie müssen nur eintreten. …

Ich möchte Sie nun bitten, langsam wieder Ihren Raum zu verlassen, … den Weg in Ihrem Haus zurückzugehen, … langsam in Ihrem eigenen Tempo. … Wieder zurück zu kommen, hierher in diesen Raum. Mit Ihrer Aufmerksamkeit wieder hierher zurückkommen, Arme und Beine strecken und die Augen aufmachen.«

Umgang mit den Übungen für die nächste Woche

Elternmanual S. 33

> **Therapeuten**
>
> Text durchgehen. Betonen, dass eigene Mitarbeit wichtig ist, dass die Sitzungen immer nachbearbeitet werden sollen, um gleich zu Beginn der nächsten Sitzung Fragen klären zu können.

Wie schon erwähnt, gehört es zum Konzept des Programms, dass die Teilnehmer mit ihrem Kind in der Zeit zwischen den einzelnen Sitzungen zuhause aktiv werden. Es gibt Aufgaben, die sie mit ihrem Kind gemeinsam durchführen, z. B. bestimmte gemeinsame Übungen oder Beschäftigungen. Andere Aufgaben sind nur für die Eltern gedacht. Hier handelt es sich oft um Arbeit mit dem Eltern-Heft.

Für jede Sitzung sind die Übungen für die nächste Woche am Ende der jeweiligen Sitzung zusammengefasst zu finden!

Rückblende

Elternmanual S. 34

> **Therapeuten**
>
> Fragen, ob noch etwas unklar ist. Kann weggelassen werden, wenn keine Zeit mehr ist.

Zum Abschluss der ersten Sitzung gibt der Therapeut einen kurzen Überblick über die Inhalte, zu denen die Eltern heute etwas erfahren haben. Selbstverständlich ist es notwendig, diese im Hinblick auf die eigene Familiensituation immer wieder zu überdenken und zu überprüfen, inwieweit die einzelnen Inhalte schon umgesetzt werden konnten, und bei welchen es noch Schwierigkeiten gibt.

Die Themen der ersten Sitzung waren:

- Informationsvermittlung kindlicher Schlaf
- Schlafstörungen und beeinflussende Faktoren
- Rituale
- Tagesstruktur etablieren
- Glückstagebuch
- Geschichtensammlung
- Schlafprotokoll
- Imaginationsübungen/Hypnotherapie

Hausaufgaben

Therapeuten

Kurz besprechen, Fragen beantworten.   Elternmanual S. 34

Zum Abhaken

☐   1. Bitte arbeiten Sie hier im Manual die Seiten zur ersten Sitzung sorgfältig durch und fragen Sie in der nächsten Sitzung nach, wenn etwas unklar ist.

☐   2. Bearbeiten Sie die Übung für die Einflussfaktoren auf den kindlichen Schlaf und überlegen Sie, welche Faktoren auf Ihre Situation zutreffen.

☐   3. Wie sieht Ihr bisheriges Zubettgehritual aus? Verändern Sie möglichst das bisherige Ritual.

☐   4. Lesen Sie Ihrem Kind jeden Tag eine Geschichte aus der Geschichtensammlung vor.

☐   5. Falls es das Alter Ihres Kindes zulässt, etablieren Sie einen gemeinsamen Tagesrückblick.

☐   6. Reisen Sie mithilfe der Imaginationsübung in Ihr Traumhaus.

☐   7. Bitte führen Sie das Schlaf- und Glückstagebuch vollständig und korrekt!

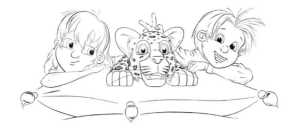

Sitzung 1

Sitzung 2: Schlafsituation, Schlafverhalten und Erziehungsverhalten unter der Lupe

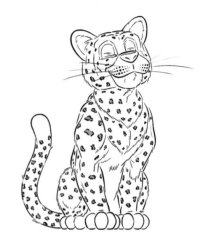

Informationen für den Therapeuten

Überblick: Zeitlicher Ablauf der Sitzung und benötigte Materialien

Inhalt	Zeit	Material	✓
Vorbereitung: Stuhlkreis bilden Schilder vorbereiten	5 min	Namensschilder	
Hausaufgabenbesprechung	20 min		
Zusammenhang Schlaf und Verhalten am Tag: Schlafdruck-Teufelskreis	3 min		
Erziehungsverhalten: Bedeutung Lernen (Modell/Konsequenzen) Beispiel Übung: Verstärker	15 min	Stifte	
Übungen für zuhause ansprechen	1 min		
Allein ein- und durchschlafen	1 min		
Kalimba Zauberflecken Zauberatem	8 min	Stofftiere	
Erziehungsregeln für gesunden Schlaf Schlafregeln-Checkliste	8 min		
Haus des gesunden Schlafes	2 min		
Erziehungsstrategien: Struktur Kommunikation Einigkeit Konsequenz	8 min		

Inhalt	Zeit	Material	✓
Kreatives Problemlösen	3 min		
Übung: Neue Erziehungsstrategien Beispiel	5 min		
Praktische Anwendung positiver Verstärkung	8 min		
(Imaginationsübung Roter Ballon)	(ca. 8–10 min)	Content⁺ᴾᴸᵁˢ	
Rückblende	2 min		
Hausaufgaben	3 min		

Ziel der Sitzung

Den Eltern soll in dieser Sitzung deutlich gemacht werden, welchen Zusammenhang es zwischen dem Erziehungsverhalten der Eltern und dem Schlafverhalten von Kindern gibt. Beim therapeutischen Vorgehen ist es sinnvoll, immer wieder zu betonen, dass es darum geht, die Dinge anzupacken und zu verändern, dass jedoch das Schlafproblem meist komplex ist und nicht durch eine oder zwei Sitzungen völlig gelöst werden kann. Dass bereits am Tage durch Erziehungsstrategien das Schlafverhalten am Abend beeinflusst werden kann, lernen die Eltern zu Beginn durch den Schlafdruck-Teufelskreis.

Theoretische Informationen über das Lernverhalten von Kindern (Lernen am Modell, Lernen durch Konsequenzen) legen die Grundlage für die Veränderung von eigenen Erziehungsstrategien angepasst an die jeweilige Schlafproblematik und Situation der Familie. Deutlich wird, dass Struktur, Kommunikation, Einigkeit und Konsequenz tragende Säulen sind, damit eine positive Veränderung langfristig zum erwünschten Ziel führt. Der Fokus liegt hier auf Strategien, welche die Schlafsituation verändern können. Dabei lernen die Eltern auch den Trainingsleoparden Kalimba kennen, mit dem sie ihrem Kind Techniken für besseres Schlafen spielerisch vermitteln können.

Die Eltern lernen, gezielt auf positive und negative Verstärker zu achten und einen Verstärkerplan für ihr Kind zu erstellen. Durch konkrete Übungen soll das bisherige Verhalten reflektiert und zukünftiges Verhalten strukturiert und zielgerichtet geplant werden. Viele Beispiele zu Problemlösungsstrategien bieten Anreize, eigene kreative Strategien zu erstellen.

Begrüßung und Hausaufgaben

Therapeuten

»Liebe Eltern, wir begrüßen Sie zum heutigen Mini-KiSS-Training. Zuerst interessiert uns natürlich, wie die letzte Woche verlaufen ist, was Sie von den Anregungen umgesetzt haben und welche Auswirkungen dies hatte. Natürlich können Sie nun auch Fragen stellen, die sich über die Woche hinweg und beim Nacharbeiten der ersten Sitzung des Arbeitsheftes angesammelt haben.«

Die Eltern in einer offenen Runde berichten lassen – immer wieder den Bezug zu den Hausaufgaben herstellen. Der Therapeut soll Fortschritte und positive Veränderungen loben. Bei Veränderungen ohne Auswirkungen soll besprochen werden, ob die Veränderungen modifiziert oder so beibehalten werden sollen. Darauf hinweisen, dass manche Veränderungen anfangs erst eine Verschlechterung der Situation hervorrufen können, bevor sich etwas verbessert.

Danach die Hausaufgaben durchgehen, wenn diese nicht bereits in der offenen Runde besprochen wurden. Aufgaben in Klammer ( ) müssen nicht unbedingt besprochen werden:

(Aufgabe 1: Manual nacharbeiten)
(Aufgabe 2: Übung »Einflussfaktoren auf den kindlichen Schlaf«)

Hausaufgaben

Sitzung 2

> Aufgabe 3: Neues Ritual erarbeiten
> (Aufgabe 4: Täglich eine Geschichte vorlesen)
> Aufgabe 5: Tagesrückblick etablieren
> Aufgabe 6: Imaginationsübung »Traumhaus«
> (Aufgabe 7: Schlaf-/Glückstagebuch **führen**)
>
> »Wenn es keine weiteren Fragen gibt, würden wir nun zum inhaltlichen Teil dieser Trainingssitzung übergehen. Heute beschäftigen wir uns mit dem Thema »Erziehung« und dem Zusammenhang mit dem Schlafverhalten Ihres Kindes.«

Sitzung 2 – Inhaltlicher Einstieg

Therapeuten

Elternmanual S. 35

Kernpunkte der Vermittlung: Tagesstruktur
Das Tagesgeschehen beeinflusst die Schlafsituation am Abend. Durch Schlafmangel kann ein Teufelskreis entstehen, der Unruhe am Tag und Schlafstörungen in der Nacht verursacht. Daher fallen Kinder mit Schlafdefizit oft nicht durch Müdigkeit auf, sondern durch Unruhe.

In dieser Sitzung steht das Erziehungsverhalten im Vordergrund, vor allem Erziehungsregeln für einen gesunden Schlaf. Zunächst soll aber auf den Zusammenhang von Schlaf und dem Verhalten am Tag eingegangen werden.

2.1 Der Zusammenhang von Schlaf und dem Verhalten am Tag

Tagesgeschehen

Schlaf und Schlafstörungen stehen immer in Zusammenhang mit dem Tagesgeschehen. Der Rhythmus unseres Schlafens und Wachens ist mehr oder weniger über 24 Stunden verteilt. Was am Tage geschieht, beeinflusst die nächtliche Ruhephase und diese wirkt sich wiederum auf den kommenden Tag aus. Ausreichend Schlaf ist eine Grundvoraussetzung für Ausgeglichenheit und körperliche Leistungsfähigkeit. Bei lang anhaltendem Schlafmangel kann ein Kreislauf aus Unruhe am Tag und Schlafstörungen in der Nacht entstehen.

2.1.1 Der Schlafdruck-Teufelskreis

Schlafmangel, Schlafdruck

Ein Schlafmangel kann vielfältige Auswirkungen auf das Verhalten und Empfinden des Kindes tagsüber haben. Dabei führen der Schlafmangel sowie die damit einhergehenden Beeinträchtigungen oft zur Entstehung eines Teufelskreises. Zu wenig Schlaf führt dazu, dass der Schlafdruck (das Bedürfnis zu Schlafen) steigt. Dieser erschwert die Ausführung von ruhigen und wenig anregenden Tätigkeiten, die hohe Aufmerksamkeit, Konzentration oder Kreativität erfordern (oder er verhindert sie ganz).

Elternmanual S. 35

Schwierigkeiten mit niedrigem Erregungsniveau

Das Kind bekommt Schwierigkeiten mit den ruhigen Situationen und dem sogenannten niedrigen Erregungsniveau und versucht, dies auszugleichen: Es sucht Anregung bzw. Stimulation. Dies kann nun auf eine vielfältige Weise geschehen. Häufig sind Unruhe, ein auffallender Bewegungsdrang – auch in Situationen, in denen dies nicht angemessen ist – oder ungezogenes Verhalten (beides kann als »aktive Stimulation« bezeichnet werden). Aber auch ein übermäßiger Fernsehkonsum oder virtuelle Spiele gehören dazu, und stellen eine »passive Stimulation« durch die ständige Aufnahme von Reizen von außen dar. Somit wird ein Kind häufig aktiver und unruhiger, wenn es müde ist und sucht nicht die Ruhe wie ein Erwachsener. Beide Formen der Stimulation wirken sich negativ auf den Schlaf aus, indem sie das Erregungsniveau unkontrolliert erhöhen. Dies bedeutet, dass das Kind am Abend nur schwer zur Ruhe kommt und hierdurch natürlich wieder der Schlaf gestört wird. Der Teufelskreis beginnt von vorn. ▸ **Abbildung 7** veranschaulicht diesen Zusammenhang.

Selbststimulation

Erhöhung des Erregungsniveaus

Schlafdruck-Teufelskreis

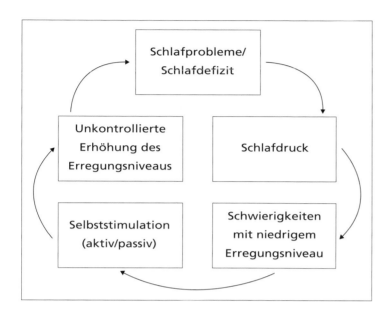

Abb. 7:
Der Schlafdruck-Teufelskreis

Sitzung 2

Therapeuten

Grafik: Schlafdruck-Teufelskreis
Den Kreislauf am besten beim Punkt »Schlafprobleme/Schlafdefizit« beginnen und die einzelnen Punkte in Pfeilrichtung durchgehen. Bei »Unkontrollierte Erhöhung des Erregungsniveaus« soll deutlich werden, dass dies besonders in ungünstigen Situationen auffällt, wenn zum Beispiel Konzentration (Kindergarten) oder Einschlafen gefordert ist.

Die vielfältigen Aufgaben des Schlafes (▸ **Sitzung 1**) erklären, weshalb sich Schlafstörungen auf so viele Lebensbereiche und auf so unterschiedliche Weisen auswirken können. Neben den schon erwähnten Verhaltens- und Konzentrationsproblemen (und ihren Folgen) können Beeinträchtigungen der körperlichen Verfassung, Lern- und Entwicklungsschwierigkeiten sowie soziale und emotionale Probleme (wie z. B. Ängstlichkeit) auftreten.

Auswirkungen

   Die Selbststimulation ist ein Grund dafür, dass ein Teil der Kinder mit Schlafproblemen tagsüber nicht durch Müdigkeit auffallen (obwohl dies auch vorkommen kann). Häufig zu beobachten und ein wichtiges Signal ist aber eher eine schwere Weckbarkeit am Morgen.

Elternmanual S. 36

61

2.2 Zur Bedeutung des Erziehungsverhaltens

Therapeuten

Kernpunkte der Vermittlung: Erziehungsverhalten
Kinder brauchen die Hilfe und Anleitung ihrer Elten, um ein gesundes Schlafverhalten zu entwickeln. Durch angemessenes Erziehungsverhalten können Eltern ihren Kindern diese Unterstützung geben. Zwei Arten, wie Kinder lernen, sind die folgenden Prinzipien:

Erziehung — *Lernen am Modell*: Eltern dienen als wichtige Vorbilder. Diese Vorbildfunktion kann gezielt genutzt werden, indem Eltern Handlungen oder Gefühle bewusst verbalisieren und demonstrieren.

Der folgende Punkt sollte ausführlich besprochen werden, da er Grundlage für viele Verhaltensstrategien in den folgenden Sitzungen sein wird.

Lernen durch Konsequenzen: Folgen positive Konsequenzen auf ein Verhalten, so wird dieses öfter gezeigt. Wird unerwünschtes Verhalten mit positiven Konsequenzen belohnt, wird es gefestigt. Zum Beispiel wenn das Kind nicht schlafen will und dafür von den Eltern Aufmerksamkeit und Zuwendung erfährt. Es soll deutlich werden, dass nicht nur materielle Belohnungen, sondern auch Aufmerksamkeit und Zuwendung unabsichtlich positive Konsequenzen sind.

Anschließend Tipps im grauen Kasten durchgehen, um ungünstige Lernverknüpfungen in der Schlafsituation zu vermeiden.

Der Zusammenhang von Schlaf und dem Verhalten am Tag bietet zwei mögliche Ansatzpunkte zur Veränderung: die Schlafsituation an sich und die Tagesstruktur. Da bei beiden Aspekten ein einheitliches Erziehungsverhalten vonseiten der Eltern notwendig ist, sollen im Folgenden grundsätzliche Erziehungsprinzipien erklärt werden. Diese sind mit vielen Übungen und Anregungen versehen, die teilweise im Training durchgeführt werden oder die von den Eltern zuhause bearbeitet werden sollen. Es gibt die unterschiedlichsten Ansätze und Empfehlungen, nach welchen Grundsätzen Kinder zu erziehen sind. Diese verschiedenen »Erziehungsschulen« stehen zum Teil in offenem Widerstreit zueinander. Wir wollen uns hier nicht auf eine Richtung festlegen oder eine bestimmte empfehlen, sondern wir konzentrieren uns auf einzelne Elemente, die sich besonders im Hinblick auf Schlafschwierigkeiten als wirkungsvoll erwiesen haben. Dabei dienen entwicklungs- und lernpsychologische Erkenntnisse als Grundlage. Für alle Veränderungen, die die Eltern einführen, gilt: Sie sollen nur so große Schritte machen, wie sie sich selbst zutrauen und diese an das Alter ihres Kindes anpassen, auch kleine Schritte führen zum Ziel!

2.2.1 Wie Kinder lernen

Kinder lernen in der Regel schnell, welche Verhaltensweisen besonders hilfreich und welche weniger günstig sind, um bestimmte Ziele zu erreichen. Innerhalb der Verhaltenspsychologie wurden Theorien entwickelt, die beschreiben, wie wir lernen. Sie haben eine sehr große praktische Bedeutung für die Erziehung und das Schlafverhalten von Kindern und sind daher Grundlage dieses Programms. Es werden verschiedene Arten von Lernen unterschieden:

Lernen am Modell

Modelllernen — Wie isst man am Tisch mit einem Löffel oder mit Messer und Gabel? Wie zieht man sich einen Pullover an? Wie baut man einen Turm? Wie verhält man sich beim Bäcker? – Kinder lernen vieles durch beobachten und imitieren. Dabei dienen in den ersten Lebensjahren vor allem die Eltern als wichtige Vorbilder und Modelle. Später werden die gleichaltrigen Freunde immer wichtiger, um sich Verhaltensweisen abzuschauen. Aber auch Großeltern, Lehrer und alle weiteren Personen, zu denen das Kind Kontakt hat, dienen als Vorbilder oder »Modelle«.

Eine besondere Art Modell sind Figuren aus Geschichten. In dem Gute-Nacht-Geschichten-buch, das die Eltern in der ersten Sitzung als Begleitmaterial bekommen haben, erleben Kinder und Tiere ähnliche Begebenheiten, die verschiedene Schlafsituationen ihrer Kinder abbilden. »Modellhaft« werden in diesen Geschichten Lösungen angeboten, von denen Kinder sich Verhaltensweisen abschauen können.

Die Eltern können diese Lernmöglichkeit bewusst nutzen, indem sie sich von ihrem Kind imitieren lassen und hin und wieder erklären, was sie gerade tun. Es ist eine gute Möglichkeit, Kindern neue Fertigkeiten beizubringen.

Elternmanual S. 38

Lernen durch Konsequenzen und Lernverknüpfungen

Bitten Sie die Teilnehmer, sich vorzustellen, dass die Kindergärtnerin ihres Kindes ihr Kind lobt, weil es ein Bild besonders sorgfältig gemalt hat. Es wird sich sicherlich freuen, vielleicht empfindet es auch Stolz und wird sich mit großer Wahrscheinlichkeit in Zukunft wieder Mühe beim Malen geben.

Lernen durch Konsequenzen

Bei dieser Art des Lernens kommt es vor allem auf die Konsequenzen an, die einem bestimmten Verhalten folgen. Grundsätzlich kann man sagen, dass positive Konsequenzen dazu beitragen, dass ein Verhalten öfter gezeigt wird. Genauso wird das Verhalten nicht mehr gezeigt, wenn es keine oder negative Konsequenzen nach sich zieht. Die positive Konsequenz auf das Verhalten »Bild malen« ist das (ehrlich gemeinte) Lob der Kindergärtnerin.

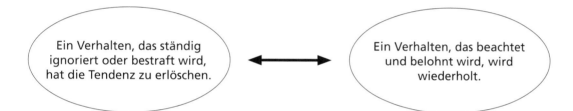

Verhaltensweisen werden auch beibehalten, wenn sie durch andere unbeabsichtigt oder unbewusst belohnt werden. Zusätzlich werden (ursprünglich neutrale) Dinge oder Handlungen als angenehm empfunden, wenn sie auf irgendeine Weise mit anderen (positiven) Dingen oder Handlungen verbunden werden; daraus können positive, aber auch ungünstige Lernverknüpfungen entstehen. Das kann der Fall sein, wenn zwei Dinge regelmäßig gleichzeitig auftreten – beispielsweise lernt ein Kind das nächtliche Erwachen als etwas sehr angenehmes kennen, wenn die Mutter es stillt oder der Papa es mit einer extra Kuscheleinheit wieder in den Schlaf wiegt. Manchmal reicht aber ein einmaliges gemeinsames Auftreten, das emotional besonders intensiv erlebt wurde, damit eine solche Lernverknüpfung entsteht. Ein Beispiel hierfür wäre die Angst vor dem Schlafen als Konsequenz eines vorangegangenen besonders schlimmen Alptraums.

Im Folgenden finden sich praktische Tipps, die die Eltern befolgen sollten, wenn sie ungünstige Lernverknüpfungen vermeiden wollen, die oft unbemerkt entstehen.

Eltern

✓ *Setzen Sie sich durch. Seien Sie konsequent in Ihrem Verhalten – tun Sie, was Sie angekündigt haben.*
→ Bei ständigem Nachgeben lernt Ihr Kind: »Ich bestimme und es lohnt sich immer, sich zu widersetzen.«
✓ *Bringen Sie Ihr Kind wach ins Bett und verlassen Sie das Zimmer, bevor es eingeschlafen ist.*
→ Sonst verbindet es das Einschlafen stets mit Ihrer Anwesenheit.
✓ *Wechseln Sie sich beim Begleiten der Zubettgehroutine ab.*
→ Ihr Kind soll keine bestimmte Person mit dem Schlafen assoziieren.

Tipps für positive Lernvekrnüpfungen

Elternmanual S. 39

Sitzung 2

✓ *Lassen Sie Ihr Kind selbst das Licht ausmachen.*
→ Das stärkt das Kontrollempfinden und die Selbstständigkeit. Das Kind kann angemessen »Macht« ausüben, selbst etwas verändern.

✓ *Machen Sie kein Licht im Zimmer, wenn Sie nachts einmal zum Trösten o. Ä. gebraucht werden.*
→ Sonst verbindet Ihr Kind Dunkelheit auf Dauer mit Not und Licht mit angenehmer Anwesenheit der Eltern. Vermeiden Sie auch andere Belohnungen in solchen Fällen: kein Essen, kein Trinken, nicht zu viel sprechen, keine langen Umarmungen. Ruhiges Sprechen und kurzes Streicheln reichen aus, um Ihrem Kind die nötige Sicherheit und Geborgenheit zu vermitteln.

✓ *Legen Sie Wert auf das Bett als exklusiven Ort des Schlafens.*
→ Ihr Kind soll sein Bett mit dem Schlafen verbinden – und weder das Schlafen mit weiteren Orten (z. B. TV oder Elternbett) noch das Bett mit anderen Handlungen oder Empfindungen als schlafbezogenen (deshalb kein Toben oder Essen im Bett; nicht zur Strafe ins Bett schicken). Hierzu gehört auch die »*Goldene Regel*«: Ein Kind findet nachts so wieder in den Schlaf, wie es abends hinein gefunden hat. Ein nächtlicher Schlafplatzwechsel ist deshalb ungünstig.

Therapeuten

Attraktive Konsequenzen

Kernpunkte der Vermittlung: Attraktive Konsequenzen
Um ein unerwünschtes Verhalten zu ändern und dem Kind stattdessen ein erwünschtes Verhalten anzugewöhnen, muss ihm eine attraktive Gegenleistung geboten werden. Die Gegenleistung oder Konsequenz muss so attraktiv sein, dass sich das Kind zum erwünschten Verhalten motivieren lässt oder das unerwünschte Verhalten aufgibt. Beispiel für ein erwünschtes Verhalten wäre das Aufgeben des abendlichen Rufens mit der Gegenleistung am nächsten Morgen eine Belohnung zu bekommen.

Mit den Eltern die positiven Beispielkonsequenzen durchgehen und innerhalb der folgenden Übung besprechen, welches attraktive Konsequenzen für ihr Kind sein könnten.

Attraktive Gegenleistung wichtig

Elternmanual S. 39

In den folgenden Übungen soll noch weiter auf die Konsequenzen des Verhaltens des Kindes eingegangen werden, um den Eltern mögliche Ansatzpunkte für Veränderungen bewusst zu machen.

Um ein unerwünschtes Verhalten, das bisher Gewohnheit war, zu verändern und sich stattdessen ein neues Verhalten anzugewöhnen, muss dem Kind eine attraktive »Gegenleistung« geboten werden. Es soll ja ein Verhalten, das negative Konsequenzen nach sich zieht, aufgeben. Deshalb ist es wichtig, eine positive Konsequenz zu finden, die *wirklich attraktiv* und angemessen für das Kind ist, um das gewünschte Verhalten zu initiieren. Der Zeitabstand zwischen dem gezeigten Verhalten und der Konsequenz darf nicht zu groß sein; je jünger das Kind ist, desto unmittelbarer sollten die Konsequenzen eintreten. Diese Konsequenzen müssen auch über einen längeren Zeitraum durchgehalten werden, bis das Verhalten etabliert ist und werden dann wieder ausgeschlichen (dies wird am Ende der Sitzung thematisiert).

Eltern

Wenn beispielsweise Ihr Kind nicht wie bisher in Ihren Armen einschlafen soll, sondern alleine, muss das Alleine-Einschlafen für das Kind attraktiv werden. Wenn Ihr Kind es schafft, alleine einzuschlafen, bekommt es am nächsten Morgen ein Lob von Ihnen und eine kleine Belohnung.

Wichtig: Kuscheleinheiten, die verloren gehen, wenn Sie nicht mehr mit Ihrem Kind einschlafen, sollten an anderer Stelle Beachtung finden. Zum Beispiel beim Zubettgehritual auf dem Sofa.

Für jedes Kind ist eine andere Belohnung unterschiedlich attraktiv. Während sich das eine Kind mit einer zusätzlichen Gute-Nacht-Geschichte zufrieden gibt, wenn das Zähneputzen gut klappt, fordert ein anderes Kind drei Geschichten. Wieder ein anderes Kind lässt sich durch eine Geschichte als Belohnung überhaupt nicht beeindrucken. Im Folgenden haben wir für die Eltern einige mögliche Belohnungen zusammengestellt. Wichtig dabei ist, dass sie individuell eine attraktive Belohnungsmöglichkeit für ihr Kind finden.

Sendung mit der Maus
Oft ist der Computer selbst für die Kleinsten bereits sehr attraktiv. Auf www.wdrmaus.de finden sich kleine Geschichten von zwei bis drei Minuten Länge, die manchen Kindern einen Anreiz bieten, zum Beispiel die Zubettgehzeit nicht weiter hinauszuzögern.

Elternmanual S. 40

Beispiel-
konsequenzen

Bauklötze/Legosteine
Hat ein Kind Interesse daran, viele Bausteine aus einer Serie zu sammeln, um zum Beispiel einen Bauernhof oder einen Zug zu bauen, können Legosteine oder Bauklötze eine Belohnung sein. Jedes Mal wenn das Kind einen Abend die Eltern nicht zum Einschlafen benötigt, erhält es direkt am nächsten Morgen einen Bauklotz.

Süßigkeiten
Manche Kinder lassen sich durch ein Schokoladenstück oder einen Keks dafür begeistern, ein erwünschtes Verhalten zu zeigen. Selbstverständlich nur in Maßen und nicht nach dem Zähneputzen.

Punkte sammeln
Ist das Kind alt genug, kann es Punkte sammeln, wenn es nachts z. B. nur drei Mal statt fünf Mal nach den Eltern ruft, um sich dann einen Zoo- oder Schwimmbadbesuch zu verdienen. Auf die Erstellung eines weiterführenden Belohnungssystems wird später in dieser Sitzung näher eingegangen.

Sitzung 2

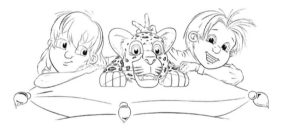

Eltern

Bei Belohnung
zu beachten

Generell gilt:
- Die Belohnung sollte einen exklusiven Charakter haben. Wenn es sowieso täglich Süßigkeiten für Ihr Kind gibt, wird es keine besondere Leistung erbringen wollen, um Süßigkeiten zu bekommen.
- Stimmt Ihr Kind der Vereinbarung zu, können Sie erkennen, dass Sie die richtige Belohnung gewählt haben, die einen Anreiz für Ihr Kind bietet.
- Versuchen Sie, die Belohnung für das Kind zu visualisieren. Das bedeutet, dass ein Bild von der Maus oder ein Bauklotz am Abend das Kind daran erinnert, welche Belohnung es am nächsten Morgen erwartet. Besonders für kleine Kinder ist diese Verbildlichung der Abmachung wichtig.
- Die Belohnung sollte zuverlässig und direkt erfolgen, z. B. gleich am nächsten Morgen.
- Nur wenn das erwünschte und vereinbarte Verhalten gezeigt wurde, darf die Belohnung gegeben werden. Sonst lernt Ihr Kind, dass es auch ohne besondere Leistungen Belohnungen erhält.

Übung

 Was könnten grundsätzlich mögliche positive Verstärker bzw. positive Konsequenzen für das Kind sein?

Elternmanual S. 42

Übung: Positive Verstärker

> **Therapeuten**
>
> *Kernpunkte der Vermittlung: Verstärkung negativen Verhaltens*
> Durch Aufmerksamkeit und Zuwendung wird unerwünschtes Verhalten unbewusst verstärkt. Konsequent zu sein und unerwünschtes Verhalten nicht zu verstärken, *fällt einem oft besonders schwer*, wenn man angespannt und unausgeruht ist. Beispiel durchgehen: Jonathan weigert sich, ins Bett zu gehen, Eltern lesen viele Gute-Nacht-Geschichten.
>
> **Auf Übungen für *zuhause* verweisen:**
> Übung 1: Welche negativen Verhaltensweisen verstärken Sie?
> Übung 2: In welchen Situationen fällt es Ihnen schwer, auf unerwünschtes Verhalten konsequent zu reagieren und es nicht zu verstärken?

Oft passiert es jedoch, dass Kinder durch negatives oder unangemessenes Verhalten positive Konsequenzen erfahren. Eine positive Konsequenz kann zum Beispiel sein, Aufmerksamkeit zu erhalten.

Beispiel von Jonathan

Ein einfaches Beispiel:
Stellen Sie sich vor, Jonathan (3 Jahre) will eines Abends einfach nicht ins Bett gehen und fängt an, mit den Spielsachen im Zimmer umher zu werfen und läuft immer wieder ins Wohnzimmer zu den fernsehenden Eltern. Diese werden immer verärgerter und bringen ihn immer wieder schimpfend ins Bett. Sie bemühen sich nach Kräften, ihn zu beschwichtigen und lassen sich zu einigen weiteren Gute-Nacht-Geschichten hinreißen. Was lernt Jonathan aus dieser Situation und welche Konsequenz hat Jonathan erfahren? Er wird zwar spüren, dass sein Verhalten die Eltern verärgert, allerdings erlebt er auch eine nicht ausschließlich negative Konsequenz: Seine Eltern unterbrechen ihre bisherige Tätigkeit, wenden sich ihm zu, schenken ihm Aufmerksamkeit und gestatten zusätzliche Aktivitäten und Streicheleinheiten. Jonathan lernt: Auch eine zunächst bei den Eltern unbeliebte Verhaltensweise kann für mich positiv sein. Ich bekomme Zuwendung und kann die Schlafenszeit hinauszögern.

Elternmanual S. 42

Es ist wichtig, dass die Eltern sich generell darüber klar werden, welche Verhaltensweisen Sie an Ihrem Kind wirklich akzeptieren wollen und können und welche Verhaltensweisen Sie keineswegs unterstützen möchten und können.

Übung

 Welche negativen Verhaltensweisen ihres Kindes verstärken die Eltern (z. B. durch Aufmerksamkeit schenken)? Sie sollen dies bitte in der nächsten Woche anhand Ihrer eigenen Erlebnisse in der Familie prüfen.

Übung: Verstärkung negativen Verhaltens

Konsequenzen in angespannten Situationen

Wahrscheinlich fällt es den Eltern in Momenten, in denen sie ausgeruht, gelassen oder entspannt sind, leichter, mit unangemessenem Verhalten ihres Kindes gut umzugehen und konsequent zu reagieren. In stressigen Situationen oder an Tagen, an denen »nichts richtig funktionieren will«, haben sie vielleicht weniger Kraft und Energie zur Verfügung. Die Eltern sollen in der nächsten Übung die Bedingungen, Situationen oder Momente sammeln, in denen es ihnen sehr schwer fällt, konsequent auf negatives Verhalten zu reagieren.

Übung

Wann fällt es den Eltern besonders schwer, auf unangemessenes Verhalten ihres Kindes mit den richtigen Konsequenzen zu reagieren? Sie sollen dabei an die eigene persönliche Verfassung (z. B. unausgeschlafen sein …), an bestimmte Situationen, die oftmals kritisch verlaufen (Bsp. das Kind zu Bett bringen …) und an »äußere« situative Gegebenheiten (z. B. wenn Besuch da ist, beim Kinderarzt …) denken.

Elternmanual S. 43

Übung: Kritische Situationen und konsequentes Verhalten

Der Umgang mit diesen kritischen Situationen wird im Laufe des Trainings anhand der Imaginationsübungen und der Strategien im Umgang mit belastenden Alltagssituationen weiter vertieft werden.

2.3   Allein ein- und durchschlafen

Die allgemeinen Lernmodelle und Erziehungsregeln werden im Folgenden zur Erreichung schlafspezifischer Ziele angewendet.

Elternmanual S. 43

> **Therapeuten**
>
> *Kernpunkte der Vermittlung: Die Wichtigkeit selbstständigen Schlafens*
> Zur Entwicklung von Selbstständigkeit und gefühlter Selbstkompetenz seitens des Kindes ist das Schlafen im eigenen Bett – im eigenen Schutzraum – wichtig. Das Kind soll lernen, nicht auf äußere Faktoren wie die Eltern zurückgreifen zu müssen.

Allein zu schlafen, heißt selbstständig sein. Dabei lassen sich drei Punkte unterscheiden:

Allein schlafen als Selbstständigkeits-entwicklung

1. *Selbstständigkeit in Bezug auf die mit dem Schlafen(-gehen) verbundenen Prozeduren.* Damit sind Verhaltensweisen gemeint, die das Kind gelernt hat, mit dem Schlafen(-gehen) zu verbinden: Trinken, Fernsehen, Anwesenheit einer bestimmten Person o. Ä. beim Einschlafen. Hier besteht das Ziel für das Kind darin, von solchen äußeren Faktoren unabhängig zu werden.
2. *Selbstständigkeit in Bezug auf die Eltern.* Allein – im eigenen Bett und im eigenen Zimmer – zu schlafen, ist für Kinder wichtig bei dem Prozess, sich ohne Angst von den Eltern trennen zu können und sich als eigenständige Person zu erleben. Kinder sollen auf ihr eigenes Bett stolz sein und das Kinderzimmer soll seine Funktion als Schutzraum behalten (oder erhalten).
3. *Stärkung der Selbstkompetenz des Kindes.* Die Eltern sollten dem Kind gegenüber ihr Vertrauen ausdrücken, dass es sich selbst helfen kann. Sie bestärken, loben und belohnen ihr Kind für erwünschtes Verhalten.

> **Eltern**
>
> *Für alle Punkte gilt:* Kinder können und wollen all das lernen, aber sie brauchen die Gelegenheit dazu.

Sitzung 2

2.4 Kalimba – Der Zeopard aus dem Zauberland

Therapeuten

»Nun möchten wir Ihnen unseren Trainingszeoparden Kalimba vorstellen. Er ist kein gewöhnlicher Leopard, sondern ein Zeopard, weil er aus dem Zauberland kommt. Ab einem bestimmten Alter können Kinder mit Kalimba und seinen verschiedenen Tricks spielerisch lernen, Beruhigungstechniken und Imaginationstechniken anzuwenden, um das Ein- und Durchschlafen zu erleichtern.«

Kalimba austeilen.

»Kalimba ist der Helfer, der Ihnen an die Hand gegeben wird, um die Schlafsituation zuhause zu bearbeiten. Sie werden nun lernen, wie Sie mit Kalimba und Ihrem Kind Zauberflecken aufladen oder den Zauberatem zur Entspannung anwenden können. Im Manual finden Sie außerdem eine Geschichte für zuhause, mit der Sie Kalimba Ihrem Kind vorstellen können.«

Darauf verweisen, dass manche Kinder noch zu jung sind, um mit Kalimba zu arbeiten. In diesem Fall können die Kinder das Stofftier einfach mit ins Bett nehmen. Mit Vorstellung der Zauberflecken und des Zauberatems fortfahren.

Kalimba austeilen

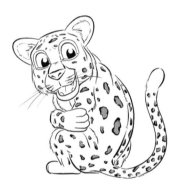

Das ist Kalimba, der Therapieleopard aus dem Zauberland, der die Eltern und ihr Kind durch das Training begleitet.

Kalimba ermöglicht Kindern, spielerisch die Inhalte des Trainings zu lernen. Dafür darf Kalimba natürlich mit ins Bett. Im Folgenden wird den Eltern vorgestellt, wie sie Kalimba ihrem Kind näherbringen und welche Funktionen, wie das Aufladen von Zauberflecken oder die Nutzung des Zauberatems, Kalimba hat.

2.4.1 Geschichte

Mit einer kleinen Geschichte können die Eltern ihrem Kind zeigen, wie Kalimba aus dem Zauberland zu den Kindern kam, um ihnen zu zeigen, wie man gut schläft.

So können Sie Kalimba Ihrem Kind vorstellen: »Das ist Kalimba, der Zeopard aus dem Zauberland. Er hat Zauberkräfte und ist deswegen ein Zeopard. Kalimba weiß nämlich, wie Kinder gut schlafen können! Und wenn du nachts gut schlafen willst, dann musst du Kalimba ganz fest drücken – dann schläfst du richtig gut. Und weißt du was, er hat was ganz besonderes, nämlich Zauberflecken. Mit diesen Flecken können wir zaubern – schlafzaubern.«

2.4.2 Zauberflecken aufladen

> **Therapeuten**
>
> Ziel der Technik ist es, dem Kind ein Selbstwirksamkeitsgefühl zu vermitteln und die Nutzung von eigenen Strategien zum Ein- und Durchschlafen zu fördern, statt externe Hilfe wie das Rufen nach den Eltern zu nutzen. Da das Kind daran glaubt, dass der Zauberfleck nun zum Einschlafen führt, wird das Einschlafen erleichtert und Ängste werden abgebaut. Durch flaches und tiefes Atmen beim Aufladen und Nutzen des Zauberfleckes entspannt sich das Kind und kommt zur Ruhe. Wichtig ist außerdem, dass das Aufladen und Nutzen mit einem bestimmten beruhigenden Bild verknüpft ist, das sich das Kind währenddessen vorstellen soll. Ist der Fleck ein Einschlaffleck, so soll sich das Kind mit geschlossenen Augen ein Bild vorstellen, bei dem es zum Beispiel schläft oder einschläft.
>
> *Kernpunkte der Vermittlung: Zauberflecken aufladen*
> Das Kind soll seinen persönlichen Fleck finden. Eltern sollen gemeinsam mit dem Kind den Fleck aufladen. Dreimal tief, ruhig und langsam ein- und ausatmen, die Augen geschlossen halten, sich vorstellen, was der Fleck können soll und sich das dreimal vorsagen. Das Kind soll den Fleck abends oder nachts selbstständig nutzen.

Das Aufladen von Zauberflecken soll dem Kind die Möglichkeit geben, selbstständig einzuschlafen oder wieder in den Schlaf zu finden. Dafür werden Beruhigungsstrategien spielerisch vermittelt.

Zauberfleck gemeinsam aufladen

Zauberflecken lädt man folgendermaßen auf: Das Kind sucht sich zunächst aus, wofür es einen Zeopardenfleck aufladen will und sucht sich dazu einen eigenen Fleck auf seinem Kalimba, der diese Funktion übernehmen soll. Es drückt auf diesen Fleck, hat dabei die Augen zu, atmet dreimal tief und langsam durch und sagt sich dreimal vor, wozu der Fleck sein soll (z. B. gut schlafen). Wichtig dabei ist, dass es sich während des Aufladens bildlich ganz genau vorstellt, wofür der Fleck aufgeladen wird.

Folgende Geschichte können die Eltern verwenden, um ihrem Kind das Aufladen zu erklären:

> *Eltern sprechen mit Kalimba:* »Ich glaube, du wolltest uns doch erzählen, wie der Trick mit deinen Flecken funktioniert. Was kannst du denn damit machen?«
> *Kalimba:* »Das sind keine ganz normalen Flecken, das sind Zauberflecken!! Ich hab' so viele Zauberflecken und jeder kann was ganz besonderes und was anderes, z. B. habe ich ein paar Zauberschlafflecken.«
> *Eltern:* »Dann kannst du aber toll schlafen bei so vielen Flecken.«
> *Kalimba:* »Ja, das ist super. Hier der, der ist z. B. dafür da, wenn ich nicht einschlafen kann, weil ich noch ganz hibbelig bin! Da drück ich drauf und dann geht's los. Dann werde ich richtig, richtig, richtig müüüüüde (gähn).«
> *Eltern:* »Und woher weißt du, welcher Fleck was kann?«
> *Kalimba:* »Das ist ganz einfach, immer wenn ich einen neuen Fleck brauche, überlege ich mir ganz in Ruhe, welcher Fleck das sein könnte. Wenn ich den richtigen Fleck gefunden habe, drücke ich drauf und denke ganz fest an das, was der Fleck können soll. Augen zu, versteht sich von selbst, dann kann ich besser an meinen Fleck denken … Dann atme ich dreimal tief durch und sage mir dabei laut oder leise das, wozu der Fleck gut sein soll. Den Fleck drücke ich so lange, bis er wie eine Batterie voll aufgeladen ist. So lädt man Zauberschlafflecken auf … das müsst ihr mal ausprobieren!«

Elternmanual S. 45

Geschichte zum Zauberfleck

Die Eltern sollen sich von ihrem Kind sagen lassen, wofür es seinen *Zeopardenfleck aufladen* will.

Gemeinsam aufladen: draufdrücken, Augen zu, dreimal tief und langsam durchatmen, sich dreimal vorsagen, wozu der Fleck sein soll und sich dabei das Bild dazu ganz genau vorstellen.

Oft empfiehlt es sich, einen Fleck zu wählen, den das Kind auch im Dunkeln findet, z. B. am Schwanz oder Ohr. Die Flecken werden am Abend durch die Atemtechnik aufgeladen,

Sitzung 2

sodass der Fleck in der Nacht selbstständig vom Kind genutzt werden kann. Das Kind benutzt den Zauberfleck, indem es auf den Fleck drückt. Funktioniert der Fleck nicht, war er vielleicht nicht genug aufgeladen. Nutzen Sie zum Beispiel das Ohr für gute Träume, den Schwanz für schnelles Müdewerden, ein Bein für Mutigsein.

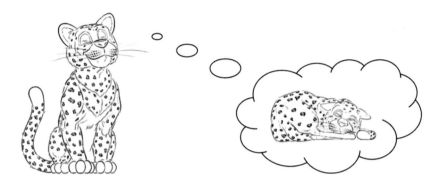

2.4.3 Zauberatem

Elternmanual S. 46

> **Therapeuten**
>
> Mit Kalimba können die Eltern den Zauberatem durchführen, der als eine Art Tiefenatmung angenehm, entspannend und beruhigend auf das Kind wirkt. Das Kind lernt, sich gezielt mit Atemtechniken zu beruhigen und zu entspannen.
>
> *Kernpunkte der Vermittlung: Zauberatem*
> Zum Beispiel vor dem Zubettgehen im Ritual Kalimba auf den Bauch des Kindes legen, während es auf dem Rücken liegt. Lansam, ruhig und tief zehnmal ein- und ausatmen sodass Kalimba sich hebt und senkt. Die Elten anregen, diese Übung gemeinsam mit dem Kind zu machen, so dass die Kinder am Modell lernen können, wie die Übung geht.

Der »Zauberatem« stellt eine Art Tiefenatmung dar, die angenehm, entspannend und ausgleichend für das Kind sein soll. Es liegt dabei auf dem Rücken und Kalimba sitzt auf dem Bauchnabel. Man versucht nun den Zauberatem herzustellen, das ist der, »der bis in den Bauchnabel geht«. Dabei wird sich Kalimba beim Einatmen mit der Bauchdecke nach oben und beim Ausatmen nach unten bewegen. Je langsamer dies geschieht, v. a. beim Ausatmen, desto besser. Mit der folgenden Anleitung können Eltern ihrem Kind den Zauberatem beibringen.

Elternmanual S. 46

> *Eltern:* »Mit dem magischen Zauberatem kannst du supergut schlafen. Und das geht so: Kalimba geht mit deinem Bauch nach oben und nach unten, je langsamer, desto besser. Und dass man wirklich den magischen Zauberatem gefunden hat, weiß man, wenn genau das immer, immer langsamer wird. Hoch und runter, hoch und runter und das dauert immer länger, hoch und runter. Und nach zehnmal schläft man.« (insgesamt zehnmal ein- und ausatmen)

Zauberatem im Einschlafritual Die Eltern können den Zauberatem vor dem Zubettgehen eventuell in ihrem Einschlafritual als eine gute Möglichkeit für ihr Kind nutzen, sich zu entspannen und zu beruhigen.

Individuelle Gestaltung und Anpassung der Strategien Alle Übungen und Tipps sind als Möglichkeiten zu verstehen, niemand sollte also verzweifeln, wenn kleine Teile des Programms nicht so umzusetzen sind; die Eltern sollten stattdessen kreativ nach einer alternativen Lösung suchen. Denn jedes Kind und jede Familie ist ganz individuell und benötigt daher eigene persönliche Lösungsstrategien. Manche Kinder sind noch zu jung, um mit Kalimba zu arbeiten. Dieser darf dann natürlich trotzdem zur Unterstützung im Bett des Kindes schlafen.

⚠ Generell sollten die Eltern Verhaltensweisen, die abends oder nachts klappen sollen, bereits am Tag üben, so zum Beispiel das Benutzen der Zauberflecken oder des Zauberatems. Dies kann jedoch auch für das schnelle Schlafanzug-Anziehen oder das selbstständige Greifen des heraus gefallenen Schnullers bei Nacht gelten.

2.5 Erziehungsregeln für gesunden Schlaf

Therapeuten

Kernpunkte der Vermittlung: Erziehungsregeln für gesunden Schlaf
Im Anschluss mit den Eltern die Schlafregeln-Checkliste durchgehen. Die Eltern sollen gleich ankreuzen, was sie bereits tun und was sie sich für die Zukunft vornehmen. Den Eltern die Möglichkeit geben, Fragen zu stellen. Eventuell auf Themen verweisen, die in den folgenden Sitzungen bearbeitet werden.

Neue Regeln sollten nur umgesetzt werden, wenn die Familien sich dies zutrauen. Eltern sollen sich dazu ihre Motivation, eine Regel umzusetzen, auf einer Skala von 1–10 vorstellen. Erst wenn die Motivation mindestens bei 8 ist, soll die Regel umgesetzt werden. Betonen, dass Kinder jede Unsicherheit spüren und diese eventuell nutzen, um ihre Grenzen zu testen. Auch kleine Schritte führen zum Erfolg.

Elternmanual S. 47

Erziehungsregeln für gesunden Schlaf

Auf den folgenden Seiten stehen Regeln für gute Schlafgewohnheiten. Sie betreffen ungünstige Verhaltensweisen und Gewohnheiten, die sich im Umgang mit Kindern einschleichen und den Schlaf negativ beeinflussen können.

Für Eltern und ihr Kind ist es daher ratsam, diese Regeln im Hinblick auf eigene familiäre Gewohnheiten zu überprüfen, um ggf. Veränderungen einzuleiten oder der Entwicklung problematischer Verhaltensweisen vorzubeugen.

Erziehungsregeln für gesunden Schlaf nennen wir diese Regeln, weil sie auf Dauer unentbehrlich für gesundes Schlafverhalten sind – vor allem für Kinder, die Schwierigkeiten mit dem Ein- oder Durchschlafen haben. Die Regeln sind in drei Kategorien unterteilt:

- Erziehungsregeln für einen stabilen Tages- und Schlafrhythmus,
- Erziehungsregeln für die Einschlafsituation und
- solche, die den nächtlichen Umgang mit dem Kind betreffen.

Eltern sollten versuchen, diese Regeln nach und nach alle umzusetzen. Wenn das bei einigen schon zutrifft – umso besser! Mit jeder befolgten Regel machen sie einen Schritt in Richtung Erfolg.

Es ist zu beachten, dass für alle neu eingeführten Regeln gilt, dass sie zunächst zu einer Verschlechterung der Problematik führen können. Werden diese konsequent umgesetzt, so wird sich nach einiger Zeit eine Verbesserung zeigen. Deshalb ist es wichtig, dass die Eltern die Zeit der vorübergehenden Verschlechterung durchhalten, um längerfristig eine Verbesserung zu erreichen.

Potentielle Verschlechterung nach Veränderungen

Man ändert nur Dinge, wenn man motiviert ist. Die Eltern sollen sich eine Skala von 1–10 vorstellen und dann ihre Motivation, eine neue Regel aufzustellen, einschätzen. 1 entspricht einer geringen Motivation, 10 einer sehr hohen. Sie sollen versuchen, sich nur neue Regeln vorzunehmen, wenn ihre Motivation mindestens 8 beträgt.

Motivation von mindestens 8, um neue Regeln umzusetzen

Eltern

Für alle Regeln, die Sie (neu) einführen, gilt:
Wenn Ihr Kind alt genug ist, besprechen Sie sie mit Ihrem Kind und erklären Sie, was Sie von ihm erwarten!

Sitzung 2

2.5.1 Schlafregeln-Checkliste

Elternmanual S. 48

Eltern

Versuchen Sie, die folgenden Regeln nach und nach umzusetzen und zu beachten. Kreuzen Sie in der Tabelle an, welche Regeln Sie schon befolgen und um welche Sie sich noch kümmern möchten.

Allgemeine Erziehungsregeln für einen stabilen Tages- und Schlafrhythmus!	☺ Machen wir schon	! Sollten wir noch machen
Das Kind sollte jeden Tag (auch am Wochenende) regelmäßige Aufsteh-, Tagesschlaf- und Zubettgehzeiten einhalten (maximale Abweichung 60 Minuten)! Regelmäßigkeit (nicht nur in Bezug auf die Schlafzeiten, sondern auch Essens- bzw. Stillzeiten) stellt eine notwendige Voraussetzung dafür dar, dass sich die verschiedenen biologischen Rhythmen des Kinderkörpers aufeinander abstimmen können. Die Einhaltung einer regelmäßigen Aufstehzeit ist dabei am wichtigsten, denn die Aufstehzeit ist für unsere biologischen Rhythmen der »Ankerpunkt«.	☐	☐
Das Bett des Kindes sollte NUR zum Schlafen reserviert sein! Das verhindert, dass das Bett mit anderen – schlafstörenden – Gedanken und Aktivitäten in Verbindung gebracht wird (z. B. spielen).	☐	☐
Eltern sollten das Bett bzw. das Ins-Bett-Schicken NIEMALS als Strafmaßnahme benutzen! Damit wird lediglich erreicht, dass das Kind das Bett und Im-Bett-Sein mit etwas Negativem verknüpft!	☐	☐
Eltern sollen die Schlafumgebung ihres Kindes angenehm und schlaffördernd gestalten (Temperatur, Licht, Geräusche)! Wenn man sich vorstellt, wie ruhig und abgedunkelt ein Neugeborenes die letzten Monate im Mutterleib verbracht hat, wird klar, dass man es erst langsam und behutsam an die neue Umgebung gewöhnen muss. Eltern sollen abends im Zimmer ihres Kindes kein helles Licht anmachen und möglichst alle Lärmquellen beseitigen! Im Kindergartenalter haben Kinder oft Angst vor der Dunkelheit oder vor Monstern, die sich im Zimmer versteckt halten können. Hier könnte ein Nachtlicht Abhilfe schaffen, das den Raum noch ausreichend abdunkelt.	☐	☐
Eltern sollten bewegungsreiches Spiel und körperliche Bewegung ihres Kindes am Tag fördern! Eltern sollen bedenken, dass nicht nur der Schlaf den folgenden Tag bestimmt, sondern auch der Tag die Nacht: Ein aktiv gestaltetes Wachleben ihres Kindes mit ausreichend körperlicher Bewegung, geistig anregendem und kreativem Spielen tragen zu einem erholsamen Schlaf bei. Allerdings nicht direkt vor dem Schlafen!	☐	☐
Nicht in der Wohnung rauchen! In wissenschaftlichen Studien wurde festgestellt, dass Kinder, deren Eltern in den Wohnräumen rauchen, ein erhöhtes Risiko für Schlafstörungen haben. Rauchen in der Wohnung ist somit tabu!	☐	☐
Das Elternbett sollte seinen Charakter eines exklusiven Zufluchtsortes behalten und das Kind auf sein eigenes Bett stolz sein! Das Elternbett sollte nur ein Zufluchtsort in Ausnahmesituationen (z. B. Krankheit des Kindes) sein. Das Kinderzimmer soll für das Kind die Funktion des eigenen Schutzraumes haben und behalten. Das Kind sollte auf sein eigenes Bett stolz sein. Eltern sollten überlegen, wie und was sie dazu noch beitragen können (siehe auch Gestaltung des Schlafplatzes).	☐	☐

Allgemeine Erziehungsregeln für einen stabilen Tages- und Schlafrhythmus!	☺ Machen wir schon	! Sollten wir noch machen
Konsequenzen im elterlichen Handeln sind wichtig! Tagesstruktur und Schlafrhythmus müssen manchmal flexibel an Ereignisse und Umgebungsveränderungen angepasst werden, z. B. kann es durchaus praktisch und sinnvoll sein, das Kind an einem andern Ort (z. B. bei den Großeltern) schlafen zu lassen. Solange dies die Ausnahme und nicht die Regel ist, wird das Kind lernen, auch mit kleineren Veränderungen von Gewohnheiten umzugehen.	☐	☐
Kinder sollten genügend Ruhephasen am Tag haben! Damit Kinder den Unterschied zwischen Tag und Nacht erlernen, kann es sinnvoll sein, die Gesamtlänge des Tagesschlafes einzuschränken. Allerdings sollten die Eltern ihr wirklich müdes Kleines nicht vom Schlafen abhalten! Ein überreiztes Kind hat Schwierigkeiten, am Abend in den Schlaf zu finden.	☐	☐
Eltern müssen auf die Bedürfnisse ihres Kindes achten! Auf plötzliche Veränderungen des Schlafes ihres Kindes sollten Eltern stets reagieren. Außergewöhnliche Situationen, wie Krankheit oder die ersten Zähne, bedürfen einer flexiblen Handhabung des Schlafrhythmus. Ein krankes Kind braucht besonders viel Nähe, Geborgenheit und Pflege. Sobald ihr Kind aber wieder gesund ist, sollten die Eltern konsequent zu den alten Schlafgewohnheiten zurückkehren.	☐	☐

Erziehungsregeln für die Einschlafsituation	☺ Machen wir schon	! Sollten wir noch machen
Etablieren eines regelmäßigen Zubettgehrituals! Eine Reihe regelmäßiger, stets in gleicher Abfolge durchgeführter Handlungen (z. B. Licht löschen, Umziehen für die Nacht (auch bei Babys), Zähne putzen, Schmusen, Geschichte vorlesen) hilft dabei, den Körper bereits im Vorfeld auf die Schlafenszeit einzustimmen. Dieser regelmäßige Rhythmus gibt dem Kind zu verstehen, dass es bald Zeit ist, einzuschlafen. Zudem lassen sich Kinder sehr gut durch Vertrautes beruhigen. Das Ritual sollte nicht länger als 30 min dauern.	☐	☐
Kinder sollten bei Müdigkeit abends umgehend ins eigene Bett gebracht werden! Das kurze Eindösen an nicht für den Nachtschlaf des Kindes vorgesehenen Orten (Elternbett, Stubenwagen, Fernseher etc.) sollte vermieden werden. Es sollte zwar schläfrig, aber noch wach ins Bett gebracht werden.	☐	☐
Wenn das Kind schon feste Mahlzeiten bekommt, ist es wichtig, dass es kurz vor dem Zubettbringen nur leichte Lebensmittel zu sich nimmt! Ein kleiner Snack vor dem Zubettbringen (z. B. Milch mit Honig, eine Banane o. Ä.) kann aber im Sinne des Rituals hilfreich sein. Zwischen der letzten Mahlzeit und dem Zubettbringen sollte in etwa eine Stunde liegen. Mit vollem Bauch bzw. einer vollen Blase schläft keiner gut.	☐	☐
60 Minuten vor dem Zubettgehen sollten Kinder nur ruhigen Aktivitäten nachgehen! Tagsüber sind Kinder aktiv. Durch ruhige Beschäftigungen stellen sie sich auf Ruhe, Regeneration und Erholung ein und können sich so auf Müdigkeit und Schlaf vorbereiten.	☐	☐

Sitzung 2

Erziehungsregeln für die Einschlafsituation	☺ Machen wir schon	! Sollten wir noch machen
Kinder sollten abends keine aufregenden Stücke (MC, CD) anhören und nicht konzentriert spielen! Diese Aktivitäten wirken reizüberflutend. Das Gedächtnis und Gehirn des Kindes laufen auf Hochtouren und sind überlastet. Dies macht wach und verhindert das Einschlafen.	☐	☐
Eltern sollten ihr Kind möglichst abwechselnd ins Bett bringen! Dies vermeidet zum einen, dass das Schlafengehen an eine bestimmte Person gekoppelt ist und fördert die Autonomie des Kindes bzgl. des Einschlafverhaltens. Zudem erfährt es dadurch von beiden Elternteilen Zuwendung, die nicht später durch wiederholtes Aufstehen und Quengeln »nachgebessert« werden muss.	☐	☐

Erziehungsregeln für das Durchschlafen	☺ Machen wir schon	! Sollten wir noch machen
Eltern sollten kein Licht anmachen, wenn sie ihr Kind nachts trösten, oder wenn es wach wird und aufsteht sowie beim Wickeln und Stillen! Licht wirkt wie ein Wachmacher und beeinflusst die innere Uhr. Licht gekoppelt mit elterlicher Zuwendung wird dann außerdem vom Kind eher als Belohnung und Dunkelheit eher als Notsituation wahrgenommen	☐	☐
Wenn ihr Kind nachts aufwacht, sollten die Eltern ihm nichts zu essen geben! Regelmäßiges Essen in der Nacht führt innerhalb kurzer Zeit dazu, dass der Körper von selbst nachts wach wird, weil er erwartet, »gefüttert« zu werden. Erhält das Kind nach dem Alter von 6 Monaten nachts noch Milchmahlzeiten, sollten die Eltern die Zeitabstände zwischen den Milchmahlzeiten vergrößern, bis diese schließlich nicht mehr notwendig sind.	☐	☐
Das Fläschchen soll nachts nicht beim Baby im Bett gelassen werden! Dies ist keine gute Selbstberuhigungshilfe für das Kind, da das Nuckeln am Fläschchen Ohreninfektionen und Karies verursachen kann.	☐	☐
Die Eltern sollten ihrem Kind die Chance geben, Selbstberuhigungsstrategien zu erlernen! Wenn die Eltern ihr Kind gerade ins Bett gelegt haben, sollten sie nicht beim geringsten Geräusch wieder zu ihm eilen. Sie sollten einige Minuten verstreichen lassen, vielleicht kann es sich von alleine bereits beruhigen. Wichtig ist hierbei, dass die Eltern ihrem Kind vermitteln, dass sie jederzeit für es da sind, wenn es sie *wirklich* braucht.	☐	☐

Elternmanual S. 51

Regeln zuhause
nacharbeiten

Die Teilnehmer sollten sich in der nächsten Woche nochmals Zeit nehmen, um die Schlafregeln durchzuarbeiten. Welche Regeln werden bereits umgesetzt und um welche müssen sie sich noch kümmern? Sie sollen sich zunächst drei Schlafregeln aussuchen, die sie in der nächsten Woche konsequent umsetzen wollen!

2.6 Erziehungsstrategien anwenden

Therapeuten

Kernpunkte der Vermittlung: Erziehungsstrategien
Den Eltern soll deutlich gemacht werden, dass eine Erziehungsregel allein nicht ausreicht. Wichtige Faktoren, welche die Erziehungsregeln zum Erfolg führen, sind: Struktur, Kommunikation, Einigkeit und Konsequenz. Sie bilden das »Haus des gesunden Schlafes«. Im Folgenden auf die einzelnen Kernpunkte eingehen.

Erziehungsstrategien für gesunden Schlaf

Im Folgenden werden vier Erziehungsstrategien vorgestellt, die als Werkzeug bei der Umsetzung gewünschter Verhaltensänderung dienen können:

1. Struktur
2. Kommunikation
3. Einigkeit
4. Konsequenz

Diese Erziehungsstrategien lassen sich zu einem »Haus des gesunden Schlafes« zusammenfügen. ▸ **Abbildung 8** soll verdeutlichen, dass viele Kompetenzen notwendig sind, damit das Haus solide steht.

Elternmanual S. 52

Das »Haus des gesunden Schlafes«

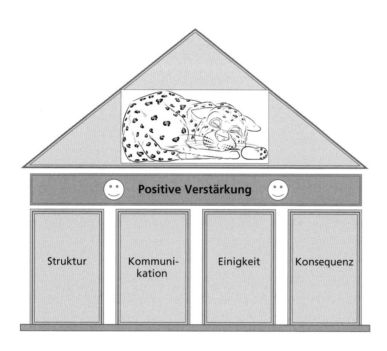

Abb. 8:
Das »Haus des gesunden Schlafes« (in Anlehnung an Kahn 2001)

2.6.1 Struktur

Therapeuten

Kernpunkte der Vermittlung: Erziehungsregel Struktur
Verlässliche Strukturen erleichtern dem Kind die Einhaltung von Regeln und geben Sicherheit. Eltern können Struktur geben durch Rituale, Tagesrückblick, regelmäßige Abläufe, zuverlässige und zeitnahe Belohnungen. Das Kind lernt dadurch, sich an verlässliche und stabile Grenzen und Regeln zu halten.

Struktur

Sitzung 2

Über die Bedeutung von Ritualen haben wir bereits in Sitzung 1 sehr ausführlich gesprochen. Zusammenfassend kann man sagen, dass Zubettgehrituale, Regeln und Grenzen Verlässlichkeit und Sicherheit vermitteln. Wenn das Abendritual immer gleich abläuft, werden dessen einzelnen Elemente daraus zu Hinweisen für die jeweils folgenden Ereignisse. Ziel ist es, dass das Kind z. B. bereits nach dem Abendessen weiß, wie der Abend weiter verlaufen wird, z. B.: Abendessen, Tagesrückblick, Zähneputzen, Kuscheln, Einschlafgeschichte, Beten, Schlafen.

So entsteht irgendwann eine verlässliche Kette von Handlungen und Ereignissen, die schließlich im Schlafen münden. Die Eltern sollten darauf achten, dass das Verhalten von positiven Lernverknüpfungen und positiven Resultaten (= positive Verstärkung erwünschten Verhaltens) geprägt ist. Sie sollen ihr Kind daher stets für erwünschtes Verhalten belohnen und stets zeitnah zum gezeigten positiven Verhalten, da Kinder die Verbindung zu einer später erfolgenden Konsequenz nur schlecht herstellen können. Bei der Einführung von mehr Struktur in ihren Familienalltag sollen sich die Eltern an die in Sitzung 1 vorgestellten Elemente Tagesrückblick, Rituale, Einschlafgeschichte und an die in dieser Sitzung vorgestellten Einschlafregeln für einen gesunden Schlaf halten.

2.6.2 Kommunikation

Therapeuten

Kernpunkte der Vermittlung: Erziehungsregel Kommunikation
Wenn das Kind alt genug ist, sollen alle Vorhaben mit ihm besprochen werden. Dadurch fühlt es sich integriert und weiß, was von ihm erwartet wird. Dabei sollen folgende Punkte beachtet werden:

- *Ruhig bleiben*: Unruhe überträgt sich auf das Kind, was bei der Schlafsituation ungünstig ist. Hier können Imaginationsübungen helfen.
- *Kritik angemessen äußern*: Unmittelbar und überlegt Kritik äußern, um den Zusammenhang zum unerwünschten Verhalten sicherzustellen. Grundregeln für Kritik (im grauen Kasten) durchgehen.
- *Wirkungsvoll auffordern*: Entscheidend ist besonders für kleine Kinder nicht nur, was man sagt, sondern wie man es sagt. Sie sind sensibel für Stimme und Mimik und erkennen Unsicherheiten schnell. Mit den Eltern »Ablauf zum wirkungsvollen Auffordern« und »Hinweise zum wirkungsvollen Auffordern« (in grauen Kästen) durchgehen.
- *Positivformulierung statt Negativformulierung*: Durch Positivformulierungen zeigen die Eltern dem Kind, was sie von ihm möchten, anstatt zu sagen, was sie nicht möchten. Beispiele verschiedener Formulierungen durchgehen.

Elternmanual S. 53

Kommunikation

Kind mit einbeziehen

Es ist von entscheidender Bedeutung, dass die Eltern über alles, was sie in Bezug auf das Schlafen und damit verbundene Umstände unternehmen wollen, mit ihrem Kind sprechen – und zwar *bevor* etwas Neues eingeführt wird. Vorausgesetzt natürlich, ihr Kind ist alt genug ihren Ausführungen zu folgen. Dazu sollten sie sich zuvor klar sein, was genau sie von ihrem Kind erwarten und welche Konsequenzen sie einsetzen werden, wenn ihre Erwartungen nicht erfüllt werden. Eltern sollten möglichst verhaltensnahe Formulierungen für ihre Erwartungen und Konsequenzen finden. Nur so können sie davon ausgehen, dass ihr Kind die Folgen seines Handelns begreift und sich dementsprechend verhalten wird.

Zum Kommunizieren sollten die Eltern Situationen mit möglichst wenig Ablenkung suchen, damit ihr Kind seine Aufmerksamkeit voll auf ihre Erklärungen lenken kann. Sie sollen deutlich machen, was sie verändern wollen und was sie von ihrem Kind erwarten. Die neuen Abläufe und Regeln sollten genau erklärt werden. Genauso sollte klar gemacht werden, wie die Eltern sich verhalten werden und welche Konsequenzen ein bestimmtes Verhalten ihres Kindes haben wird. Auch hier kann es sehr hilfreich sein, mit Visualisierungen zu arbeiten, z. B. ein Schild zu malen oder eine Tafel mit den neuen Regeln zu beschriften. Für Kinder ist diese spielerische Umsetzung motivierend und erleichtert das Verständnis.

Ruhig bleiben

Gerade Situationen rund um das Zubettgehen und Schlafen sind für viele Eltern schwierig, daher können die im Trainingsprogramm eingesetzten *Selbstimaginationsübungen* helfen, ihre Fähigkeiten im Umgang mit Stresssituationen zu verbessern. Ebenso kann ihr persönlicher Mut-Mach-Spruch (▸ **Sitzung 4**) den Eltern auch dabei helfen, in stressreichen Situationen einen kühlen Kopf zu bewahren.

Ruhe überträgt sich auf das Kind

Imaginationsübung anwenden

Kritik angemessen äußern

Für angestrebte Veränderungen ist es wichtig, Kritik angemessen zu äußern. Dabei sollten die Eltern auf die Formulierung achten und die Kritik immer unmittelbar anbringen. Nur so können Kinder den Zusammenhang zwischen negativer Verhaltensweise und darauf folgender negativer Konsequenz erleben. Natürlich gibt es im Alltag ständig Situationen, in denen Eltern ihr Kind kritisieren müssen, wenn es Grenzen nicht akzeptiert oder Regeln nicht befolgt.

Kritik unmittelbar äußern

Es gibt verschiedene Möglichkeiten und Strategien, diese Zurechtweisungen zu äußern. Als Basis sind folgende Grundregeln wichtig:

Eltern

- Bringen Sie die Kritik *unmittelbar* nach dem Vorfall an.
- Halten Sie *Blickkontakt*.
- Sprechen Sie mit ruhiger Stimme, aber *deutlich*.
- Seien Sie *konsequent*, geben Sie nicht nach, diskutieren Sie nicht.
- Verwenden Sie *Ich-Botschaften*. (Bsp. »Ich fand das nicht gut.«)
- Kritisieren Sie *eine bestimmte* Verhaltensweise und nicht das Verhalten im Allgemeinen, oder das Kind als Person. Dies bedeutet, dass Wörter wie »immer« oder »typisch« vermieden werden sollen. Sprechen Sie stattdessen konkret an, was Sie am Verhalten stört und was Sie vom Kind erwarten. (Bsp. »Hör jetzt mit dem Spielen auf.« »Zieh jetzt deinen Schlafanzug an.«)

Elternmanual S. 54

Grundregeln für Kritik

Sitzung 2

Wirkungsvolle Aufforderungen

Kindern fällt es am Ende des Tages oder auch in der Nacht oft schwer, ins Bett zu gehen. Häufig haben sie das Gefühl, etwas zu verpassen oder wollen einfach bei den Eltern oder älteren Geschwistern bleiben. Im Allgemeinen ist es wichtig, dass Kinder einer Aufforderung auch nachkommen. Wie können die Eltern eine *wirkungsvolle Aufforderung* geben? Hierzu ist es notwendig, dass sie ihrem Kind klare und direkte Anweisungen mit ruhiger Stimme geben. Bevor ihr Kind ihrer Aufforderung nachkommen kann, sollten die Eltern es erst seine Tätigkeit beenden lassen bzw. ihm die Möglichkeit geben, ihre Anweisung zu registrieren und seine aktuelle Handlung zu unterbrechen, um die Aufgabe umzusetzen. Sie sollten darauf Acht geben, dass ihre Aufforderungen verständlich formuliert sind. Als sinnvolles Vorgehen hat sich beim Geben von Anweisungen folgender Ablauf erwiesen:

Eltern

1. *Aufmerksamkeit herstellen*: Stellen Sie die Aufmerksamkeit Ihres Kindes z. B. durch Blick- oder Körperkontakt sicher.
2. *Klare Aussagen*: Sagen Sie Ihrem Kind genau, was es tun soll (»Tom, hör' auf, das Bilderbuch anzuschauen ...«) und sagen Sie ihm auch, was es an dessen Stelle tun soll (»Tom, hör' auf, das Bilderbuch anzuschauen und komm zum Zähneputzen.«).
3. *Zeit lassen*: Lassen Sie Ihrem Kind Zeit (einige Minuten), Ihre Aufforderung zu befolgen und bleiben Sie so lange in der Nähe.
4. *Loben*: Loben Sie Ihr Kind, wenn es Ihrer Anweisung nachkommt.

Elternmanual S. 55

Ablauf zum wirkungsvollen Auffordern

5. *Wiederholen*: Reagiert Ihr Kind nicht, wiederholen Sie die Anweisung.
6. *Wenn-dann-Satz*: Reagiert Ihr Kind noch immer nicht, formulieren Sie einen »Wenn-dann-Satz« und setzen Sie gegebenenfalls die angekündigte Konsequenz, ohne vorherige Diskussion, um.

Elternmanual S. 55 *Zu beachten ist dabei:*

Hinweise zum wirkungsvollen Auffordern

Eltern

- Kündigen Sie nur Konsequenzen an, die Sie auch durchsetzen können, sonst werden Sie leicht unglaubwürdig.
- Aufforderungen sind Aufforderungen, keine Bitten oder Fragen.
- Nutzen Sie logische Konsequenzen, die sich auf direkt darauf folgende Ereignisse beziehen, z. B. »Wenn du jetzt nicht Zähne putzt, haben wir weniger Zeit und können dann kein Buch mehr anschauen.« Drohen Sie nicht unüberlegt mit irgendwelchen Dingen wie z. B. »Wenn du jetzt nicht Zähne putzt, darfst du morgen nicht zu Oma.«, Dies ist willkürlich.
- Geben Sie nur eine Aufforderung auf einmal. Gibt es mehrere Dinge, machen Sie lieber einzelne kleine, überschaubare Schritte daraus.
- Bleiben Sie nach Aussprechen der Aufforderung und während der Ausführung in der Nähe des Kindes – als Kontrolle, ob Ihr Kind die Aufforderung auch ausführt.
- Üben Sie Aufgaben, die abends klappen sollen bereits am Nachmittag mit Ihrem Kind. Ihm wird somit klar, was in bestimmten Situationen von ihm erwartet wird.
- Achten Sie beim wirkungsvollen Auffordern auf Ihre Stimme. Kinder merken schnell durch die Art, wie Sie etwas sagen, ob Sie es ernst meinen oder ob es noch »Verhandlungsspielraum« gibt. Stellen Sie sich vor, Sie würden Ihrem Kind erklären, dass man beim Adventskalender jeden Tag nur ein Türchen aufmachen darf: deutlich und bestimmt. In diesem Fall wären Sie sich sicher, dass es keinen Spielraum gibt. Stellen Sie auf diese Art auch andere Aufforderungen.

Der Unterschied zwischen Negativ- und Positivformulierungen

Elternmanual S. 56 Negativformulierungen sagen nur etwas darüber aus, was man nicht will. Aber nichts darüber, wie es stattdessen sein soll. Daher sind Positivformulierungen sinnvoll, denn sie beinhalten eine positive Handlungsanweisung. So zwingen die Eltern sich auch selbst, ganz konkret und nah an der Problematik auf der Verhaltensebene zu bleiben und dort konkrete, verhaltensnahe Veränderungsziele zu finden, die realistisch und umsetzbar sind.

Eltern

Versuchen Sie bei der Formulierung von *Veränderungswünschen* möglichst viele *»Positivformulierungen«* zu verwenden!

Beispiele

Beispiele verschiedener Formulierungen

Negativformulierung	Positivformulierung
»Du kannst jetzt nicht mehr malen, du musst jetzt ins Bett!«	»Räume die Stifte weg, dann können wir kuscheln und dann geht's ins Bett.«
»Immer das Gleiche – nie hörst du auf mich, wenn ich sage, du sollst zum Zähneputzen kommen!«	»Komm jetzt gleich zum Zähneputzen, dann können wir noch eine Geschichte lesen – jetzt aber schnell!«
»Deine Schreierei macht einen ganz fertig. Hör endlich auf damit.«	»Komm, jetzt beruhige dich. Alles ist gut, ganz ruhig.«

2.6.3 Einigkeit

Therapeuten

Kernpunkte der Vermittlung: Erziehungsregel Einigkeit
Um dem Kind eindeutig zu zeigen, dass sich nun ewas verändern wird, ist es wichtig, dass beide Eltern an einem Strang ziehen. Um die Erfolgswahrscheinlichkeit zu erhöhen, sollte Einigkeit bezüglich des Änderungsbedarfs, der zu ergreifenden Maßnahmen sowie gegenüber dem Kind herrschen.

Elternmanual S. 56

Einigkeit

Gerade bei Schlafgewohnheiten ist dieser Punkt wichtig, daher brauchen die Eltern Einigkeit ...

... hinsichtlich des Änderungsbedarfs:
Wenn beide Eltern der Überzeugung sind, dass die Situation im Zusammenhang mit der Schlafproblematik geändert werden muss, ist ein großer Schritt in Richtung Besserung bereits getan. Umgekehrt sind die Aussichten auf Erfolg gering, wenn sich ein Elternteil der Notwendigkeit von Änderungen entgegenstellt. Einigkeit in diesem Punkt ist also eine wichtige Voraussetzung.

Einigkeit bzgl. des Änderungsbedarfs als Voraussetzung

... hinsichtlich der zu ergreifenden Maßnahmen:
Wenn Punkt 1 zutrifft, beide Eltern also etwas verändern wollen, müssen sie sich auf eine Strategie einigen. Beide müssen mit dem geplanten Vorgehen einverstanden sein, sonst ergeben sich die gleichen Probleme wie bei Punkt 1.

Einigkeit bzgl. der Maßnahme als zweiter Schritt

... gegenüber ihrem Kind:
Die Eltern ziehen im Verhalten gegenüber ihrem Kind an einem Strang und vertreten gemeinsam, was sie erreichen wollen. Das bedeutet nicht ein »Verbünden« gegen das Kind! Sondern sie drücken durch ihre Einigkeit die Bedeutung aus, die ihr Anliegen hat und geben ihrem Kind Sicherheit. Umgekehrt weiß das Kind nicht, was es glauben, denken und tun soll, wenn es widersprüchliche Signale von seinen Eltern erhält. Das führt zu Verwirrung und Unsicherheit und würde eher neue Schwierigkeiten schaffen, als alte beheben.

Einig sein und Einigkeit demonstrieren

► **Abbildung 9** verdeutlicht, inwiefern diese verschiedenen Aspekte der Einigkeit Voraussetzung füreinander sind und wie die Erfolgswahrscheinlichkeit zu- und die Misserfolgswahrscheinlichkeit abnimmt, je mehr Einigkeit gegeben ist.

Elternmanual S. 57

Grafik Einigkeit

Sitzung 2

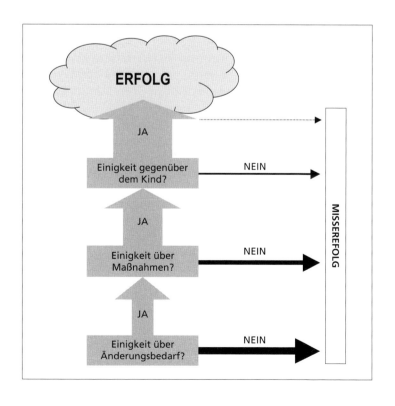

Abb. 9:
Einigkeit auf verschiedenen Ebenen als Voraussetzung für Erfolg beim Umgang mit Schlafproblemen

2.6.4 Konsequenz

Therapeuten

Elternmanual S. 58

Konsequenz

Kernpunkte der Vermittlung: Erziehungsregel Konsequenz
Durch Konsequenz lernen Kinder, Grenzen und Regeln einzuhalten, ohne dass dies mit starrer Strenge verbunden ist. Ein klares »Nein« sollte von den Eltern nur ausgesprochen werden, wenn es auch eingehalten wird. Sonst führt es beim Kind zu Verwirrung. Kinder testen Grenzen, um zu prüfen, ob sie stabil sind. Stabile Grenzen geben Sicherheit. Konsequenz gibt dem Kind also einen verlässlichen Rahmen, in dem es sich sicher fühlt.

Viele Eltern haben Angst, zu streng zu sein, wenn sie bestimmte Maßnahmen durchsetzen oder ihrem Kind etwas verwehren. Im Folgenden soll deutlich werden, weshalb elterliche Konsequenz außerordentlich wichtig und entwicklungsfördernd für Kinder ist. Durch Konsequenz lernen Kinder, wo es hingeht. Konsequenzen sind Leitlinien für die Entwicklung. Regeln und Grenzen und die damit verbundenen Konsequenzen sind wichtige Bausteine für eine gesunde Entwicklung. Konsequenz gibt dem Kind Halt und Orientierung und hilft ihm, sein eigenes Verhalten zu steuern.

Ein Nein sollte nur gesagt werden, wenn es ein Nein bleiben kann

Konsequent zu sein bedeutet nicht, starr Regeln durchzusetzen, sondern situationsangemessen zu reagieren, d. h., ein bestimmtes Verhalten hat in einer bestimmten Situation immer dieselbe Konsequenz: Wenn Sie eine heiße Herdplatte anfassen, wird es immer wehtun; wäre es nicht so, hätten Sie nicht so gut gelernt, den Kontakt dazu zu vermeiden. Konsequent zu sein, bedeutet auch nicht, zu allem und immer »Nein« zu sagen, sondern zu Dingen »Nein« zu sagen, die nicht möglich oder wirklich nicht erwünscht sind. Dabei ist es dann sehr wichtig, auch bei dem »Nein« zu bleiben und nicht nachzugeben. Wünsche, die realistisch sind, können und sollen erfüllt werden, z. B. wenn das Kind beim Spielen die Unterstützung der Eltern braucht und sie keine Zeit haben, sollen sie lieber sagen: »Ich muss das hier zu Ende bringen und dann kann ich mit dir spielen.«, anstelle von »Nein«. Denn wenn sie später doch noch mit ihm spielen, wird es merken, dass sie sich nicht an ihre Aussagen halten, und warum sollte ihr Kind sich dann darauf verlassen oder sich daran halten? Eltern sollten sich daher überlegen, bevor sie »Nein« sagen, ob sie bei »Nein« bleiben können und ob ein »Nein« sinnvoll ist.

Auf das Thema »Schlaf« bezogen lässt sich dies so ausdrücken:

Bedeutung für den Schlaf

Kinder durchlaufen von Geburt an bis zum Erwachsensein einen grundlegenden Prozess: von der völligen Abhängigkeit als Neugeborenes bis zur Selbstständigkeit. Die Aufgabe der Eltern ist es, ihr Kind Schritt für Schritt beim Erwerb der Selbstständigkeit zu unterstützen. Sie fördern zunächst die Fähigkeit ihres Kindes, sich selbst zu beruhigen und wieder einzuschlafen. Dies hilft dabei, später zu erlernen, alleine in einem Zimmer zu schlafen.

Elternmanual S. 58

Konsequente Grenzen geben Sicherheit und Stabilität

Kinder brauchen Unterstützung von außen, um ihren Platz in der Welt und der Familie zu finden. Grenzen, die gesetzt werden, geben Sicherheit. Zunächst wird häufig dagegen angerannt. Jedoch werden Stabilität und Sicherheit nur vermittelt, wenn die Strukturen Bestand haben. Etwas, gegen das man anrennen und rebellieren kann, ist etwas, das Schutz und Sicherheit gewährt, wenn die Grenzen stabil bleiben! Die Eltern sind die Vertrauensperson, auf die sich ihr Kind verlassen kann, die es für das Großwerden braucht.

Eltern

Durch Ihre *Konsequenz* zeigen Sie Ihrem Kind den Weg zum selbstständigen Handeln – *wie ein Kompass!*

Natürliche Konsequenzen

> ### Therapeuten
>
> *Kernpunkte der Vermittlung: Natürliche Konsequenzen*
> Natürliche Konsequenzen sind natürliche Folgen eines Verhaltens wie z. B. das Verpassen eines Zuges, wenn man zu spät am Bahnhof ist. Um konsequent zu sein, aber nicht als willkürlich strafend zu erscheinen, sollten Eltern immer, wenn es möglich ist, natürliche Konsequenzen nutzen.
>
> **Verschiedene Arten natürlicher Konsequenzen sind:**
>
> - *Wiedergutmachung* als Konsequenz aus einem Fehlverhalten
> - *Ausschluss* von einer Tätigkeit, wenn unerwünschtes Verhalten gezeigt wird
> - Eine positive Konsequenz wird *vorenthalten*, wenn ein vereinbartes Verhalten nicht eingehalten wird.
> - *Einschränkung* zum Beispiel der Wahlfreiheit, wenn unerwünschtes Verhalten gezeigt wird

Elternmanual S. 59

Besonders wirkungsvoll im Erziehungsverhalten ist der Einsatz von natürlichen Konsequenzen. Folgendes Beispiel soll das zugrundeliegende Prinzip dieser Art von Konsequenzen verdeutlichen:

Natürliche Konsequenzen

Die Eltern möchten mit dem Zug verreisen, kommen aber zu spät am Bahnhof an. Die Konsequenz ist, dass der Zug schon abgefahren ist. Vermutlich werden sie sich sehr darüber ärgern und wollen ihr Verhalten das nächste Mal ändern. Bei der nächsten Reise werden sie sich mit großer Wahrscheinlichkeit Mühe geben, pünktlich am Bahnhof zu sein und den Zug zu erwischen.

Es ist wichtig, möglichst häufig auf natürliche Konsequenzen zurückzugreifen (dies ist allerdings nicht immer möglich). Damit können Eltern erreichen, dass ihr Kind sie nicht als willkürlich strafend wahrnimmt. Natürliche Konsequenzen folgen auf das Verweigern einer Anweisung oder auf die Nichteinhaltung von Regeln und lassen sich meist aus der Situation ableiten.

Wirkung einer willkürlichen Bestrafung vermeiden

> *Ihr Kind spielt beim Zubettgehen mit seiner Trinkflasche und wirft sie zu Boden. Sie heben die Trinkflasche auf und fordern es auf, daraus zu trinken, ohne zu spielen. Aber das Spiel geht von vorne los. Jetzt ist Schluss! Sie werden ärgerlich und sagen deutlich und nachdrücklich, dass Sie die Flasche nun ein letztes Mal aufheben. Wird die Flasche wieder zu Boden geworfen, nehmen Sie sie weg. Damit die Konsequenz wirkt, darf Ihr Kind nun in dieser Situation wirklich keine Flasche mehr bekommen. Das nächste Mal wird sich Ihr Kind nicht mehr darauf verlassen, dass Sie die Flasche ja doch wieder aufheben.*

Beispiel: Wird der Tee verschüttet, ist die Tasse leer

Die Konsequenz auf ein Fehlverhalten ist am effektivsten, wenn sie zeitlich auf wenige Minuten begrenzt ist. Im Wiederholungsfall kann die Konsequenz wie im Beispiel entsprechend verlängert werden. Eine Dauer zwischen 5–30 Minuten sollte reichen, je nach Vorfall und je nach Alter des Kindes.

Elternmanual S. 59

Es gibt verschiedene Arten von natürlichen Konsequenzen, die unterschiedlich zum Einsatz gebracht werden können.

Verschiedene Arten natürlicher Konsequenzen

Verschiedene Arten natürlicher Konsequenzen:

> 1. Das Kind soll nach einem Fehlverhalten zur *Wiedergutmachung* beitragen.
>   Bsp.: Verhält sich das Kind grob gegenüber dem kleinen Geschwisterchen, soll es helfen, das weinende Baby zu trösten.
>   Wirft das Kind aus Wut seine Kiste mit Bausteinen um, soll es diese ohne große Hilfe der Eltern wieder aufräumen.

Wiedergutmachung

Ausschluss	2. Das Kind wird nach einem Fehlverhalten kurzfristig von einer Tätigkeit *ausgeschlossen*. Bsp.: Wenn sich beim Zubettbringen eines Geschwisterpaares eines der Kinder querstellt und sich nicht an die Regeln halten will, darf es nicht an der allabendlichen Gute-Nacht-Geschichte teilnehmen.
Vorenthaltung	3. Dem Kind wird bei Nicht-Erfüllung seiner Aufgaben etwas Positives *vorenthalten*. Bsp.: Wenn ein einjähriges Kind noch gestillt wird und der Mutter wiederholt in die Brustwarze beißt, dann wird das Stillen abgebrochen. Wenn sich das Kind sträubt, ins Bett zu gehen, fallen die extra Kuscheleinheiten weg, die elterliche Nähe und Aufmerksamkeit ist auf das Minimum beschränkt.
Einschränkung	4. Das Kind wird in seiner Freiheit nach einem Fehlverhalten *eingeschränkt*. Bsp.: Wenn sich das Kind nicht an den vereinbarten Ablauf des Zubettgerituals hält, darf es sich vorübergehend nicht aktiv an den einzelnen Elementen beteiligen, wie z. B. die Gute-Nacht-Geschichte auswählen.

2.6.5   Integration der vermittelten Erziehungsstrategien

Therapeuten

Elternmanual S. 60

Kernpunkte der Vermittlung: Integration der Strategien
»Durch die Einhaltung der vier genannten Säulen kann über positive Verstärkung ein neues Verhalten erlernt werden.«

Das »Haus des gesunden Schlafes«

▶ **Abbildung 10** soll als Erinnerungsstütze dienen, damit die vermittelten Strategien erfolgreich in den Familienalltag integriert werden können.

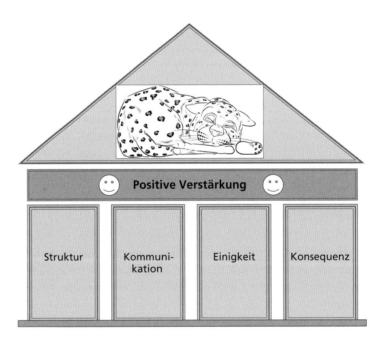

Abb. 10:
Das »Haus des gesunden Schlafes« (in Anlehnung an Kahn 2001)

2.6.6   Kreatives Problemlösen

Therapeuten

»Oftmals lassen sich kreativ Lösungen für Probleme finden, bevor Strafandrohungen nötig sind. Wichtig dabei ist, dass jede Familie individuell und passend zur eigenen Situation Lösungen entwickelt. Schließlich wollen wir in diesem Eltern-Schlaftraining IHRE Ziele verwirklichen und keine Standardsituationen besprechen. Im Arbeitsbuch haben wir mögliche Problemlösungen zusammengestellt, die bei der Erstellung eigener Lösungen Anreize bieten können. Diese Modelllösungen wie »Die schusselige Ente Emma«oder die »Sicherheitsschnur« können zuhause nachgelesen und ausprobiert werden. Wenn es Fragen gibt, können diese in der nächsten Sitzung besprochen werden.«

Hier steht im Vordergrund, dass Eltern selbst lernen, Probleme in der Familie kreativ und individuell zu lösen. Einige Beispiele verdeutlichen, wie man schwierige Situationen schon von vorneherein entschärfen kann bzw. wie man auch ohne Strafandrohung auf Problemverhalten reagieren kann.

Kreatives Problemlösen bevor Strafandrohung nötig ist

Ein wichtiges Anliegen dieses Eltern-Schlaftrainings ist es, für jede Familie individuelle Lösungen zu finden und nicht nur »Standardlösungen« anzubieten. Es ist sinnvoll und wichtig, dass jede Familie eigene Lösungen erarbeitet, die für die jeweilige Familiensituation passend sind. Wir wollen den Teilnehmern helfen, IHRE Ziele zu verwirklichen.

Individuelle und kreative Anpassung, um die Ziele der Eltern zu erreichen

Wichtig ist es, beim Finden von individuellen Lösungen selbst kreativ zu sein. Dies ermöglicht den Eltern, nicht immer nur mit Strafe oder einer Strafandrohung auf Problemverhalten zu reagieren, sondern hilft oft, schon von vorneherein eine Situation zu entschärfen bzw. zu verändern.

Im Folgenden sind einige Beispiele für kreatives Problemlösen zusammengestellt, die den Eltern auch für eigene Probleme als Anregung dienen können.

Elternmanual S. 61

Die »schusselige« Ente Emma

Die kleine Sofie (2,5 Jahre) weigert sich abends oft, ihre Zähne putzen zu lassen. Doch wer steht denn da eines Abends plötzlich neben ihrem Zahnputzbecher? Eine quietschgelbe neue Badeente namens Emma. Emma isst unheimlich gern Schokolade und deshalb will Sofies Mutter ihr die Zähne putzen. Doch was ist das? Unter lautem Protest und heftigem »Schnabelzuhalten« gelingt es der Mutter nicht, Emma die Zähne zu putzen. Die Mutter fragt Sofie, ob sie dieser »schusseligen« Ente nicht zeigen könnte, wie man richtig Zähne putzt. Klar kann Sofie das! Ganz stolz zeigt Sofie der Ente, wie man den Mund schön weit aufhält, sich die Zähne putzen lässt, sich richtig den Mund ausspült und dann abtrocknet. Seit Emma die neue Badbewohnerin ist, gibt es keine Probleme mehr beim abendlichen Zähneputzen.

Die schusselige Ente Emma für konfliktfreies Zähneputzen

Sitzung 2

Der Wettkampf – Für die Größeren

Konrad (4,5 Jahre) trödelt jeden Abend herum. Seine Eltern müssen ihn immer mehrmals auffordern, bis er sich endlich erbarmt und auszieht, um dann den Schlafanzug anzuziehen. Da hat Konrads Vater eine gute Idee. »Hey, Konrad! Wetten, dass ich meinen Schlafanzug schneller anziehen kann als du?«, ruft der Vater. »Niemals!«, schreit Konrad. Um einen fairen Wettkampf zu haben, werden beide Schlafanzüge (die Konrad in Windeseile zusammensucht) aufs Bett gelegt. Auf die Plätze, fertig, los! Ganz schnell schlüpfen Konrad und der Vater in den jeweiligen Schlafanzug. Es wird ein spannendes Kopf-an-Kopf-Rennen – und Konrad gewinnt natürlich ganz knapp! Dieser abendliche Wettkampf wurde lange Zeit ein richtiges Ritual und von trödeln beim Anziehen war jetzt wirklich keine Rede mehr. Ein weitere Möglichkeit ist es, Punkte (oder lachende Gesichter) für den jeweiligen Sieger zu verteilen, die man sammeln kann und z. B. nach einer Woche gegen ein kleines Geschenk eintauschen kann.

Der Wettkampf für problemloses Schlafanzuganziehen

Der Wettkampf – Für die Kleineren

Bei kleineren Kindern kann das »Wettkampf-Prinzip« auch anders zum Einsatz kommen: Kann das Kind seinen Schlafanzug noch nicht selbst anziehen, kann das Ziel des Wettkampfs auch so aussehen, dass der Sieger der Erste im Bad/Bett ist. Eine eingängige Parole, wie »1, 2, 3 – ich bin dabei!« kann beispielsweise den Startschuss geben. Eine andere Möglichkeit ist das »Schlafanzug-Versteck-Spiel«: Die Eltern suchen gemeinsam mit ihrem Kind das komplette Zimmer, auch an den absurdesten Plätzen, nach dem Schlafanzug ab. Dabei guckt ein Zipfel des Schlafanzugs deutlich sichtbar unter dem Kopfkissen hervor. Dieses Spiel ist auch hervorragend geeignet, wenn das Kind Angst vor Monstern hat. Durch das gemeinsame Absuchen des Raumes ist klar, dass sich kein Monster im Zimmer versteckt hält.

Der Wettkampf für einen problemlosen Gang ins Bad oder Bett oder zum Schlafanzuganziehen

Die Sicherheits-
schnur für eine
leichtere Lösung
vom Elternbett

Die Sicherheitsschnur

Klara (3 Jahre) hat nachts oft Angst in der Dunkelheit, wenn sie erwacht. Deshalb wurde die »rote Sicherheitsschnur« eingeführt. Diese ist am Handgelenk der Mutter befestigt und reicht bis zu Klaras Bett. Wenn sie nachts Angst hat, kann sie einfach an der Schnur ziehen und die Mama kommt zu ihr. Hierdurch wird das Muster aus Angst und Schreien nach der Mutter unterbrochen. Klara fühlt sich beschützt, da eine Verbindung zur Mutter besteht. Seitdem es die Sicherheitsschnur gibt, sind die Eltern wieder ungestört in ihrem Schlafzimmer.

Falls das Kind die Sicherheitsschnur zu häufig benutzt, führen sie folgenden Zusatz ein: Zu Beginn ist die Sicherheitsschnur zwar dick und reißfest, ihre Strapazierfähigkeit pro Nacht ist aber dennoch eingeschränkt. Um sie zu schonen, bekommt Klara für jede Nacht fünf Schlafsterne (oder Kugeln, bunte Becher etc.). Bei jeder Betätigung der Schnur muss sie einen Schlafstern abgeben. Sind alle Schlafsterne vergeben, ist die Schnur zu schwach, um die Mama zu wecken. Hat Klara hingegen am nächsten Morgen noch Schlafsterne übrig, so kann sie diese gegen eine kleine Überraschung eintauschen. Die Anzahl der Schlafsterne kann dann langsam reduziert werden mit der Begründung, dass Klara ja nun viel älter sei. Beispielsweise pro Woche einen Stern weniger.

Elternmanual S. 63

Tipp

Die Schnur so lang lassen, dass die Eltern wirklich nur durch bewusstes Ziehen geweckt werden. Sie sollten darauf achten, dass sich das Kind nicht in der Schnur verheddern oder anderweitig damit in Gefahr bringen kann. Das Ausrollen der Schnur kann ins Abendritual eingebaut werden. Nach unserer Erfahrung nutzen die Kinder die Sicherheitsschnur selten bis nie. Allein das Wissen, dass sie durch die Sicherheitsschnur Kontakt zu den Eltern haben, beruhigt die Kinder und hilft, Ängste zu reduzieren.

Der Wunschtraum
für ein attraktives
Einschlafen

Der Wunschtraum

Marco (4 Jahre) möchte abends nicht einschlafen. Tausend andere Dinge wären noch viel spannender. Doch nun wird ein neues »Zubettgehritual« eingeführt: Die Mutter flüstert Marco drei bis fünf Wörter ins Ohr, die in seinem Traum heute Nacht vorkommen sollen. Neugierig und gespannt auf seinen Traum legt sich Marco schnell ins Kissen und kann es kaum mehr erwarten, seinen Traum zu träumen.

Elternmanual S. 63

Weitere Ideen:

→ Für »*Suppenkasper*«: Essen ansprechend gestalten: Eine Salamischeibe als Gesicht, ein Viertel Gurkenscheibe als Mund und zwei Möhrenscheiben als Augen.

→ Zum Schnullerabgewöhnen: *die Schnullerfee*. Die Eltern erzählen dem Kind, das seinen geliebten Schnuller nicht abgeben möchte, die Geschichte von der Schnullerfee. Die Kinder können abends ihren Schnuller auf die Fußmatte vor die Haustür legen. Wenn sie dann ohne Schnuller einschlafen, kommt nachts die Schnullerfee angeflogen, nimmt den Schnuller mit und hinterlässt ein Geschenk auf der Fußmatte, das das Kind am nächsten Morgen erhält.

→ Die *Anziehstraße*: Legen Sie aus den Anziehsachen schon am Abend vorher eine Straße: Unterhose, Unterhemd, Strümpfe, Hose, T-Shirt oder Pulli. Ein super Spaß für Kinder, die sich schon alleine anziehen können, dazu aber manchmal keine Lust haben.

→ Es gibt auch viele gute Kinderbücher, die den Eltern bei Erziehungsproblemen helfen:

- »Jolinchen geht zum Arzt«
- »Kirsten Boie erzählt vom Angsthaben«
- »Die Geschichte von der Schlaffee« (»sleep fairy«)
- Das Zahnputzbuch »Karius und Baktus«

2.6.7 Übung für Sitzung 2: »Neue Erziehungsstrategien«

Therapeuten

»Nun haben Sie einiges darüber erfahren, wie Kinder lernen und wie welche Erziehungsstrategien angewendet und vermittelt werden sollen, um ein Kind zum erwünschten Verhalten zu führen. Mit diesem Wissen und natürlich der Hilfe Ihres Arbeitsbuches sollen
Sie nun in einer Hausaufgabe einen Plan ausarbeiten, der Sie zur Erreichung eines bestimmtes Ziels im Zusammenhang mit der Schlafsituation Ihres Kindes führt. Die einzelnen
Schritte der Hausaufgabe lassen sich an folgendem Beispiel gut zeigen:

1. Was will ich ändern?
2. Wie bespreche ich dies mit meinem Partner?
3. Was ist bei dieser Veränderung ein realistisches Ziel? Welches eventuelle Teilziel hat
   dabei die oberste Priorität?
4. Wie sagen wir es unserem Kind?
5. Was tun wir tatsächlich, um unser Ziel zu erreichen? Wie sieht die Umsetzung konkret
   aus?
6. Wie unterstützen wir unser Kind wahrnehmbar dabei, das Ziel zu erreichen?
7. Wie sorgen wir dafür, dass wir auch dabei bleiben und unsere Veränderung Bestand hat?
   Wie schaffen wir es, konsequent hinsichtlich dieser Veränderung zu bleiben?

Gibt es hierzu noch Fragen?«
Unter jeder Frage haben die Familien im Elternmanual einige Zeilen Platz, ihre Antworten
schriftlich festzuhalten. Das folgende Beispiel zu dieser Übung kann zuhause erarbeitet
werden.

Elternmanual S. 64

Die Eltern sollen die Erziehungsstrategien nochmals durchgehen und eine Situation aussuchen,
die mit dem Schlaf- oder Zubettgehverhalten ihres Kindes zu tun hat und die sie als schwierig
empfinden. Sie gehen für diese Situation die folgenden Fragen Schritt für Schritt durch. Sie
sollen für diese Fragen jeweils ihr Ziel formulieren (auf positive Formulierung achten!). Dieses Arbeitsblatt ist hierfür zu benutzen. Es ist außerdem sehr sinnvoll, diese Schritte in Zukunft
auch auf andere Situationen anzuwenden.

Die Eltern sollen bitte die folgenden Fragen bis zur nächsten Sitzung (3) beantworten. *Es folgt*
nach der Aufgabenbeschreibung noch eine Bearbeitungshilfe mit Beispielen.

Was will ich ändern?

_____

Wie bespreche ich dies mit meinem Partner?

_____

Was ist bei dieser Veränderung ein realistisches Ziel? Welches eventuelle Teilziel hat dabei die
oberste Priorität?

_____

Wie sagen wir es unserem Kind?

_____

Was tun wir tatsächlich, um unser Ziel zu erreichen? Wie sieht die Umsetzung konkret aus?

_____

Wie unterstützen wir unser Kind wahrnehmbar dabei, das Ziel zu erreichen?

Wie sorgen wir dafür, dass wir auch dabei bleiben und unsere Veränderung Bestand hat? Wie schaffen wir es, konsequent hinsichtlich dieser Veränderung zu bleiben?

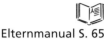

Elternmanual S. 65

Beispiel zu dieser Übung

Was will ich ändern?

Dass Rebecca sich nicht mehr mit Händen und Füßen gegen das Zubettgehen wehrt und ohne übermäßige Hilfe einschläft. → *(Negativformulierung)*
= Rebecca soll sich an das vereinbarte Zubettgehritual halten und rasch danach ohne weitere Unterstützung einschlafen. → *(Positivformulierung)*

Wie bespreche ich dies mit meinem Partner?

Ich teile ihm diesen Veränderungswunsch mit und bespreche, dass dieses Vorhaben nur klappt, wenn wir uns beide darin einig sind, dies auch gemeinsam so durchzuhalten.

Was ist bei dieser Veränderung ein realistisches Ziel? Welches eventuelle Teilziel hat dabei die oberste Priorität?

Wir überlegen gemeinsam, dass es am Anfang ein realistisches Ziel wäre, mit Rebecca gemeinsam ein verbindliches Zubettgehritual zu vereinbaren. Hierzu gehört auch eine maximale Anzahl an Gute-Nacht-Geschichten und ein klares Ende des Rituals. Teilziel ist die Verminderung der Zeit vom Einläuten der Schlafenszeit bis zum tatsächlichen Einschlafen.

Wie sagen wir es unserem Kind?

Wir fragen Rebecca, was sie denn am liebsten vor dem Schlafengehen machen würde und versuchen, ihre Wünsche bei der Gestaltung des Zubettgehrituals mit zu berücksichtigen. Ebenso nehmen wir gemeinsam mit Rebecca eine kleine Umgestaltung ihres Schlafplatzes vor, damit sie diesen Ort als einen angenehmen, privaten Rückzugsort zu schätzen lernt. Wir erklären Rebecca, wie wichtig schlafen für alle Menschen ist.

Was tun wir tatsächlich, um unser Ziel zu erreichen? Wie sieht die Umsetzung konkret aus?

Das Hauptproblem wird sein, dass wir zu müde sein werden, um uns gegen Rebeccas Ablenkungsmanöver zu wehren und deshalb die Gefahr besteht, dass wir nachgeben und Rebecca das Einschlafen trotzdem weiterhin hinauszögert. Deshalb haben wir uns überlegt, uns dabei abzuwechseln, Rebecca mit dem selben Zubettgehritual ins Bett zu bringen, damit klar ist, wer geht und wir Eltern nicht erst selbst darüber diskutieren müssen.
Gemeinsam mit Rebecca haben wir uns überlegt, in einen Kalender jedes Mal am Morgen Pluspunkte in Form von Aufklebern einzukleben, wenn Rebecca abends anstandslos ins Bett gegangen ist. Für fünf Pluspunkte hintereinander vereinbaren wir gemeinsam eine Belohnung.

→ *Plan A:*
Falls Rebecca das erste Mal »Anstalten macht«, das Zubettgehritual hinauszuzögern, verliert sie das Auswahlrecht der Gute-Nacht-Geschichte.
→ *Plan B:*
Falls Rebecca daraufhin immer weiter den Ablauf des Zubettgehrituals stört, wird ihr an diesem Abend die Gute-Nacht-Geschichte ganz gestrichen.
→ *Plan C:*
Verweigert Rebecca trotz der bereits eingesetzten negativen Konsequenzen das Zubettgehen, wird sie auch am nächsten Abend keine Gute-Nacht-Geschichte vorgelesen bekommen.

Wie unterstützen wir unser Kind konkret dabei, das Ziel zu erreichen?

Wir ermutigen Rebecca, sich an die Regeln des Zubettgehrituals zu halten und erinnern sie immer wieder an die positiven Konsequenzen, die eine stressfreie Zubettgehzeit nach sich zieht. Wir sagen ihr, dass wir es ihr zutrauen, dass sie gut alleine einschlafen kann.

Wie sorgen wir dafür, dass wir auch dabei bleiben und unsere Veränderung Bestand hat?

Wie schaffen wir es, konsequent hinsichtlich dieser Veränderung zu bleiben?

Wir als Eltern vereinbaren, dass wir das Ganze mindestens einen Monat lang bewusst umsetzen möchten. Gleichzeitig wissen wir, dass wir mit Rebeccas Protest zu rechnen haben, aber darauf immer nur so reagieren wollen, dass wir sagen: »Rebecca, es gibt keinen Grund, nicht ins Bett zu gehen, denn jeder Mensch muss schlafen. Du weißt, wir sind für dich da und bringen dich ins Bett, das Einschlafen hat doch schon oft problemlos geklappt.« Wenn das nichts hilft und Rebecca schreit, sagen wir ihr, dass wir jetzt noch zwei Minuten da bleiben und dann wieder zurückgehen werden, denn es sei alles in Ordnung, es gebe keinen Grund noch mehr Geschichten zu hören, oder weitere Wünsche zu erfüllen ... erst morgen wieder.

Für den Fall, dass einer von uns nachzugeben droht, vereinbaren wir ein geheimes Zeichen, mit dem der andere den Partner darauf hinweist, dies nicht zu tun. Falls einer von uns von unserer Vereinbarung abweichen möchte, vereinbaren wir, dass dies nur in Absprache mit dem Partner geschehen darf.

2.7 Praktische Anwendung positiver Verstärkung

> **Therapeuten**
>
> »Eine praktische Möglichkeit, um Kindern eine direkte und zeitnahe Rückmeldung über ihr Verhalten zu geben und dies gegebenenfalls zu belohnen, bieten sogenannte Belohnungssysteme. Oft arbeitet man dabei mit Punkten, die Kinder sammeln können und damit ein weiteres Ziel erreichen. Manche Kinder sind jedoch zu klein, um einen Zeitrahmen von zum Beispiel drei Nächten zu verstehen, in denen sie reibungslos einschlafen sollen, um eine größere Belohnung zu verdienen. Für diese Kinder eignet sich Kalimba, der seit Trainingsbeginn über den Schlaf des Kindes wacht und der als Schlafwichtel kleine Belohnungen verteilt.«

Elternmanual S. 67

Belohnungssysteme: Punkte sammeln oder Schlafwichtel

Ein Belohnungssystem in Form von Punkten eignet sich am besten, um Kindern eine direkte Rückmeldung zu einem erwünschten Verhalten zu geben (mehr dazu später). Dazu empfiehlt sich: Je jünger die Kinder sind, desto größer und bunter sollten die Aufkleber/Punkte sein.

2.8 »Kalimba als Schlafwichtel« für kleinere Kinder

> **Therapeuten**
>
> *Kernpunkte der Vermittlung: Kalimba als Schlafwichtel*
> Kalimba versteckt unter dem Kopfkissen des Kindes eine kleine Überraschung, wenn eine Abmachung eingehalten oder ein erwünschtes Verhalten gezeigt wird. Diese zeitnahe Konsequenz verstehen bereits sehr kleine Kinder.

Belohnungssystem für die kleinen Kinder

Falls das Kind noch zu klein ist, um den zeitlichen Rahmen und die Bedeutung eines solchen Bonussystems zu begreifen, können die Eltern auch auf unmittelbarere Belohnungen zurückgreifen: Verläuft das allabendliche Zubettgehritual reibungslos, bringt Kalimba dem schlafenden Kind in der Nacht eine kleine Überraschung aus dem Land der Träume mit und versteckt sie unter dem Kopfkissen. Schließlich wacht ja Kalimba, der Zeopard, seit Beginn des Trainings über den Schlaf der Kleinen. Austricksen ist somit kein Thema. Diese zeitnahe positive Konsequenz verstehen bereits sehr kleine Kinder und die »Überraschung« kann in-

Kalimba als Schlafwichtel

Sitzung 2

dividuell an das Alter und die Vorlieben des Kindes angepasst werden. Es muss sich dabei nicht um ein großartiges Geschenk handeln. Oft reicht eine kleine Süßigkeit oder das Lieblingsobst des Kindes, um den gewünschten Effekt zu erzielen.

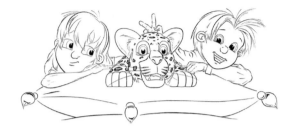

Eltern

Konsequenz bei Nichteinhaltung der Abmachung

Tipp:
An dieser Stelle ist es auch sinnvoll, sich Gedanken über mögliche Konsequenzen zu machen, für den Fall, dass die Abmachung nicht eingehalten wird. Achten Sie darauf, dass diese Konsequenzen angemessen sind und gestuft ansteigen ... und dann natürlich auch eintreten!

Vorschlag (für ältere Kinder):
Etwas, das Ihr Kind gerne tut, für den nächsten Tag streichen. Dabei ist es wichtig, dass Ihr Kind vorher weiß, dass dies passieren wird, wenn es sich nicht an die Abmachung hält.

Beispiel einer solchen negativen Konsequenz

Die Eltern sollten darauf achten, welches Element des Zubettgehrituals ihrem Kind besonders am Herzen liegt. Das muss nicht unbedingt die Gute-Nacht-Geschichte sein, sondern kann ein besonderes Abendlied oder das Kuscheln vor dem Lichtlöschen sein. Für jedes Kind können daher verschiedene Maßnahmen eine unterschiedliche Bedeutung haben. Wichtig ist, dass die Eltern für ihr Kind eine Maßnahme finden, die es auch wirklich als Strafe empfindet. Ein und dieselbe Verhaltensweise oder Maßnahme kann in dem einen Zusammenhang strafend, in einem andern belohnend wirken.

2.9 Entwicklung eines weiterführenden Belohnungssystems

Therapeuten

Elternmanual S. 69

Belohnungssystem für die älteren Kinder

Kernpunkte der Vermittlung: Ein weiterführendes Belohnungssystem
Punkte werden verteilt, wenn erwünschtes Verhalten gezeigt wurde und verweigert, wenn eine Abmachung nicht eingehalten wurde. Wenn mehrere Punkte gesammelt wurden, winkt eine vorher vereinbarte Belohnung. Der Zeitraum des Belohnungssystems muss an das Alter des Kindes angepasst werden. Auch mit kleinen Schritten und somit Erfolgserlebnissen gelangt man zum Ziel. Die Belohnungen sollen dazu führen, dass das Verhalten automatisiert wird, sodass die Belohnung ausgeschlichen werden kann. Folgende Eigenschaften sollte ein weiterführendes Belohnungssystem haben:

- Kleine Schritte angepasst an das Alter des Kindes über einen Zeitraum von vier Wochen
- Einigkeit seitens der Eltern
- Klare Kommunikation
- Konsequente Einhaltung
- Zeitnahes Lob und positive Verstärkung bei Erfolg
- Angemessene und attraktive Belohnung als Anreiz

Nun geht es darum, ein weiterführendes Belohnungssystem zu entwickeln, das die Eltern daheim mit ihrem Kind vereinbaren, sofern es alt genug ist.

Punkte werden dabei vergeben, wenn vom Kind ein erwünschtes Verhalten gezeigt wurde und werden verweigert, wenn eine Abmachung nicht eingehalten wurde. Dabei muss klar definiert sein, wann das Kind den Punkt verdient und was genau von ihm erwartet wird. Meint das Kind, sich an eine ungenaue Abmachung gehalten zu haben, die Eltern aber nicht, führt das System eher zu Frust statt zum Ziel. Wenn mehrere Punkte gesammelt wurden, winkt eine vorher vereinbarte Belohnung.

Punkte bei eingehaltener Vereinbarung

2.9.1 Tipp

Anstatt von Punkten können auch Bälle oder bunte Becher verwendet werden (größere Objekte). Somit ist für das Kind deutlich sichtbar, was es erreicht hat.

Die Eltern sollen beachten, dass der Zeitraum, über den sich das Belohnungssystem erstrecken soll, dem Alter des Kindes angemessen sein sollte. Kinder haben noch kein gut ausgeprägtes Zeitgefühl, weshalb es wichtig ist, dass die Eltern mit klaren und unmittelbaren Konsequenzen und Belohnungen arbeiten, d. h., ihr Kind muss den Zusammenhang zwischen Verhalten und Konsequenz verstehen können. Kindern mit 2 bis 3 Jahren erscheint bereits ein Zeitraum von einer Woche sehr lang. Eltern sollten also lieber versuchen, mit kleinen Zeitintervallen zu beginnen. Dies verschafft Anfangserfolge und wirkt zum einen ermutigend für ihr Kind, da es merkt, dass es Ziele erreichen kann. Das Erreichen von kleinen Zielen stärkt das Selbstvertrauen, auch weitere Ziele zu erreichen. Zum anderen schärft es den Blick der Eltern für Teilerfolge. Sie sollten daran denken, dass Rom auch nicht in einem Tag erbaut wurde und ein langfristiger Erfolg auch Geduld erfordert.

An das Alter des Kindes angepasste Zeiträume

Erinnern sich die Teilnehmer noch an das Beispiel der kleinen Klara (3 Jahre), die nachts oft Angst in der Dunkelheit hat, wenn sie aufwacht? Das Prinzip der Sicherheitsschnur mit der Abgabe von Schlafsternen und einer Belohnung für übrig gebliebene Sterne wäre eine Möglichkeit für ein weiterführendes Belohnungssystem in kleinen Schritten.

Ziel ist es, den Mechanismus der positiven Verstärkung durch klar abgesprochene Vereinbarungen weiter zu nutzen und langsam ausschleichen zu lassen. Dann sollte das Problemverhalten verschwunden und das gewünschte Verhalten etabliert sein. Dabei wird außerdem langfristig eine positive Eltern-Kind-Interaktion erreicht. Es lohnt sich also! Das neue Belohnungssystem sollte folgende Eigenschaften haben:

Ziel des weiterführenden Belohnungssystems

- Es soll sich zunächst über vier Wochen erstrecken. Je nach Alter des Kindes sollte dieser Zeitraum in mehrere kleine Etappenziele eingeteilt werden, nach deren Erfüllung das Kind eine Belohnung erhält. Ein gestuftes Vorgehen ist bei kleinen Kindern wichtig. So wird es motiviert, mitzumachen und bis zum Ende dabei zu bleiben!
- Die Eltern sollten gegenüber ihrem Kind klar formulieren, welches Verhalten von ihm erwartet wird. Die Eltern treten dabei gemeinsam und als eine Stimme (*Einigkeit*) auf.
- Die Eltern sollten gegenüber ihrem Kind weiterhin klar formulieren (*Kommunikation*), welche Konsequenzen ein Nicht-Einhalten der Vereinbarung hat, nämlich das Ausbleiben der gewünschten Belohnung. Beide Eltern sollen *Konsequenz* in der Verfolgung dieser Vereinbarung zeigen.
- Für das Zeigen erwünschter Verhaltensweisen soll das Kind gelobt werden (*positive Verstärkung*) – möglichst immer zeitnah.
- Am Ende jedes Etappenziels innerhalb der vier Wochen sollte eine angemessen große (nicht zu groß und nicht zu klein) und für das Kind sehr attraktive Belohnung stehen. Die Belohnung sollte wiederum nicht rein materieller Natur sein. Die Eltern sollen daran denken: Die Zeit, die sie vorher mit Streiten mit ihrem Kind verbracht haben, sollten sie nun besser in eine schöne gemeinsame Aktivität investieren!

Elternmanual S. 70

Eigenschaften eines Belohnungssystems

Sitzung 2

2.9.2 Schritt für Schritt zu gutem Schlaf

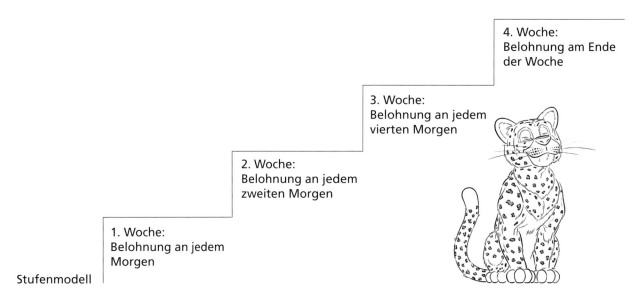

4. Woche:
Belohnung am Ende der Woche

3. Woche:
Belohnung an jedem vierten Morgen

2. Woche:
Belohnung an jedem zweiten Morgen

1. Woche:
Belohnung an jedem Morgen

Stufenmodell

2.10 Imaginationsübung: Roter Ballon

Imaginations-
übung vorlesen

Therapeuten

Wenn noch Zeit ist: »Nun wollen wir gemeinsam die zweite Imaginationsübung durchführen: Roter Ballon.« (Hammond 1990).

Hinweise zur Durchführung der Trance: Die Übung sollte langsam und mit ruhiger und tiefer Stimme gesprochen werden. Geben Sie den Eltern genug Zeit, eine bequeme Position zu finden. Wichtig ist, dass sich die Eltern wohl fühlen. Nach der Übung sollte auch noch Zeit sein, das Erlebte bei Bedarf kurz zu besprechen oder Fragen zu beantworten.

»Ich nehme an, dass Sie eine angenehme Haltung einnehmen können ... und die Augen auf einen Punkt richten ... Sie können Ihre Haltung überprüfen ... und alles verändern ... Sie können alles so einrichten, dass es Ihnen gut geht ... auch wenn Sie Geräusche wahrnehmen, die Ihnen bekannt oder fremd vorkommen mögen ... um sie später zu vergessen ... zu vergessen, darauf zu achten ... die Unruhe kann sich an einer Stelle sammeln ... während der Rest Ihres Körpers sich entspannt ...

Ihre Augen brauchen die Lider nicht zu schließen ... Ihre Lider brauchen die Augen nicht zu schließen ... dann können Sie nach einer Weile feststellen, dass Sie durch die Dinge hindurch sehen ... unbeschwert ... indem Sie Ihren Blick weitgestellt haben ... das ist ein eigenartiges Gefühl ... den Blick weit zu stellen ... und durch die Dinge hindurch zu sehen ... ohne sie aus den Augen zu verlieren ... der Punkt, den Sie anschauen, kann unschärfer werden ... sich bewegen ... Sie können andere Dinge wahrnehmen ... Muster, Farben, Veränderungen des Lichts ... Sie können Zweifel haben ... und Sie können Zweifel haben, ob es gut ist, Zweifel zu haben ... und alle Zweifel an einem bestimmten Ort verwahren ... und vergessen ... indem Sie darauf achten, an welcher Stelle sich die Unruhe sammelt ... während der Rest des Körpers sich entspannen kann ... wie wenn man in einer warmen Badewanne liegt ... und die Wärme ununterscheidbar in den Körper übergeht ... früher oder später können Ihre Lider ein Gefühl von Schwere entwickeln ... von Schwere und Müdigkeit ... dem nachzugehen, angenehm sein kann ... Sie können die Lider schließen ... wenn Ihnen danach ist ... damit sich die Schwere der Lider auf dem Gesicht ausbreiten kann ... die Wangen locker und schwer ... und die Schwere auf den Rest Ihres Körpers übergeht ... Ruhe ohne Eile ... Sie können sich dabei einen Augenblick gönnen, um nachzuspüren, wo die Schultern beginnen, lockerer zu werden ... und dabei darauf achten, wie angenehm es sein kann, die Anspannung loszulassen ... und Sie können nun Ihre Aufmerksamkeit auf Ihre Hände richten ... Ihre Hände können unterschiedliche Empfindungen haben ... wenn sie getrennt liegen ... auf Ihrem Körper oder Ihrer Unterlage ... oder wo sie auch liegen ... und Sie können die Veränderungen beobachten ... wenn Kinder sich schwer machen in den Armen der Mutter. Lassen Sie alle Muskeln locker ... lassen alle Muskeln locker ... und ein Gefühl der Schwere ist für Sie nicht schwer ... in dieser leichten Schwere aufgehoben zu sein ... wie in den Armen ... und indem Sie etwas von dieser Gelöstheit spüren ... kann sich die warme Schwere in Ihren Beinen ausbreiten ...

Ich weiß nicht, ob zunächst in Ihrem linken Bein oder Ihrem rechten Bein ... schwer und warm ... die Schwere und Wärme, die von ganz allein ihren Weg in Ihren Körper findet ... wie ein Fluss in seinem Bett ... das zu ihm passt ... ruhig dahin fließen kann ... und seinen Weg findet ... und es ist nicht nötig, zu bemerken, wie sich diese warme Schwere ausbreitet ... und weiter wird ... wie es auch nicht nötig ist, zu wissen, wie man einschläft ... denn Menschen schlafen, bevor sie denken können ... mit offenen oder geschlossenen Augen ... und sie genießen diese innere Ruhe ... als etwas, was bewirkt, dass sie Abstand zu den Dingen gewinnen ... und von weitem wird alles kleiner ... kleiner in seiner Bedeutung ... unwichtig ... Gedanken und Gefühle kommen, um wieder zu gehen ... und ziehen vorbei wie weiße Wolken an einem blauen Sommerhimmel ... wie Treibholz auf einem breiten Strom ... das in das weite Meer hinausgetragen wird ... Vergangenheit und Zukunft verschmelzen in der Gegenwart ... zu spüren, wie der Atem fließt ... in diesem Auf und Ab ... auf und ab ... sanfte lichte Wellen, die kommen und gehen ... wie leichte Wellen sich glätten an einem schönen Strand zu weichen Konturen ... so wie der Schlaf in Wellen kommt ... dieses sanfte Gleiten und Tiefergehen ... nicht zu wissen und doch zu erfahren ... diesen Rhythmus, der von selbst kommt ... und Sie brauchen sich nicht davon stören zu lassen, wenn Ihre Empfindungen und das, was ich sage, sich nicht ganz entsprechen ... Sie können Ihre eigenen Wege gehen ... so, wie die Worte zunehmend unwichtiger werden können ... indem man unbewusst die nimmt, die einen sicher weiterführen ... während Sie mit einem Teil Ihrer Aufmerksamkeit meinen Worten folgen können ... können Sie sich andererseits vorstellen, vor einer Treppe zu stehen ... einer Treppe, die Ihnen vertraut vorkommen mag oder fremd ... vielleicht vor einer Treppe an einem Haus ... oder in einem Garten ... und während ich gleich von 1 bis 10 zähle, können Sie sich Zeit nehmen und einzelne Schritte tun ... diese Treppe hinab steigen ... und dabei noch ein Stück tiefer in Trance gehen ... kleine oder große Schritte tun ... in den Garten gehen ... und weiterkommen ... in Ihrem eigenen Rhythmus ... Sie müssen meinen Worten nicht folgen ... und Sie können dabei auch einzelne Stufen überspringen ... oder heimlich schon weiter sein ... schon ganz woanders ...

1 ... den ersten Schritt haben Sie längst getan
2 ... alle Dinge haben zwei Seiten ... Münzen haben zwei Seiten ... eine Tür hat zwei Seiten ... das kann man sehen, wenn sie sich öffnet ...
3 ... alle guten Dinge sind drei ... sagen manche Leute ... und
4 ... Finger und einen Daumen an jeder Hand ... vier Ecken und Kanten ... ein Fenster oder Bild an der Wand ...
5 ... und fünf ist zehn ... fünf Zehen an jedem Fuß ... auf der Treppe auf halbem Weg ...
6 ... ist eine Zahl, die man auf den Kopf stellen kann ... mit der man spielen kann ... oder sie vergessen ... weil sie unwichtig ist ... jede Zahl eine Stufe ... mit jedem Schritt etwas hinter sich lassen ... mit Ruhe ohne Eile ...
7 ... auf einen Streich...7 x 7 gibt feinen Sand ...
8 ... sind zwei Nullen übereinander ... acht geben und nehmen ... die Ruhe am Ort ...
9 ... ist die umgedrehte sechs ... loslassen und damit spielen ...
10 ... den letzten Schritt können Sie alleine tun ...

Sie haben nun einen Zustand erreicht, der im Moment für Sie richtig ist ... Sie sind angekommen und können weitergehen ... eigene Schritte für sich tun ... ich weiß, dass Ihr bewusster Verstand mir zuhören kann ... während das Unbewusste von dem lernt, was Sie nicht hören ... und manchmal lernt auch Ihr bewusster Verstand davon ... während Sie zuhören ... mit jedem Atemzug können Sie sich tiefer und tiefer entspannen ... ruhig und gleichmäßig ...

Ihre Gedanken können kommen und gehen ... und vorbeiziehen wie weiße Wolken am Abendhimmel ... während Sie sich in einem Garten befinden können ... und wissen ... Sie haben Zeit ... Zeit für sich ... und während Sie auf dieser Wiese umhergehen ... und ich weiß nicht, ob Sie eine kurze Strecke darauf zurücklegen ... oder einen längeren Weg vor sich sehen ... und Sie können vor sich einen großen roten Ballon sehen ... und wissen ganz genau, dass dieser Ballon nur auf Sie gewartet hat ... vielleicht hat er schon seit Jahren auf Ihre Ankunft gewartet ... und Sie wissen, dass jetzt genau der richtige Zeitpunkt ist ... und mit jedem Schritt, den Sie weiter auf den Ballon zugehen, wird Ihnen klarer und klarer ... warum Sie hierher gekommen sind ... und was Sie hier und heute an diesen Ballon an Ballast abgeben dürfen ... und ich weiß nicht, was Sie alles in den Korb des Ballons hineinlegen werden ... aber ich bin ganz sicher, dass Sie genau wissen ... dass jetzt die Zeit gekommen ist ... all die Päckchen, die Sie immer mit sich herumtragen ... endlich abzugeben ... nehmen Sie sich alle Zeit, die Sie brauchen ... um in Ruhe die Dinge hineinzulegen ... und sich in Ruhe von allem zu verabschieden ... von all dem, was Sie abgeben wollen ... wenn Sie nun alle Päckchen abgegeben haben ... werfen Sie einen letzten Blick darauf ... und machen Sie das Seil, das den Ballon hält, los ...

Und Sie können eine große Erleichterung spüren ... und Sie werden wieder ruhig schlafen gehen können ... in Ruhe schlafen ... und vielleicht noch einmal tief durchatmen, wenn der Ballon ganz leicht und ohne Ihr Zutun davon schwebt ... und immer kleiner wird ... und er schließlich ganz verschwindet ... und Sie werden ganz genau wissen, dass Sie von nun an ruhig bleiben können ... und Sie können einen Monat oder 1 Jahr oder 5 oder 10 Jahre nach vorne gehen in Ihrem Leben ... und sich erleben ... und an allem, was Sie an dieser Person wahrnehmen können ... erkennen Sie, dass Sie ruhiger und gelassener geworden ist ... und der Genuss und die Ruhe sind es, die bleiben ... während die Päckchen schon längst fort sind ... und weil die Päckchen schon fort sind ... ist es einfach, loszulassen ... und die Entspannung zu genießen ... entspannen ... und genießen ... einfach in Ruhe die Entspannung genießen ... und loszulassen, was Sie bedrückt ... einfach loslassen ... und dem nachschauen ... loslassen ...

Und Sie können überprüfen, was sich verändert hat ... und sich Zeit nehmen, wieder hierher zurück zu kommen ... Sie können alles wahrnehmen ... und sich später daran erinnern ... und diesen Zustand jederzeit wieder herstellen ... immer wenn Sie ihn brauchen ... Sie können in wenigen Minuten ganz frisch sein und wach sein ... wenn ich rückwärts bis 1 zähle ... 10 – tief einatmen ... 9 ... 8 ... 7 ... 6 ... die Augen öffnen ... 5 ... 4 ... 3 ... 2 – die Glieder bewegen ... 1 ... und wieder hierher zurückkommen ... Beine ausstrecken ... Arme ausstrecken ... und die Augen aufmachen ...

Rückblende

Therapeuten

Elternmanual S. 70

Fragen, ob noch etwas unklar ist. Kann weggelassen werden, wenn keine Zeit mehr ist.

Zum Abschluss der zweiten Sitzung einen kurzer Überblick über die Inhalte geben, von denen die Teilnehmer heute erfahren haben. Selbstverständlich ist es notwendig, diese im Hinblick auf die eigene Familiensituation immer wieder zu überdenken und zu überprüfen, inwieweit die einzelnen Inhalte bereits schon umgesetzt werden konnten, und bei welchen es noch Schwierigkeiten gibt. Diese Sitzung war praktischer orientiert als die letzte.

- Zusammenhang von Schlaf und dem Verhalten am Tag
- Kalimba – der Zeopard aus dem Zauberland

- Bedeutung des Erziehungsverhaltens
  - Wie lernen Kinder
  - Erziehungsregeln für gesunden Schlaf – Schlafregeln-Checkliste
- Vier Erziehungsstrategien zur Umsetzung der gewünschten Verhaltensänderung
  - Struktur
  - Kommunikation
  - Einigkeit
  - Konsequenz
- Anwendung positiver Verstärkung/Belohnungssystem

Hausaufgaben

Therapeuten

Kurz besprechen, Fragen beantworten.   Elternmanual S. 71

Zum Abhaken

☐   1. Bitte arbeiten Sie die Inhalte dieser Sitzung sorgfältig durch. Sie sind essentiell für einen Trainingserfolg!

☐   2. Stellen Sie Ihrem Kind Kalimba vor.

☐   3. Bearbeiten Sie die Übungen zu positiven Verstärkern und zur Verstärkung negativen Verhaltens.

☐   4. Entwickeln Sie ein Belohnungssystem für einen Zeitraum von 4 Wochen oder arbeiten Sie mit den Schlafwichteln. Bedenken Sie dabei die gegebenen Ratschläge.

☐   5. Nehmen Sie sich nochmals Zeit, um die Schlafregeln durchzuarbeiten. Welche Regeln setzen Sie bereits um und um welche müssen Sie sich noch kümmern? Suchen Sie sich zunächst drei Schlafregeln aus, welche Sie in der nächsten Woche konsequent umsetzen wollen!

☐   6. Bearbeiten Sie die Übung zu den neuen Erziehungsstrategien.

☐   7. Machen Sie die Imaginationsübung »Roter Ballon« (Übung 2).

☐   8. Lesen Sie Ihrem Kind jeden Tag eine Geschichte aus der Geschichtensammlung vor.

☐   9. Bitte führen Sie das Schlaf- und Glückstagebuch vollständig und korrekt!

Sitzung 2

Sitzung 3: Weinen, Schreien und Trotz

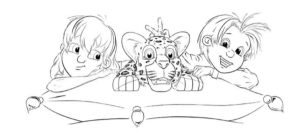

Informationen für den Therapeuten

Überblick: Zeitlicher Ablauf der Sitzung und benötigte Materialien

Inhalt	Zeit	Material	✓
Vorbereitung: Stuhlkreis bilden Schilder vorbereiten	5 min	Namensschilder	
Hausaufgabenbesprechung	20 min		
Belohnungssystem	7 min		
Weinen und Schreien: Schreiarten Beruhigungstechniken Mögliche Ursachen Hausaufgabe »Vorgehen nach Schritten«	15 min		
Typische Fallen	7min		
Trotz: Anlässe für Trotz Umgang mit Trotz	10 min		
Kindliche Aggressionen Verhaltensempfehlungen	7 min		
Übung: Eigene Trotzphase	2 min	Stifte	
Verhaltenstipps	5 min		
(Schlafplatzumgebung: Tipps ab 6 Monaten Tipps ab 2,5 Jahre)	(10 min)		
(Imaginationsübung Kugel)	(ca. 7 min)		
Rückblende	2 min		
Hausaufgaben	3 min		

Ziel der Sitzung

Die Eltern lernen in dieser Sitzung Wissenswertes zum Thema »Schreien und Trotz« kennen und deren Zusammenhang zur Entwicklung von grundlegenden Kompetenzen wie Sprache, Emotionsregulation und Selbstständigkeit. Unklares Weinen, Schreien oder Trotz werden somit nicht mehr auf Launen des Kindes oder die Unfähigkeit der Eltern zurückgeführt, sondern werden im Kontext der nötigen Entwicklung betrachtet. Dies fördert das Verständnis und hilft den Eltern, Abstand zu gewinnen.

Zu Beginn der Sitzung setzen sich die Eltern mit möglichen Gründen des Schreiens auseinander. Eltern lernen, Angst von Macht oder anderen Gründen zu unterscheiden, die mit Weinen zusammenhängen können. Stufenweise Beruhigungsstrategien sollen verhindern, dass Eltern bspw. dem schreienden Kind zu schnell zu viel Aufmerksamkeit und Zuneigung schenken und somit die Entwicklung von Selbstberuhigungskompetenzen verhindern. Es hilft, in diesem Fall abzuwarten und die Situation zu analysieren, bevor gehandelt wird.

Eine große Sammlung an Verhaltenstipps und -strategien hilft den Eltern, bei Trotzanfällen oder Wutausbrüchen adäquat zu reagieren und das Trotzverhalten nicht unbewusst zu verstärken.

Die Gestaltung der Schlafplatzumgebung lässt den Eltern bewusst werden, welche wichtige Rolle der Schlafplatz selbst für das Schlafverhalten des Kindes hat. Hilfreiche Tipps zur Schlafplatzgestaltung regen eigene kreative Ideen an und setzten ein Signal für das Kind: Jetzt ändert sich etwas.

Begrüßung und Hausaufgaben

Therapeuten

»Liebe Eltern, wir begrüßen Sie zum heutigen Mini-KiSS-Training. Zuerst interessiert uns natürlich, wie die letzte Woche verlaufen ist, was Sie geändert haben und welche Auswirkungen dies hatte. Natürlich können Sie nun auch Fragen stellen, die sich über die Wochen hinweg und beim Nacharbeiten der zweiten Sitzung des Arbeitsheftes angesammelt haben.«

Die Eltern können nun über die Umsetzung der Übungen in einer offenen Runde berichten. Der Therapeut soll Fortschritte und positive Veränderungen loben. Bei Veränderungen ohne Auswirkungen soll besprochen werden, ob die Veränderungen modifiziert oder so beibehalten werden sollen.

Danach die Hausaufgaben durchgehen, wenn diese nicht bereits in der offenen Runde besprochen wurden. Aufgaben in Klammern ( ) müssen nicht unbedingt besprochen werden:

Hausaufgaben

(Aufgabe 1: Manual nacharbeiten)
Aufgabe 2: Kalimba vorstellen
Aufgabe 3: Übungen zu Verstärkern nacharbeiten
           Positive Verstärker beim eigenen Kind?
           Verstärkung negativen Verhaltens beim eigenen Kind?
           Angespannte Situationen, in denen Konsequenz schwierig ist?
[Aufgabe 4: Belohnungssystem → Wird zu Beginn dieser Sitzung separat betrachtet!]
Aufgabe 5: Schlafregeln-Checkliste noch mal bearbeiten – drei neue Regeln umsetzen
(Aufgabe 6: Plan erstellen, um neue Erziehungsstrategien umzusetzen)
(Aufgabe 7: Imaginationsübung »Roter Ballon«)
(Aufgabe 8: Täglich Geschichte vorlesen)
(Aufgabe 9: Schlaf-/Glückstagebücher führen)

»Wenn es keine weiteren Fragen gibt, würden wir nun zum inhaltlichen Teil dieser Trainingssitzung übergehen. Heute beschäftigen wir uns mit dem Thema »Schreien und Trotzverhalten« und wie man damit umgehen kann. Zu Beginn wollen wir jedoch etwas ausführlicher das von Ihnen als Hausaufgabe erstellte Belohnungssystem betrachten.«

Sitzung 3

Sitzung 3 – Inhaltlicher Einstieg

Elternmanual S. 72 Nach der Besprechung des Belohnungssystems der Eltern aus der letzten Sitzung, geht es in dieser Sitzung um die Themen »Weinen«, »Schreien« und »Trotz«. Häufig wachen Kinder nachts weinend oder schreiend auf oder wollen erst gar nicht ins Bett gehen. Der damit einhergehende mangelnde Schlaf des Kindes und natürlich auch von den Eltern erschwert die Situation am nächsten Tag: Das Kind ist müde und unruhig und die Eltern reagieren in alltäglichen Situationen vielleicht eher gereizt.

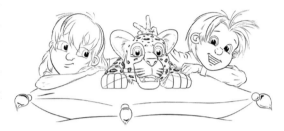

Die Teilnehmer bekommen Tipps, wie sie mit Weinen, Schreien und trotzigen Phasen ihres Kindes umgehen können.

3.1 Das Belohnungssystem

Therapeuten

Besprechung der erarbeiteten Belohnungssysteme aus Sitzung 2

»Folgende Hausaufgabe wurde in der letzten Sitzung an Sie gestellt: Entwickeln Sie ein Belohnungssystem für einen Zeitraum von vier Wochen oder arbeiten Sie mit den Schlafwichteln. Bedenken Sie dabei die gegebenen Ratschläge. Was für ein Belohnungssystem konnten Sie bei sich zuhause einführen?«

Nun die Eltern berichten lassen. Der Therapeut sollte anleiten, welche Aspekte gegebenenfalls warum geändert werden sollten. Zusammenfassung der Ratschläge aus Sitzung 2:

- Kleine Schritte angepasst an das Alter des Kindes über einen Zeitraum von vier Wochen
- Einigkeit seitens der Eltern
- Klare Kommunikation
- Konsequente Einhaltung
- Zeitnahes Lob und positive Verstärkung bei Erfolg
- Angemessene und attraktive Belohnung als Anreiz

Folgende Punkte sollte der Therapeut bei der Besprechung der Belohnungssysteme außerdem beachten:

1. Sind die *Anforderungen*: realistisch, erreichbar, attraktiv?
2. Ist die *Belohnung*: attraktiv, angemessen, zeitnah umzusetzen?
3. Sind die *Konsequenzen*: sehr unattraktiv bei Ausbleiben der Belohnung?

Elternmanual S. 72 Betrachten Sie hier das von den Teilnehmern erarbeitete Belohnungssystem. Um den Erfolg zu gewährleisten, wird es wichtig sein, folgende Punkte zu überprüfen:

Eltern

Zusätzlich zu beachtende Punkte

1. Sind die *Anforderungen*: realistisch, erreichbar, attraktiv?
2. Ist die *Belohnung*: attraktiv, angemessen, zeitnah umzusetzen?
3. Sind die *Konsequenzen*: sehr unattraktiv bei Ausbleiben der Belohnung?

3.2 Weinen und Schreien

> **Therapeuten**
>
> »Schreien von Kindern kann unterschiedliche Ursachen und Formen haben. Oft lassen sich zwei Kategorien von Ursachen unterscheiden: körperliche Gründe oder soziale Bedürfnisse.
>
> Körperliche Gründe sind zum Beispiel Hunger, Müdigkeit, zu viele Umgebungsreize wie Licht oder Lärm, nasse Windeln, Schmerzen, Wetter-/Mondphasenfühligkeit oder Krankheit.
>
> Soziale Bedürfnisse wären zum Beispiel Angst, Langeweile, das Bedüfnis nach Körperkontakt, Spiellust, das Bedürfnis nach vertrauter Umgebung oder einer vertrauten Person.
>
> Wenn Sie körperliche Gründe ausschließen können und von sozialen Bedüfnissen als Ursache des Schreiens ausgehen, sollten Sie genau hinsehen, welches Motiv hinter dem Schreien steckt. Handelt es sich um Angst oder will das Kind seine Macht testen? Wenn es zum Beispiel beim Zu-Bett-Bringen nur die Mutter akzeptiert und nicht den Vater, kann es sich wahrscheinlich kaum um Angst handeln. Hätte das Kind Angst, würde es auch den Vater akzeptieren, bevor es alleine ist. Haben Sie den Eindruck, dass das Kind wirklich Angst hat, so ist es sinnvoll das Kind zu beruhigen und ihm zu zeigen, dass Sie für es da sind. Will es nur seine Macht testen, so sollten Sie es nicht durch Aufmerksamkeit und Zuneigung belohnen, sondern versuchen, es mit so wenig Aufwand wie möglich zu beruhigen.«

Elternmanual S. 73

Weinen und Schreien

Macht oder Angst?

Es lässt niemanden unberührt, wenn er ein schreiendes Kind hört. Schreien veranlasst uns dazu, Beistand geben zu wollen und nachzusehen, warum ein Kind schreit. Das Schreien eines Kindes kann ein Signal sein, dass es etwas braucht. Dadurch wird sichergestellt, dass die Grundbedürfnisse des Kindes befriedigt werden. Für die Eltern kann das Schreien ihres Kindes jedoch auch sehr belastend sein, vor allem wenn es scheinbar grundlos schreit oder Macht demonstrieren will. Besonders häufig kommt es abends beim Zubettgehen zu solchen Machtkämpfen. Im Folgenden erfahren die Eltern neben allgemeinen Informationen zum Schreien etwas über dessen Ursachen und erhalten praktische Tipps zum Umgang mit dem Schreien.

Das Schreien als wichtige Überlebensfunktion

3.2.1 Warum schreien Kinder in diesem Alter abends oder in der Nacht?

Für viele Eltern ist es ein Lernprozess, zu erarbeiten, warum ihr Kind in einer Situation ruft oder schreit. Besorgte Eltern denken relativ schnell, dass es dem Kind schlecht geht, dem ist jedoch nicht immer so. Daher sollte unterschieden werden, ob das Kind eventuell schreit, weil es

- die Stimme testen will,
- Angst hat oder
- Macht ausüben will.
- Weitere Gründe: _____

Weitere Schreigründe, wenn Kinder älter werden

So kann die Art des Schreiens den Eltern Informationen über die Ursache geben.

Wichtig für die Eltern ist es, zu unterscheiden, ob ihr Kind durch das Schreien oder Jammern körperliche oder soziale Bedürfnisse äußert. Körperliche Bedürfnisse müssen befriedigt werden, bei sozialen Bedürfnissen ist es wichtig genauer hinzuschauen, welches Motiv dahinter steckt. Drückt das Kind durch sein Schreien Angst aus oder will es Macht ausüben? So können die Eltern wesentlich eher entscheiden, ob sie ihr Kind mit ihrem Verhalten belohnen wollen.

Körperliche oder soziale Bedürfnisse

Macht oder Angst?

Körperliche Gründe:
- Hunger
- Müdigkeit
- Überreizung (unruhiges/zu helles Umfeld)
- Nasse Windeln

Sitzung 3

- Schmerzen z. B. durch Bauchkoliken oder zahnen
- Krankheit

Soziale Gründe:
- Angst, allein zu sein
- Langeweile
- Es braucht Körperkontakt (Macht/Angst?)
- Es braucht eine vertraute Person oder eine vertraute Umgebung (Macht/Angst?)

3.2.2 Wie gehen die Eltern mit dem Weinen/Schreien ihres Kindes um?

Therapeuten

Elternmanual S. 74

Kernpunkte der Vermittlung: Umgang mit weinendem Kind
Wissenswertes über das Schreien kurz durchgehen, der Fokus sollte auf den Beruhigungstechniken liegen. Übung: Welche Sinneswahrnehmung präferiert mein Kind? Kurz durchgehen.

Macht oder Angst?

Den Eltern soll vermittelt werden, dass es zur Entwicklung von Selbstständigkeit für das Kind wichtig ist, dass es bei dem Versuch, sich während des Schreiens zu beruhigen, nur so viel Hilfe wie nötig bekommt. Dies ist keine angeborene Fähigkeit, sondern muss erlernt werden. Die Eltern sollen ihrem Kind dabei helfen. Folgendes gestuftes Vorgehen wird empfohlen:

Schrittweise
Beruhigung

1. Kind anblicken
2. Leise mit ihm sprechen/ihm etwas vorsingen
3. Hand auf den Bauch legen
4. Ärmchen und Beinchen halten
5. Schnuller oder Finger zum Saugen geben
6. Kind im Arm halten
7. Kind im Arm wiegen
8. Kind im Arm wiegen und herumtragen

Oft nehmen Eltern ihr Kind sofort aus dem Bett, wenn es weint; damit geben sie sofort das höchste Maß an Aufmerksamkeit und Zuneigung. Das Kind lernt, dass es stets die Eltern braucht, um sich beruhigen zu können.

Im Anschluss das »Vorgehen nach Schritten« sowie »Wie gehen Sie vor« und »Wer übernimmt welche Aufgaben« *kurz* durchgehen. Übungen sollen als Hausaufgabe bearbeitet werden.

Meist sind Eltern von Natur aus sensibel für das kindliche Schreien und gehen intuitiv richtig auf die Bedürfnisse ihres Kindes ein. Dennoch brauchen Eltern neben Erfahrung auch Wissen:

Eltern

Wissenswertes
über das Schreien

Wissenswertes über das Schreien:
- Aktives Beschäftigen mit dem Kind in den Wachphasen führt dazu, dass es leichter schläft und weniger schreit.
- Regelmäßige Schlaf-Wach-Phasen und regelmäßige Mahlzeiten vermindern Schreiperioden und helfen bei der Entwicklung des Tag-Nacht-Rhythmus.
- Wiederholtes und regelmäßiges Herumtragen bzw. Körperkontakt über den Tag verteilt wirkt positiv (nicht erst, wenn das Kind weint).
- Schreien heißt nicht immer Hunger, lernen Sie individuelle Bedürfnisse Ihres Kindes durch Erfahrung und Beobachtung kennen: Seine Eigenheiten bestimmen auch die Schreidauer.

- Eine Babymassage/Kindermassage und/oder baden hilft Ihrem Kind, sich zu entspannen und leichter in den Schlaf zu finden.
- Einsatz der Imaginations- und Entspannungstechniken
- Falls Ihr Kind apathisch wirkt, nicht mehr trinken will, Fieber hat oder lustlos wirkt, suchen Sie einen Arzt auf. Säuglinge sind allerdings selten ernsthaft krank, Schreien bedeutet also nicht gleich Krankheit.

3.2.3 Wie beruhigen Eltern ihr weinendes/schreiendes Kind?

Da es große individuelle Unterschiede zwischen Kindern gibt, sollten die Eltern als Erstes gemeinsam mit ihrem Partner herausfinden, welche Präferenzen bei ihrem Kind bezüglich der Sinneswahrnehmungen vorliegen: *Präferierte Sinneswahrnehmung*

- Hören (die elterliche Stimme, Musik)
- Sehen (reagieren häufig auf Farben, das Anschauen von Bildern)
- Fühlen (Berührung, Streicheln)
- Bewegung (Herumtragen, Hängematte)

Manche Kinder bevorzugen es, die Stimme der Eltern zu hören, andere beruhigen sich am besten durch Körperkontakt und Liebkosungen, während wieder andere Kinder sich bei Bewegung am besten entspannen können.

Die Teilnehmer sollen sich einen Moment Zeit nehmen und mit ihrem Partner überlegen, welcher Typ ihr Kind ist. Sie sollen sich notieren, auf was ihr Kind am besten anspricht:

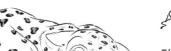

Elternmanual S. 75

_____

Es gibt verschiedene Möglichkeiten, wie Eltern ihr Kind beruhigen können. Die folgende Liste ist in ihrer Wirkkraft nach unten ansteigend:

Eltern

1. Kind anblicken.
2. Leise mit ihm sprechen/ihm etwas vorsingen.
3. Hand auf den Bauch legen.
4. Ärmchen und Beinchen halten.
5. Schnuller oder Finger zum Saugen geben.
6. Kind im Arm halten.
7. Kind im Arm wiegen.
8. Kind im Arm wiegen und herumtragen.

Gestuftes Vorgehen bei Beruhigung

Es ist sinnvoll, wenn die Eltern es zunächst mit bloßem Anblicken und mit leisem Sprechen versuchen. Heftiges Schaukeln, ständig wechselndes Spielzeug oder Rennen mit dem Kinderwagen können das Kind überfordern. Gelingt es den Eltern, ihr Kind durch Anblicken oder sanftes Sprechen zu beruhigen – Prima! Ansonsten können sie es mit den anderen Möglichkeiten probieren: Sie steigern langsam die Intensität, bis sie das Maß gefunden haben, das ihr Kind braucht. Die Eltern sollten ihrem Kind gerade soviel Hilfe geben, wie es notwendig ist; sie sollten seine Selbstständigkeit fördern. *Individuelle Anpassung sinnvoll*

Wichtig ist, dass die Eltern auf die individuellen Bedürfnisse ihres Kindes eingehen. Sie sollten versuchen, mit der oben erstellten Liste kreative Lösungen zu finden, die speziell auf ihr Kind zugeschnitten sind. Spricht ihr Kind beispielsweise besonders gut auf Bewegung an, so kann eine Lösung sein, das Kind in eine Hängematte zu legen, an der eine Schnur befestigt ist und mithilfe derer die Eltern es schaukeln können. *Elternmanual S. 76*

3.2.4 Vorgehen nach Schritten, wenn die genannten Maßnahmen zur Beruhigung erfolglos bleiben

 1. Die Eltern gehen zunächst die Liste möglicher Ursachen des Schreiens durch. Sind alle Bedürfnisse ihres Kindes erfüllt? Haken Sie ab:

Übung: Vorgehen nach Schritten, wenn Beruhigung erfolglos bleibt

Elternmanual S. 76

☐ Es hat Hunger.
☐ Es ist müde.
☐ Es ist überreizt (unruhiges/zu helles Umfeld).
☐ Es hat nasse Windeln.
☐ Es hat Schmerzen.
☐ Es ist krank.
☐ Es hat Angst, allein zu sein.
☐ Ihm ist langweilig.
☐ Es braucht Körperkontakt.
☐ Es braucht eine vertraute Person.
☐ Weiteres: _____

Weitere Ursachen

Elternmanual S. 76

Die Eltern sollten in ihre Überlegungen einbeziehen, dass sich ihr Kind momentan eventuell in einer Trotzphase befindet, einen Wutanfall hat oder es einfach schreit, weil es sich mit ihnen einen Machtkampf liefern möchte. Es gehört zu der Entwicklung von Kindern, dass sie ihre Grenzen austesten. Besonders beim Schlafengehen wehren sich Kinder oder sehen nicht ein, dass ein älteres Geschwisterkind noch länger aufbleiben darf. Es ist wichtig, dass die Eltern ihrem Kind liebevoll, aber bestimmt Grenzen aufzeigen.

2. Das Kind möchte Macht ausüben, was können die Eltern tun?

Macht als Ursache

Kurzes Schreienlassen mit festgelegter Aufgabenteilung

Wenn davon auszugehen ist, dass ein Machtkampf die Ursache für das Schreien ihres Kindes ist und nicht Angst, müssen die Eltern bei der Umstellung mit Protest ihres Kindes rechnen. Häufig reagiert dies z. B. auf die Aufforderung, alleine im Bett zu schlafen, dann mit schreien. Sie sollten sich bewusst sein, dass dieses Schreien keine Angst, sondern ein Schreien aufgrund von Machtverlust ist. Dann kann es sinnvoll sein, das Kind eine Weile schreien zu lassen. Wichtig ist hierbei, dass die Eltern sich völlig einig darüber sind, wie sie vorgehen. Sie sollten einen genauen Plan schmieden, wie sie gemeinsam die Sache anpacken wollen und sich dabei gegenseitig unterstützen. Ein Kind für einen Moment schreien zu lassen, ist oft keine leichte Aufgabe. Manchmal ist es für ein Elternteil auch besser, sich während dieser Übung anderweitig zu beschäftigen oder sogar ins Kino oder zu Freunden zu gehen und sich abzulenken, während der Partner die Übung übernimmt. Beispielsweise können sie ihr Kind, nachdem alle Beruhigungsversuche nichts gebracht haben, für einen begrenzten Zeitabschnitt schreiend in seinem Zimmer lassen. Zur Kontrolle sollten sich die Eltern eine Eieruhr stellen. Nach Ablauf der Eieruhr können sie 1–2 Minuten zu ihrem Kind gehen, es sanft streicheln oder leise mit ihm sprechen, je nach den Vorlieben ihres Kindes. So geben die Eltern ihm Sicherheit und Geborgenheit und vermitteln ihm, dass sie für es da sind.

Wichtig für die Eltern ist es, zu wissen, dass sie ihrem Kind, falls es doch Angst hat, durch ihr Verhalten zeigen, dass alles in Ordnung ist. Sie sollten es jedoch nicht aus seinem Bett nehmen. Dann gehen sie wieder aus dem Zimmer. Ein erneutes Stellen der Eieruhr oder der Einsatz einer Entspannungs- oder Imaginationsübung kann den Eltern dabei helfen, selbst ruhig zu bleiben und den Zeitpunkt des nächsten »Besuchs« zu bestimmen. Eventuell kann es hilfreich sein, wenn sich die Partner abwechseln. Wichtig ist, dass sie vereinbaren, wer welche Aufgabe übernimmt.

Mit diesem Vorgehen machen die Eltern ihrem Kind klar, dass alles in Ordnung ist und sie für es da sind. Gleichzeitig lernt es aber, dass grundloses Schreien aus Machtgründen nicht zum Erfolg führt.

Elternmanual S. 77

Wenn die Eltern es für sinnvoll erachten, diese Schritte einzuleiten, sollten sie genau überlegen, wie sie das nächste Mal vorgehen wollen. Ein konsequentes Vorgehen nach Plan ist der Schlüssel zum Erfolg:

Wer übernimmt welche Aufgabe? (Wechseln Sie sich ab oder übernimmt einer die Aufgabe, der evtl. die besseren Nerven hat?) Notieren Sie Ihren gemeinsamen Plan:

_____

Wie genau werden Sie vorgehen? (Wie lange bleiben Sie außerhalb des Zimmers, was machen Sie so lange (Eieruhr, Entspannungstechnik, Imaginationsübung etc.))

_____

Wenn das Kind dann schreit, sollen die Eltern kurz überlegen: Was braucht das Kind in dieser Situation nun wirklich, welche Bedürfnisse sind existentiell? Oder möchte es gerade wählen? Was braucht das Kind wirklich? Sind die Eltern in der rechten Spalte, dann geht es um Macht bzw. Einfluss – nicht mehr um Ängste.

Das Kind könnte verhungern.		Das Kind will jetzt »Schnitzel mit Pommes«.
Das Kind hat Angst und braucht eine Bezugsperson.	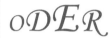	Das Kind möchte jetzt NUR die Mutter.
Das Kind hat Angst, dass keine Hilfe da sein könnte.		Das Kind weiß, dass die Eltern für es da sind. Aber es genießt die Aufmerksamkeit und spielt mit ihnen.

3.2.5 Weinen und Schreien: Typische Fallen

Therapeuten

Kernpunkte der Vermittlung
Einzelne Inhalte kurz durchgehen.
   Ziel der Methode ist es, ruhig und entspannt in Situationen zu gehen und überlegt zu handeln, statt etwas zu überstürzen. Gerade beim Schreien von Kindern ist diese Methode gut anzuwenden. Eltern lernen somit, die Sprache des Kindes zu verstehen, indem sie genau hinhören und äußere Umstände analysieren. Nun einzelne Schritte durchgehen.

Elternmanual S. 78

Wie die Eltern bereits wissen, ist insbesondere bei Babys das Schreien und Weinen besonders schwierig einzuschätzen, da es häufig auftritt und viele Eltern nicht immer auf Anhieb wissen, warum es schreit. Oftmals werden die Eltern durch das Schreien ihres Kindes verunsichert und sie versuchen dann, alles zu tun, damit das Kind beruhigt wird. Dies ist auch grundsätzlich gut, jedoch ist es wichtig, dabei nicht überstürzt zu handeln, sondern sich kurz Zeit zu nehmen, und einige Dinge zu berücksichtigen.

Sprache des Kindes kennenlernen

   Daher unser Tipp: Die Eltern sollten versuchen, die Sprache ihres Kindes kennenzulernen. Im Babyalter ist das Schreien eine ganz natürliche Reaktion und muss nicht immer etwas Schlimmes bedeuten. Deshalb ist es hier besonders wichtig hinzuhören, damit die Eltern herausfinden können, was ihr Kind genau zum Schreien oder Weinen veranlasst.

Sitzung 3

Analysieren wie ein Detektiv

Sie sollten lernen, die Sprache ihres Kindes zu entschlüsseln und seine Bedürfnisse richtig zu erkennen, wenn es unruhig ist oder schreit. Sie können hier vorgehen wie ein Detektiv, der versucht die Tonhöhe, Lautstärke und Frequenz der Lautäußerungen zu erkunden und nach Hinweisen in der Umgebung sucht. Gibt es ungewohnte Geräusche im Haushalt oder ist die Raumtemperatur unangenehm? Sie achten vor allem auch auf sich selbst, sind sie unausgeglichen, angespannt oder nervös?

Elternmanual S. 78

Wenn sich eine solche Anspannung bemerkbar macht, sollten die Eltern kurz innerlich und äußerlich innehalten. Dies kann zum Beispiel geschehen, indem sie sich ein Stoppschild an ihre Schlafzimmertür oder an die Zimmertür ihres Kindes kleben, so dass sie am Abend oder in der Nacht daran erinnert werden, dass sie innehalten und nicht sofort ohne Reflexion und nachdenken reagieren.

Innehalten und tief durchatmen

In einem zweiten Schritt sollten sich die Eltern zunächst selbst beruhigen oder auch ablenken. Es hilft, erst 10-mal durchzuatmen, bevor sie weiteres unternehmen. Bisweilen beruhigt sich das Kind in dieser Zeit alleine (gerne auch 20-mal ruhig durchatmen).

Strategie planen

Sie sollten in dieser Phase entscheiden, was sie als nächstes wie tun wollen und sich entsprechend verhalten.

Achtung: Kinder, die aus Trotz oder aus Machtgründen schreien, werden dann erst einmal mehr schreien, da sie ihren Willen durchsetzen wollen. Dies sollten die Eltern berücksichtigen, wenn sie eine neue Strategie umsetzen wollen.

Wichtige Gründe für dieses Vorgehen:

Elternmanual S. 79

> ### Therapeuten
>
> *Kernpunkte der Vermittlung*
> 1. Sprache des Kindes lernen: zuhören und überlegen, was dem Kind fehlen könnte, um bedürfnisgerecht reagieren zu können.
> 2. Selbstberuhigungskompetenz des Kindes: Wenn Erwachsene gestresst sind, nehmen sie ein Bad, gehen spazieren oder lesen ein Buch. Jeder hat seine eigene Strategie, um Stress loszuwerden. Kinder müssen das erst noch lernen. Reagieren Eltern zu früh beim Weinen des Kindes, entgeht ihm die Erfahrung, sich selbst beruhigen zu können. Kinder entspannen manchmal durch weinen, um sich von äußeren Reizen abzuschirmen oder auch durch Saugen.
> 3. Positives Bild mit einem Gegenstand verbinden, der einen daran erinnert und der einem hilft, in kritischen Situationen die Ruhe zu bewahren.

Kindersprache

1. Eltern sollen die Sprache ihres Kindes lernen.
Manche Kinder versuchen eher durch Handlungen oder aber durch ein solches Verhalten wie Quengeln oder Schreien ihre Interessen durchzusetzen. Das sollten die Eltern prüfen und gegebenenfalls durch eine verbale Äußerung unterstützen (»Ich will …«).

Lernziel: Selbstberuhigung

2. Das Kind muss lernen, sich selbst zu beruhigen.
Sich selbst beruhigen zu lernen, ist eine wichtige Kompetenz im Leben eines Einzelnen. Manche Kinder können dies schon sehr früh – andere hingegen brauchen dabei die Unterstützung der Eltern. Wenn es sich also schlecht selbst beruhigen kann, sollten die Eltern ihrem Kind in Schritten helfen. Zu Beginn sehr, dann jedoch von Mal zu Mal weniger.

Ein entspannendes Bild

> **Tipp**
> Um sich in solch stressigen Situationen zu beruhigen, kann es sinnvoll sein, sich an ein schönes Ereignis zu erinnern. Wann und wo ging es den Eltern richtig gut? Können sie sich an eine real erlebte Situation erinnern oder sich eine Situation vorstellen, die für sie sehr angenehm ist – wie z. B. ein schöner Moment aus dem Urlaub, der ihnen im Gedächtnis geblieben ist – oder auch eine phantasierte Insel? Am besten, die Eltern suchen sich dazu einen passenden Gegenstand, wie eine Muschel, ein Stück Holz etc. und verbinden das gute Gefühl von dem Ort mit diesem Gegenstand. Sie deponieren diesen Gegenstand an einem Ort, den sie im Alltag immer wieder aufsuchen, so dass sie ihn immer wieder sehen. Denn

wenn es den Eltern schwer fällt, in einer kritischen Situation die Ruhe zu bewahren, kann ihnen dieser Gegenstand helfen, sich daran zu erinnern – sich auf ein angenehmes Gefühl oder ein erfreuliches Erlebnis zu besinnen.

3.3 Trotz – Eine Herausforderung für Eltern mit Kindern zwischen 2 und 3 Jahren

Therapeuten

Kernpunkte der Vermittlung: Trotzverhalten
Im Alter von 2 bis 3 Jahren lernt das Kind, sich als eigenständige Person wahrzunehmen, spricht öfter von »ich« und »mein« und wird zunehmend selbstständiger. Es will seinen Willen ausdrücken, hat aber noch nicht die sprachlichen Mittel und trotzt daher. Auch kann das Kind seine Gefühle noch nicht ausreichend steuern, sodass aus einer kleinen Enttäuschung ein Wutanfall entstehen kann. Ab dem dritten Lebensjahr erhöht sich die Frustrationstoleranz, das Kind hat besser gelernt, Enttäuschungen zu verkraften.

Im Anschluss die einzelnen Punkte »Anlässe für Trotzverhalten« durchgehen. Dabei auch die Eltern integrieren und beschreiben lassen. Fragen, ob sie solche oder ähnliche Situationen kennen?

Elternmanual S. 80

Im Alter zwischen 2 und 3 Jahren verändert sich jedes Kind. Diese Veränderung hängt mit seiner psychischen und motorischen Reifung zusammen. Es spricht nun nicht mehr in der dritten Person von sich (wie beispielsweise, »Robin will …«), sondern mehr und mehr mit den Wörtchen »ich«, »mich«, »mein«, »mir« etc. Es kann sich nun als groß oder klein, Mädchen oder Junge einschätzen und erkennt sich in einem Spiegel.

Warum trotzen Kinder?

Diese zunehmende Selbstständigkeit mündet in die sogenannte Trotzphase, in der das Kind versucht, seinen Willen auszudrücken, ohne jedoch die passenden sprachlichen Möglichkeiten zu besitzen. Aber auch die Gefühlsregulation gelingt in diesem Alter noch nicht so gut wie in den späteren Jahren, so dass scheinbare »Kleinigkeiten« oft unversehens zu dramatischen Szenen ausarten. Enttäuschung und Anspannung zeigen sich somit häufig in Form eines Wutanfalls. Dieser ist oft so spontan, dass für die Eltern und auch für das Kind der Anlass nicht mehr erkennbar ist.

Gefühlsregulation noch nicht ausreichend

Ab dem 3. Lebensjahr baut das Kleinkind dann immer mehr Frustrationstoleranz auf. Das bedeutet, dass es nicht mehr bei jeder Kleinigkeit frustriert ist, sondern auch kleine Enttäuschungen besser verkraftet, wenn zum Beispiel seinem Willen nicht nachgekommen wird. Es lernt abzuwarten und beginnt langsam zu akzeptieren, dass seine Wünsche nicht sofort befriedigt werden.

Aufbau von Frustrationstoleranz

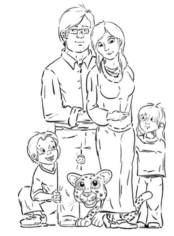

Sitzung 3

103

3.3.1 Anlässe für Trotzverhalten

Anlässe für trotzige Wutanfälle

Für das Trotzverhalten von Kindern gibt es die verschiedensten Anlässe. Damit das Kind die Eltern nicht immer wieder mit Trotzanfällen überrascht und sie ihr Kind in dieser Situation besser einschätzen lernen, wollen wir den Eltern nun einige der häufigsten Anlässe vorstellen, um ihnen dabei zu helfen, herauszufinden, wann ihr Kind trotzt:

Elternmanual S. 80
Wunsch nach Selbstständigkeit? – Zeit einplanen, zur Gemeinsamkeit motovieren

Das Kind will etwas alleine machen (Schlafanzug oder Kleidung anziehen, Koffer packen etc.). Hier ist es günstig, genügend Zeit einzuplanen damit das Kind seine Fähigkeiten ausprobieren kann und gleichzeitig Anreize zu schaffen, damit das Kind motiviert ist, die Aufgabe mit seinen Eltern gemeinsam zu machen. Wichtig auch: Ausnahmen vorher besprechen (z. B. Mutter muss helfen, da ein Arzttermin ansteht).

Mangelndes Zeitgefühl? – Zeitaussagen vermeiden oder Sanduhr verwenden

Das Kind hat noch kein Zeitgefühl.
»Ich komme gleich!« Das verstehen Kinder häufig noch nicht, da sie noch kein Zeitgefühl haben. Hier ist es wichtig, lange Wartezeiten zu vermeiden und für Ablenkung zu sorgen. Die Eltern sollten ihrem Kind verständliche Anweisungen geben, wie: »Räum bitte die Bauklötze in die Kiste, dann gehen wir Zähneputzen.« Der Bitte, in 10 Minuten zum Zähneputzen zu erscheinen, kann das Kind sehr wahrscheinlich nicht nachkommen, da es die Zeit nicht richtig einschätzen und einteilen kann. Ein sinnvolles Hilfsmittel kann an dieser Stelle auch eine Eieruhr oder ein Küchenwecker sein, den die Eltern im Beisein ihres Kindes stellen und an einer gut sichtbaren Stelle aufstellen. Auch eine Sanduhr kann hilfreich sein. Das Kind sieht somit, wann es Zeit ist, der Aufforderung nachzukommen.

Vertieft ins Spiel? – Überleitung finden

Ist das Kind in ein Spiel vertieft, ist es wichtig, Überleitungen einzubauen, um Trotzverhalten zu vermeiden.
Hier ist die direkte Kontaktaufnahme wichtig. Die Eltern sollten zu ihrem Kind gehen, ihm eventuell die Hand auf die Schulter legen, es mit dem Namen ansprechen. Sie sollten genau sagen, was sie wollen und was das Kind noch fertigmachen darf. Sie helfen ihm gegebenenfalls dabei.

Veränderte Situation? – Gewohnte Rituale einhalten

Veränderte Situationen/Abläufe rufen Irritation hervor.
Häufig gibt es gerade dann Schwierigkeiten, wenn die Eltern abends ausgehen wollen oder wenn große Unternehmungen anstehen. Hier ist das Kind meist irritiert und dadurch angespannt. Es merkt, dass die Eltern sich anders verhalten und verändert unwillkürlich auch sein eigenes Verhalten. Das Festhalten an gewohnten Ritualen und Tagesabläufen ist daher sehr wichtig.

Zu viele Neins? – Vermeiden, ablenken

Zu viele »Neins« rufen Trotzverhalten hervor.
Wenn alle Wünsche und Bedürfnisse des Kindes mit »Nein« beantwortet werden, kann dies ebenfalls häufig zu einem Wutanfall führen. In solchen Situationen ist es wichtig, kleine Aufgaben und eine reizvolle Abwechslung zu schaffen. Gerade Trotzanfälle in der Öffentlichkeit, wie z. B. beim Einkaufen, können für Eltern sehr stressreich sein. Eigene Aufgaben, die das Kind selbst erfüllen kann, oder kleine Belohnungen bei Erfolgen können hier sehr wirksam sein. Vorausplanen und sich genau überlegen, wo und wann es schwierig werden könnte, ist hier sehr wichtig.

Ordnungswahn? – Aushalten oder ablenken

Ordnungswahn bei Kindern
Häufig ist für Kinder in diesem Alter eine bestimmte Ordnung (Besteck, Schuhe, wer geht wo, Reihenfolge des Zubettgehrituals etc.) unglaublich bedeutsam. Sie können Änderungen wenig tolerieren und reagieren häufig mit großen Wutausbrüchen, wenn etwas anders verläuft, als sie es sich wünschen. Wichtig für die Eltern ist es dann, ruhig zu bleiben und den Wutanfall als ungesteuerte Erregung zu erkennen, die das Kind abreagieren muss. Steigert sich das Kind in den Wutanfall hinein, so dass es keine Luft mehr bekommt, ist es wichtig, es abzulenken. Häufig reagieren Kinder auf diese Weise, wenn sie sehr müde oder überfordert sind. Die Eltern sollen deshalb den Tagesablauf ihres Kindes beobachten und registrieren.

3.3.2 Tipps im Umgang mit trotzigen Wutanfällen

Therapeuten

Verhaltenstipps durchgehen. Strategien »Wutteufel« und »Wutteppich« darstellen.

Eltern

- Bestrafen Sie Trotzanfälle nicht.
- Nehmen Sie Trotz nicht persönlich.
- Betrachten Sie Ihr Kind nicht als »schuldig« an dem Trotzanfall, auch Ihr Kind muss sich durch diese Phase durcharbeiten, vergleichbar mit der Pubertät.
- Sprechen Sie eigene Gefühle an, so lernt das Kind, wie Sie mit Gefühlen wie z. B. Wut (richtig) umgehen.
- Stellen Sie den Trotz nicht in den Mittelpunkt, schenken Sie dem Trotzanfall im Gegenteil so wenig Aufmerksamkeit wie möglich.
- Unterbrechen Sie Trotzanfälle nicht, außer es wird »gefährlich«, dann lenken Sie Ihr Kind ab.
- Bleiben Sie konsequent!
- Geben Sie Ihrem Kind Halt durch Zuwendung.
- Holen Sie sich Hilfe, wenn es zu heftig wird.
- Erinnern Sie sich an Ihr eigenes Trotzalter.
- Versuchen Sie, die Dinge mit Humor zu nehmen.
- Schläge sind tabu!

Verhaltenstipps im Umgang mit Trotz

Tipp: Der kleine Wutteufel

Wenn die Gemüter schon sehr erhitzt sind und die Eltern das Gefühl haben, keinen Zugang mehr zu ihrem Kind zu bekommen, dann können sie es mal mit dem Wutteufel probieren. Bestimmt hat sich dieses listige kleine Kerlchen auf der Schulter des Kindes breit gemacht und flüstert ihm die ganzen Schimpfwörter etc. ins Ohr. Die Eltern erschrecken – sagen ihrem Kind, was da auf seiner Schulter hockt und jagen den Bösewicht gemeinsam weg. So können sie gemeinsam mit ihrem Kind die Wut vertreiben, ohne dass sie ihr Kind für den Trotzanfall verantwortlich machen. Die Eltern sollten daran denken, dass solche Momente auch für ihr Kind anstrengend und unangenehm sind und es gerade erst dabei ist, zu lernen, mit seinen Gefühlen umzugehen. Gegebenenfalls kann man diesen auch malen – für den nächsten Anfall.

Der Wutteufel

Elternmanual S. 82

Tipp: Der Wutteppich (ab 3 Jahren)

Kennt das Kind schon den Wutteppich? Das ist der Teppich, auf dem man schreien, stampfen und sich ärgern darf. Bekommt das Kind einen Trotzanfall, so sollte es sofort auf den Wutteppich gehen, um sich so richtig ärgern zu können. Es lernt so, seine eigene Wut einzuschätzen und die eigenen Emotionen zu kontrollieren. Schließlich darf man erst wütend sein, wenn man den Wutteppich erreicht hat. Oder ist die Wut vielleicht gar nicht so groß und der Wutteppich ist nicht nötig? Auch hier gilt: Sie sollten Verhaltensweisen üben, die klappen sollen, wenn die Situation angespannt ist, bereits in ruhigen, entspannten Momenten.

Der Wutteppich

Sitzung 3

3.4   Kindliche Aggressionen

> **Therapeuten**
>
> *Kernpunkte der Vermittlung: Kindliche Aggressionen*
> Aggressionen gehören zu den Grundemotionen und werden benötigt, um sich durchzu-setzten. Wie man mit Aggressionen umgeht, müssen Kinder aber erst lernen. Hintergründe von Aggressionen können Eifersucht, Frustration, Neugierde, Belastung und Abbau von Anspannung und Ärger sein. Es steckt nicht unbedingt ein böswilliges Verhalten dahinter. Nun Verhaltensempfehlungen durchgehen:
>
> 1. Klare Regeln setzen – Sie dienen als Orientierung und verlässlicher Rahmen.
> 2. Ruhig bleiben und Emotionen äußern – Das Kind lernt so, wie man adäquat mit Gefüh-len umgeht.
> 3. Kindliche Aggression als Lernprozess wahrnehmen und sich seiner Vorbildfunktion bewusst sein.
> 4. Ab dem 5./6. Lebensjahr sollte die Aggression abnehmen – Im Blick behalten, ob die Aggression noch als normaler Lernprozess betrachtet werden kann.
>
> Strategien: Schritt zur Seite und Lustige Schimpfwörter
> Auf Übung für zuhause hinweisen: Wie waren die eigenen Trotzphasen?

Aggression ist eine Grundemotion

Der Umgang muss erlernt werden

Wird das Kind älter, zeigt es mehr und mehr Aggressionen. Aggressionen gehören zu den Grundemotionen und sind wie Freude, Angst, Ärger und Enttäuschung angeboren. Diese Gefühle sind wesentliche Bestandteile unseres Lebens. Wichtig ist, wie man mit diesen Emo-tionen umgeht. Aggressionen braucht man auch, um sich durchzusetzen. Ab dem Alter von 3–4 Jahren ist das Kind in der Lage, seine Wünsche und Bedürfnisse – aber auch seine Ent-täuschungen und Aggressionen – sowohl verbal als auch durch zielgerichtete Handlungen besser auszudrücken. Hier kommt es dann gegebenenfalls dazu, dass das Kind einem anderen etwas wegnimmt oder es wegschubst, da es etwas möchte.

Die Aggression kann dem Kind aber auch helfen, seine eigene Macht zu spüren und zu erproben, wer der Mächtigere ist oder aber um Kontakt aufzunehmen. Manchmal ist der Hintergrund solch aggressiver Handlungen auch Eifersucht: Das Kind möchte im Mittelpunkt stehen, es fühlt sich vielleicht zurückgesetzt und nicht geliebt oder es kann sich in diesem Augenblick selbst nicht leiden. Auch kann es sein, dass es zu viele »Neins« an diesem Tag gehört hat und sich die Frustration und Enttäuschung so Bahn bricht. Vielleicht ist das Kind einfach neugierig und will schauen, was passiert. Vielleicht ist es aber auch durch Umstellun-gen oder unangenehme Veränderungen belastet und schafft es noch nicht, ohne Aggressionen seinem Ärger Luft zu machen.

3.4.1   Verhaltensempfehlungen für Eltern

Klare Regeln setzen

Elternmanual S. 83

- Sie sollten klare Regeln in der Erziehung setzen – auch beim Zubettgehen. Es ist wichtig, dass Kinder Regeln als Rahmen zur Orientierung bekommen. Sie werden merken, wie gut ihrem Kind klare Grenzen und Regeln tun, wenn es selbst irgendwann die Einhaltung der gesetzten Regeln fordert.

Ruhig bleiben und Emotionen äußern

- Die Eltern sollten versuchen, auch in kritischen Situationen ruhig zu bleiben. Wenn sie sich aufregen, sagen sie: »Jetzt rege ich mich auf!«, damit sich das Kind orientieren kann. Die Kenntnis über verschiedene Gefühle und deren Bezeichnung ist für viele nicht selbstver-ständlich – besonders nicht für Kinder. So helfen die Eltern, dass ihr Kind Emotionen kennenlernt; sie sollten sich gleichzeitig unmissverständlich ausdrücken. Wichtig ist eben-falls, dass die Eltern dabei darauf, dass das Kind Inhalt und Signale wie Stimme oder Mimik erkennen kann; sie sollten z. B. nicht lachen, wenn sie eigentlich schimpfen wollen.

Aggression als Lernprozess –

- Kindliche Aggressionen sollten als etwas ganz Normales angenommen werden. Das Kind ist nicht »verrückt« oder »gestört«, wenn es einmal mit anderen in Konflikt gerät. Häufig müssen Kinder erst langsam lernen, mit Frustrationen umzugehen und sie orientieren sich dabei natürlich an den Erwachsenen, die es umgeben. Die Kinder schauen sich dabei an ihnen als Modell ab, wie man mit Ärger und Aggression umgeht. Wenn die Eltern sich einmal ärgern, können sie dies vor ihrem Kind äußern, sollten dabei aber gleichzeitig ruhig und gelassen bleiben. Wie denken die Eltern, sollte ihr Kind mit Wut und Aggression umgehen? Sie sollten dazu ein passendes Vorbild sein.

Vorbildfunktion beachten

- Sind ggf. Angst, Unsicherheit und Frustration der Auslöser? Sonst könnten die Aggressionen destruktiv werden. Ob das aggressive Verhalten eines Kindes noch als normale Entwicklung angesehen werden kann oder schon Grund zur Besorgnis ist, hängt von der Dauer, der Häufigkeit, der Anzahl der aggressiven Verhaltensweisen und dem Alter des Kindes ab. Im Allgemeinen sind Kinder um das 4. Lebensjahr herum am aggressivsten. Zwischen dem 5. und 6. Lebensjahr haben Kinder dann eher gelernt, Gefühle und Bedürfnisse verbal auszudrücken und Zustände wie Wut, Ärger und Trauer konstruktiver auszuleben. Um das 6. Lebensjahr ist das Kind dann seelisch stabiler.

Aggression noch im normalen Entwicklungsbereich?

Tipp: Der Schritt zur Seite

Wenn den Eltern Gemecker, Schimpfwörter etc. mal wieder zu viel werden und es ihnen nicht mehr ohne Weiteres gelingt, diese zu ignorieren, empfiehlt es sich, doch einfach mal einen Schritt zur Seite zu gehen und alles Unangenehme an sich vorbeiziehen zu lassen. Somit gelingt es den Eltern, Abstand von der Situation zu bekommen, sie fühlen sich nicht mehr persönlich getroffen und können entspannter mit der Situation umgehen.

Der Schritt zur Seite

Elternmanual S. 84

Tipp: Lustige Schimpfwörter

Eltern können einfach mal versuchen, sich mit ihrem Kind einige lustige Schimpfwörter auszudenken, die sie gemeinsam benutzen können, wenn sie etwas ärgert. Zum Beispiel »*so ein Stinkefuß aber auch*« oder »*verflixte Fischmakrele*«. Schnell wird so aus einer angespannten Wutsituation ein lustiges Spielchen und der Ärger ist vergessen.

Lustige Schimpfwörter

3.4.2 Übung

Wie waren die Eltern selbst als Kind? Hatten sie auch trotzige Phasen? Welches Temperament haben sie? Sie notieren, welche Eigenschaften ihr Kind eventuell von ihnen oder ihrem Partner haben könnte.

Übung: Eigene Trotzphase

Elternmanual S. 85

3.4.3 Tipps für Elternverhalten

Therapeuten

Verhaltenstipps kurz durchgehen. Darauf hinweisen, dass auch diese zuhause noch einmal nachgearbeitet werden sollen, damit die Tipps angewendet werden können und verfügbar sind, wenn sie gebraucht werden.

Eltern

- Verstärken Sie erwünschtes Verhalten sofort! Loben Sie Ihr Kind: Sagen Sie Ihrem Kind genau, welches Verhalten Ihnen gefallen hat.
- Erwähnen Sie unerwünschtes Verhalten möglichst nur einmal (»Hör auf mit ...«). Sagen Sie Ihrem Kind, was es stattdessen tun soll (»Zieh jetzt deinen Schlafanzug an.«).
- Versuchen Sie Ihrem Kind mehr positive Zuwendung im Alltag zu geben.

Verhaltenstipps im Umgang mit Trotz und Aggression

Sitzung 3

- Bleiben Sie bei kritischen Situationen möglichst ruhig und sachlich. Teilen Sie dem Kind Ihre Gefühle mit und zeigen Sie Geduld in einer Trotzphase.
- Wenn sich Ihr Kind unerwünscht verhält, unterscheiden Sie, ob es dies mit Absicht macht oder ob es gerade in seinem Trotz gefangen ist.
- Handeln ist oft besser als reden – dies signalisiert dem Kind schneller, was gerade gilt.
- Falls sich Ihr Kind in einer *neuen* Situation unerwünscht verhält, versuchen Sie, das Verhalten zu regulieren und nicht zu bestrafen. Das heißt, erklären Sie Ihrem Kind, wie es sich verhalten soll, machen Sie es vielleicht sogar vor – denn es weiß es meist nicht besser.
- Falls Sie doch mal schimpfen müssen, versuchen Sie, sich nicht zu wiederholen und es kurz zu machen.
- Seien Sie nicht nachtragend und reagieren Sie niemals mit Liebesentzug.
- Seien Sie ein positives Vorbild für Ihr Kind.
- *Tipps, um Grenzen zu setzen:* Klare Regeln aufstellen; zu viele Neins vermeiden; beachten, dass Strafen Nebenwirkungen haben; Überzeugen statt verbieten.

3.5 Die Schlafplatzumgebung

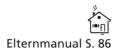

Elternmanual S. 86

Therapeuten

Falls noch Zeit verfügbar ist, kann mit den Eltern das Thema »Schlafplatzumgebung« bearbeitet werden. Ansonsten soll dieses Thema zuhause gelesen werden.

Kernpunkte der Vermittlung: Schlafplatzumgebung
Das eigene Bett soll für das Kind ein Ort der Entspannung und Ruhe sein, auf den das Kind stolz ist und mit dem es positive Erlebnisse verbindet. Wenn es bisher Streit und Ärger gab, dient die Um-/Neugestaltung als Signal: Jetzt ändert sich etwas.

Bett als Ort zum Wohlfühlen

Die Gestaltung der Schlafplatzumgebung ist wichtig für den Schlaf des Kindes: Der Schlafplatz soll ein Ort zum Wohlfühlen und zum Träumen sein. Oftmals wird der eigene Schlafplatz aber mit Streit und Ärger verbunden, wenn Schlafschwierigkeiten in der Vergangenheit bereits unangenehme Situationen provoziert haben. Gerade dann ist die Um- oder Neugestaltung des Schlafplatzes ein Signal, dass sich jetzt etwas ändert. Weiterhin müssen einige entwicklungsbedingte Sicherheitsmaßnahmen berücksichtigt werden. Hierbei ist zu beachten, dass die Gestaltung in Abhängigkeit vom Alter des Kindes geschehen sollte.

3.5.1 Was Eltern für Kinder ab 6 Monaten tun können ...

Schlafplatzumgebung ab 6 Monaten

Therapeuten

Kernpunkte der Vermittlung: Schlafplatzumgebung ab 6 Monate
Wichtiges Thema zu dieser Zeit ist der plötzliche Kindstod. Risikofaktoren können vermieden werden. Beachtet werden sollte Folgendes:

- Rücken- und Seitenlage ist die sicherste Schlafposition für das Kind
- Überhitzung durch adäquate Bettausstattung vermeiden
- Eigenes Bett statt Elternbett
- 16–18 °C Raumtemperatur im Schlafzimmer sind optimal
- Nicht in der Umgebung des Kindes oder in der Wohnung rauchen
- Stillen als beste Nahrung und zur Prävention des plötzlichen Kindstodes

In diesem Alter ist der plötzliche Kindstod ein wichtiges Thema. Er gilt als die häufigste Todesursache bei Babys bis zu 1 Jahr. Obwohl er dennoch sehr selten ist, haben viele Eltern Angst davor und sind sich unsicher, wie sie ihr Baby optimal schützen können. Beim plötzlichen Kindstod setzt die Atmung des Kindes aus und es kommt zum Herz-Kreislauf-Stillstand. Die genauen Ursachen des plötzlichen Kindstods sind noch unbekannt. Aber inzwischen sind einige Risikofaktoren bekannt, die Eltern leicht vermeiden können:

Plötzlicher Kindstod als wichtiges Thema

Die Lage

Auf dem Rücken und auf der Seite schläft ein Kind am sichersten, da die Bauchlage das Risiko des plötzlichen Kindstods erhöht. In der Rücken- und Seitenlage ist die Gefahr, aufgestoßene Nahrung zu verschlucken, vermindert. Die Bauchlage birgt zudem das Risiko, den Kopf in das Kissen zu vergraben und keine Luft mehr zu bekommen.

Rückenlage

Die Bettausstattung

Einer der Hauptrisikofaktoren ist die Überhitzung des Kindes. Damit das Baby nicht unter die Bettdecke rutschen kann oder sich in seinem Schlafanzug verheddert, sollten die Eltern darauf achten, dass die Füße das Fußteil des Stubenwagens oder Bettchens berühren. Der Schlafanzug sollte genau passen und nicht zu viel Spiel haben. Es ist empfehlenswert, im ersten Lebensjahr keine Kissen, Bettnestchen oder Schaffelle ins Bettchen zu legen, da auch diese zur Überhitzung beitragen können. Das Gleiche gilt für Stofftiere, Wärmflaschen oder elektrische Heizkissen bzw. Heizdecken. Verwenden Sie kein flauschig weiches Bettzeug, so verlockend diese Vorstellung auch ist. Steppdecken oder Federbetten bergen ein hohes Überhitzungsrisiko. Besser geeignet sind Babyschlafsäcke oder Baumwolldecken, die sowohl an der Seite als auch am Fußteil des Bettchens fest unter die Matratze geschoben werden sollten.

Überhitzung vermeiden

Elternbett oder eigener Schlafplatz

Worauf Eltern achten sollten, ist, dass ihr Kind in dieser frühen Zeit nicht im Elternbett schläft, da hier das Risiko der Überhitzung erhöht ist. Deswegen empfehlen wir den Eltern, ihrem Kind von Anfang an einen eigenen Schlafplatz einzurichten. Ihr Kind sollte sich jedoch in Hörweite befinden (falls es in einem anderen Zimmer schläft, ist ein Babyfon sinnvoll), damit sie auffällige Geräusche sofort mitbekommen. Ein Kinderbett neben dem Elternbett ist für dieses Alter empfehlenswert.

Eigenes Bett statt Elternbett

Elternmanual S. 87

Das Schlafzimmer

Im Schlafzimmer, in dem das Kind ruht, sollte es etwa 16–18 °C warm sein. Bei dieser Temperatur wird sich das Baby am wohlsten fühlen.

16–18 °C Raumtemperatur

Rauchen

Auch das Rauchen gilt als ein großer Risikofaktor für den plötzlichen Kindstod. Kinder, deren Mütter in der Schwangerschaft geraucht haben, oder die nach der Geburt in einer Umgebung leben, in der geraucht wird, haben ein erhöhtes Risiko, am plötzlichen Kindstod zu sterben. Rauchen in der Wohnung und in der Umgebung des Kindes ist also tabu!

Nicht rauchen

Stillen

Stillen ist nicht nur die beste Nahrung in den ersten Monaten, es senkt auch das Risiko, am plötzlichen Kindstod zu sterben. Die Weltgesundheitsorganisation WHO und das Kinderhilfswerk Unicef empfehlen, Kinder sechs Monate lang ausschließlich zu stillen.

Stillen

Weitere Tipps für einen sicheren Schlafplatz

Sicherheitstipps
✓ Am besten eignet sich für den Schlafplatz des Kindes eine feste Matratze, die regelmäßig gelüftet und gereinigt werden kann.

✓ Die Eltern sollen darauf achten, dass sie den Schlafplatz ihres Babys nicht in unmittelbarer Nähe eines Fensters, einer Jalousie, einer Vorhangschnur oder eines Vorhangs einrichten.

✓ Sie sollen ebenso vermeiden, den Schlafplatz in direkter Nähe zu einer Heizung oder mit direkter Sonneneinstrahlung einzurichten, da dies zu einer Überhitzung führen könnte.

✓ Eltern sollen daran denken, dass ihr Baby noch nicht in der Lage ist, seine Körpertemperatur selbstständig zu regulieren. Am einfachsten lässt sich seine Temperatur am Nacken oder am Bauch erfühlen.

✓ Haustiere sowie elektrische Geräte sollten vom Bettchen des Babys fern gehalten werden.

3.5.2 Was Eltern mit/für Kinder ab einem Alter von ca. 2,5 bis 3 Jahren tun können …

> **Therapeuten**
>
> Elternmanual S. 88
>
> Schlafplatzumgebung ab 2,5 Jahren
>
> *Kernpunkte der Vermittlung: Schlafplatz-Umgebung ab 2,5 Jahren*
> Wichtiges Thema zu dieser Zeit ist der Umzug in ein großes Bett. Tipps, die diesen Umzug für das Kind leichter machen, sind:
>
> - Zeitpunkt finden, in dem ruhige und langsame Umstellung möglich ist
> - Großes Bett als etwas ganz Besonderes darstellen
> - Kind an neuer Schlafplatzgestaltung beteiligen
> - Eingewöhnungszeit mit wechselnder Benutzung der Betten ermöglichen
> - Kind an der Schlafplatzumgestaltung beteiligen
>
> Im Anschluss »Tipps zur Gestaltung des Schlafplatzes« und »Sicher und gut Schlafen im größeren Bett« durchgehen.

Umzug ins »große Bett« als wichtiges Thema
Es gibt zwar kein Richtalter, wann Kinder bereit für ein »richtiges, großes Bett« sind, aber in der Regel erfolgt die Umstellung mit etwa 3 Jahren. Vermutlich ist es dem Kind der Teilnehmer in seinem alten Bettchen bereits zu eng und zu klein geworden, oder es klettert selbstständig aus diesem hinaus. Ein weiterer Anhaltspunkt für ein »großes Bett« ist die Sauberkeitserziehung bzw. das eigenständige »Auf-das-Töpfchen-Gehen« während der Nacht. Idealerweise sagt das Kind selbst, dass es jetzt ein »richtiges Bett« möchte. Dennoch kann die Umstellung dem Kind Schwierigkeiten bereiten, da ein weiterer Schritt Richtung Selbstständigkeit oft mit Ängsten und Unsicherheiten verbunden ist.

Im Folgenden steht eine Reihe wertvoller Tipps, wie die Eltern ihr Kind in dieser Phase unterstützen können und ihm die notwendige Sicherheit und Geborgenheit schenken können.

Versuchen, den richtigen Zeitpunkt abzupassen

Richtiger Zeitpunkt
Falls ihr Kind momentan noch andere Veränderungen bewältigen muss, wie einen Umzug, den Wechsel von Bezugspersonen oder den Beginn der Kindergartenzeit sollten die Eltern das Vorhaben lieber verschieben. Sie sollten versuchen, geduldig einen Zeitpunkt zu finden, von dem sie glauben, dass in der Familie die nötige Ruhe herrscht. Wird das Kinderbett beispielsweise für ein neues Familienmitglied gebraucht, sollten die Eltern darauf achten, dass sie ihr älteres Kind frühzeitig umgewöhnen: Das Kind soll sich nicht in Rekordzeit umstellen müssen oder sich vom neuen Geschwisterchen verdrängt fühlen.

Das Kind neugierig auf den neuen Schlafplatz machen

Etwas ganz Besonderes
Die Eltern sollten mit ihrem Kind über das Vorhaben sprechen und ihm dieses als etwas Schönes und Besonderes in Aussicht stellen. Vielleicht können sie der Umstellung den beängs-

tigenden Beigeschmack nehmen, indem sie ihrem Kind Geschichten über andere Kinder erzählen, die jetzt in ein »großes Bett« umziehen.

Gemeinsam mit dem Kind seinen Schlafplatz einrichten

Um ein gesundes Schlafverhalten aufzubauen, ist es wichtig, dass das Kind von Anfang an lernt, dass sein Bett ein Ort zum Wohlfühlen, Ausruhen und Träumen ist. Die Eltern sollen ihrem Kind vermitteln, was die Exklusivität dieses eigenen persönlichen Bereiches ausmacht, indem sie es am Gestaltungsprozess beteiligen. Ihr Kind soll spüren, dass sein eigenes Bett etwas Wertvolles ist, das nur ihm vorbehalten ist.

Kind bei Gestaltung beteiligen

Geduldig sein und auf die Signale des Kindes achten

Falls die Eltern die Möglichkeit haben, beide Schlafplätze einige Zeit parallel aufgebaut stehen zu lassen, geben sie ihrem unsicheren Kind die Möglichkeit, sein neues Bett zu beschnuppern. Es muss nicht sofort darin schlafen.

Eingewöhnungszeit

Wenn das Kind bereits einen eigenen Schlafplatz hat, an dem Schlafprobleme auftreten, sollte dieser gemeinsam umgestaltet werden

Es signalisiert: Jetzt ändert sich was! Dies ist wichtig, da das Kind gelernt hat, dass der Schlafplatz, wie er jetzt ist, mit gestörtem Schlaf verbunden ist. Deswegen ist eine Veränderung des Schlafplatzes ein Signal für das Kind, dass jetzt eine neue Zeit beginnt, in der es lernt, gut (ein) zu schlafen. Die Eltern sollten dieser Veränderung daher einen feierlichen bzw. zeremoniellen Charakter verleihen. So kann sich diese Veränderung bei ihrem Kind intensiv verankern.

Umgestaltung als Signal

Tipps zu Gestaltungen des Schlafplatzes

- Stellen Sie gegebenenfalls das Bett Ihres Kindes um. Suchen Sie eine heimelig anmutende Schlafnische im Kinderzimmer.
- Hängen Sie einen »Zaubervorhang« über dem Bett Ihres Kindes auf, der vor bösen Träumen schützt. Dies kann ein normales Moskitonetz sein, bei dessen Gestaltung Ihrer Kreativität keine Grenzen gesetzt sind.
- Gehen Sie mit Ihrem Kind seine persönliche Schlafbettwäsche kaufen. Lassen Sie Ihr Kind die Bettwäsche aussuchen.
- Trennen Sie den Schlaf- vom Spielbereich Ihres Kindes auch räumlich, z. B. durch einen Vorhang.
- Gestalten Sie den Schlafplatz gemeinsam, z. B. mit Tüchern, Lampen oder mit gedämpftem Licht.

Gestaltungstipps

Elternmanual S. 89

Sitzung 3

3.5.3 Sicher und gut schlafen im »größeren Bett« – Worauf Eltern achten sollten

✓ Sie sollten darauf achten, dass Möbelstücke oder Spielsachen nicht so um das Bett verteilt sind, dass sich das Kind beim selbstständigen Aufstehen verletzen kann.

✓ Eltern sollten sich vor Augen halten, was die neue Selbstständigkeit und Mobilität ihres Kindes bedeutet: Ggf. sollte ein Türgitter vor dem Kinderzimmer angebracht werden, damit ihr Kind nachts nicht durch die Wohnung laufen kann.

Sicherheit im großen Bett

✓ Allgemein ist es in diesem Alter wichtig, dass die Eltern sich versichern, dass alle Fenster und Schränke sowie beweglichen Möbelstücke keine Gefahr für das Kind sind, wenn es auf Entdeckungstour ist.

3.6 Imaginationsübung: Die Kugel

Imaginations-
übung vorlesen

Therapeuten

Wenn noch Zeit ist: »Nun wollen wir gemeinsam die dritte Imaginationsübung durchführen: die Kugel.«

Hinweise zur Durchführung der Trance: Die Übung sollte langsam mit ruhiger und tiefer Stimme gesprochen werden. Geben Sie den Eltern genug Zeit, eine bequeme Position zu finden. Wichtig ist, dass sich die Eltern wohl fühlen. Nach der Übung sollte auch noch Zeit sein, das Erlebte bei Bedarf kurz zu besprechen oder Fragen zu beantworten.

»Diese Übung ist eine Übung, die es Ihnen ermöglichen soll, ruhig zu bleiben, während Sie kritische Situationen mit Ihrem Kind erleben.

Als Erstes möchte ich, dass Sie sich einen Punkt auf Ihrem Daumen aussuchen. Rechtshänder nehmen in der Regel den rechten Daumen, Linkshänder den linken.

Haben Sie sich entschieden? Gut.

Bitte schauen Sie ganz konzentriert auf Ihren Daumen auf einen Punkt – Sie kennen das ja nun schon ... und nun möchte ich Sie bitten, dass Sie Ihren Blick weitstellen, als ob Sie durch den Punkt hindurch schauen wollten ... und der Daumen kann unscharf werden und vielleicht sogar so aussehen als wäre er doppelt ... (genug Zeit geben)

Und Sie können mit Ihrer Aufmerksamkeit nach innen gehen ... und nun mit jedem Ausatmen einen Ballon aufblasen oder eine Kugel entstehen lassen ... einen Ballon, der mit jedem Atemzug einfach größer wird ... größer und größer. Und Sie müssen nichts tun ... einfach nur ausatmen ... ganz von allein ... kann Ihr Ballon oder Ihre Kugel entstehen ... und ich weiß nicht, welche Farbe dieser Ballon hat ... ob er ganz durchsichtig ist oder eine Farbe hat ... aber Sie können spüren, wie dieser Ballon alles abperlen lassen kann, was Sie nicht haben wollen ... wie Pfeile, die von außen einfach abperlen ... während Sie sich in Ihrem Ballon einfach wohl fühlen können ... und Sie können den Ballon so groß werden lassen, dass Sie in ihm sitzen können ... und noch größer ... dass Sie in ihm stehen können.

Sie können jetzt spüren, wie angenehm es ist, in diesem Ballon oder der Kugel zu sitzen ... und die Ruhe genießen, einfach so, ... und die Kraft spüren, Ruhe und Kraft, in ihrem Ballon spüren. Mit jedem Atemzug Ruhe und Kraft spüren. Und langsam ... in Ihrem eigenen Tempo ... können Sie Ihre Kugel oder Ihren Ballon wieder verlassen.

Von außen nochmal betrachten ... und wissen, dass Sie jederzeit zurückkehren können ... zu Ihrem Ballon oder Ihrer Kugel. Sie können langsam wieder hierher kommen ... in diesen Raum. Die Geräusche hier wahrnehmen. Ihre Arme und Beine strecken. Und Ihre Augen öffnen ...«

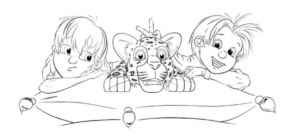

Rückblende

Therapeuten

Fragen, ob noch etwas unklar ist. Kann weggelassen werden, wenn keine Zeit mehr ist.

Elternmanual S. 90

Zum Abschluss der dritten Sitzung einen kurzen Überblick über die Inhalte geben, von denen die Teilnehmer heute erfahren haben. Selbstverständlich ist es notwendig, diese im Hinblick auf die eigene Familiensituation immer wieder zu überdenken und zu überprüfen, inwieweit die einzelnen Inhalte bereits schon umgesetzt werden konnten, und bei welchen es noch Schwierigkeiten gibt.

- Weinen, Schreien und Schlaf
    - Wie beruhige ich mein schreiendes Kind?
    - Vorgehen nach Schritten
    - Stopp – auf Fallen achten
- Trotz
    - Anlässe für Trotzverhalten
    - Kindliche Aggressionen
    - Verhaltensempfehlungen
- Schlafplatzumgebung

Hausaufgaben

Therapeuten

Kurz besprechen, Fragen beantworten.

Elternmanual S. 91

Zum Abhaken

- ☐ 1. Bitte arbeiten Sie die Inhalte dieser Sitzung sorgfältig durch. Sie sind wichtig für einen Trainingserfolg!
- ☐ 2. Bearbeiten Sie die Übungen »Welcher Typ ist Ihr Kind« und »Vorgehen nach Schritten«, notieren Sie ausführlich Ihren genauen Plan.
- ☐ 3. Setzen Sie die Verhaltenstipps zum Trotzverhalten in Ihrem Alltag um, sofern sich eine geeignete Situation ergibt.
- ☐ 4. Überlegen Sie, ob Sie selbst als Kind trotzig waren und welche Verhaltensweisen Ihr Kind eventuell von Ihnen hat.
- ☐ 5. Richten Sie gemeinsam mit Ihrem Kind den Schlafplatz Ihres Kindes neu ein. Gehen Sie die Anregungen zu dieser »Schlafplatz-Zeremonie« durch – Ihrer Kreativität sind keine Grenzen gesetzt!
- ☐ 6. Führen Sie die Imaginationsübung »Die Kugel« durch.
- ☐ 7. Lesen Sie Ihrem Kind jeden Tag eine Geschichte aus der Geschichtensammlung vor.
- ☐ 8. Bitte führen Sie das Schlaf- und Glücksprotokoll für Ihr Kind vollständig und korrekt!

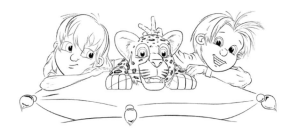

Sitzung 3

Sitzung 4: Stress und Entspannung

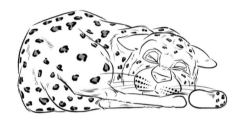

Informationen für den Therapeuten

Überblick: Zeitlicher Ablauf der Sitzung und benötigte Materialien

Inhalt	Zeit	Material	✓
Vorbereitung: Stuhlkreis bilden Schilder vorbereiten	5 min	Namensschilder	
Hausaufgabenbesprechung	20 min		
Eskalationsfalle Übung	10 min	Stifte	
Stress und Entspannung Informationen über Stress	5 min		
Stressverstärker Übung	10 min		
Gedankliche Kontrolltechniken Übung Mut-Mach-Spruch	10 min		
Stress-O-Meter Übung	7 min		
Wissenswertes über Stress	3 min		
Zeit und Aufmerksamkeit Spaß- und Spielzeit mit dem Kind Zeit für sich selbst	15 min		
(Imaginationsübung Ritterrüstung)	(ca. 7 min)	Content+PLUS	
Rückblende	3 min		
Hausaufgaben	3 min		

Ziel der Sitzung

In dieser Sitzung lernen die Eltern, Ursachen für eigenen Stress zu erkennen und zu reduzieren. Welchen Zusammenhang es zwischen Schlafstörungen des Kindes und dem Stresslevel der Eltern geben kann, macht die Eskalationsfalle zu Beginn der Sitzung deutlich. Allgemeine Informationen zum Thema »Stress und die konkrete Identifikation persönlicher Stressverstärker« lassen die Eltern erkennen, welche Umstände bei ihnen zum Stress führen. Das Ausmaß des Stresslevels kann auf einem Stress-O-Meter eingeschätzt werden, um ein Gefühl für den Belastungsgrad von verschiedenen Ereignissen zu bekommen.

Durch die Vermittlung des Zusammenhangs zwischen Kognition und körperlichen Reaktionen bzw. Stress wird ein grundlegendes Verständnis für die Anwendung von gedanklichen Kontrolltechniken geschaffen. Die Eltern lernen hier, dysfunktionale Kognitionen durch konstruktive Gedanken zu ersetzten und durch viele weitere Strategien in schwierigen Situationen ruhig zu bleiben.

Am Ende der Sitzung geht es um positive und bewusste Zeiten, die für das Kind und für die Eltern im Alltag Platz haben sollen. Durch diese Inhalte soll defizitorientiertes Denken vermieden und der Fokus auf positive Momente gelenkt werden, die oft durch eine beeinträchtigende Schlafproblematik in den Hintergrund rücken. Eltern lernen, auf ihre eigenen Ressourcen zu achten und ausgeglichener an die Verbesserung der Schlafsituation zu gehen.

Begrüßung und Hausaufgaben

> ### Therapeuten
>
> »Liebe Eltern, wir begrüßen Sie zum heutigen Mini-KiSS-Training. Zuerst interessiert uns natürlich, wie die letzte Woche verlaufen ist, was Sie geändert haben und welche Auswirkungen dies hatte. Natürlich können Sie nun auch Fragen stellen, die sich über die Wochen hinweg und beim Nacharbeiten der dritten Sitzung des Arbeitsheftes angesammelt haben.«
>
> Die Eltern können nun in einer offenen Runde berichten. Der Therapeut soll Fortschritte und positive Veränderungen loben. Bei Veränderungen ohne Auswirkungen soll besprochen werden, ob die Veränderung modifiziert oder so beibehalten werden soll.
>
> Danach die Hausaufgaben durchgehen, wenn diese nicht bereits in der offenen Runde besprochen wurden. Aufgaben in Klammern ( ) müssen nicht unbedingt besprochen werden:
>
> (Aufgabe 1: Manual nacharbeiten)
> Aufgabe 2: Welcher Schreityp ist das Kind? Vorgehen nach Schritten, wenn das Kind schreit?
> Aufgabe 3: Verhaltenstipps bei Trotzverhalten anwenden
> Aufgabe 4: Eigenes Trotzverhalten als Kind
> Aufgabe 5: Schlafplatzgestaltung
> Aufgabe 6: Imaginationsübung »Die Kugel«
> (Aufgabe 7: Täglich Geschichte vorlesen)
> (Aufgabe 8: Schlaf-/Glückstagebücher führen)
>
> »Wenn es keine weiteren Fragen gibt, würden wir nun zum inhaltlichen Teil dieser Trainingssitzung übergehen. Heute beschäftigen wir uns mit dem Thema ›Stress, Entspannung und Zeit‹.«

Hausaufgaben

Sitzung 4

Sitzung 4 – Inhaltlicher Einstieg

Schwierige Schlafsituationen können bei den Eltern, aber auch beim Kind Stress auslösen. Besteht die Schlafproblematik über einen längeren Zeitraum, werden wichtige Funktionen des Schlafs nicht mehr erfüllt. Im Folgenden geht es um den Stresspegel der Eltern und wie sie ihm entgegenwirken können.

Elternmanual S. 92

4.1 Die Eskalationsfalle

Therapeuten

Grafik von unten nach oben schrittweise bearbeiten beginnend bei »Schwierige Situationen erzeugen Stress« über »Eltern fordern das Kind auf, etwas zu tun«.

»Zu Beginn der heutigen Sitzung möchten wir Sie mit der Eskalationsfalle vertraut machen. Jeder von Ihnen ist bestimmt schon einmal in solch eine Eskalationsfalle geraten. Sie kann beispielsweise damit beginnen, dass Eltern unter Zeitdruck und Stress geraten, wenn ihr Kind eigentlich schon längst im Bett liegen sollte. Das führt dazu, dass sie Anweisungen an ihr Kind ungenau formulieren. Das Kind tut daraufhin nicht das, was die Eltern von ihm erwarten, was an ihrer Geduld nagt, sodass sie gereizt reagieren. Das Kind weigert sich daraufhin ganz, den Anweisungen zu folgen, die Eltern reagieren mit lauter Stimme oder Schreien und das Kind beginnt zu weinen. Die Folge ist, dass es weder den Eltern noch ihrem Kind gut geht. Die Eskalationsfalle ist wie ein Kreislauf, in dem sich Gereiztheit und Unverständnis gegenseitig aufschaukeln und es zum Streit kommt. Kennen Sie solche Situationen? An welchen Stellen könnte die Eskalationsfalle durchbrochen werden (Übung)? Lassen Sie uns gemeinsam Ideen sammeln.«

Die Eskalationsfalle Häufig führen schwierige Situationen (z. B. Zeitdruck beim Zubettgehen) zu Stress, was dann bewirkt, dass Anweisungen ungenau oder hektisch gegeben werden. Dadurch kommt es häufiger vor, dass das Kind gerade dann nicht macht, was es eigentlich machen soll. Das kann wiederum zu Ungeduld und Gereiztheit seitens der Eltern führen. Dieser ganze Kreislauf kann sich steigern und wiederholen, so dass am Ende Streit entsteht.

Beispiel zur Eskalationsfalle

Elternmanual S. 92

Die Eltern wollen ihr Kind ins Bett bringen. Vielleicht sind sie spät dran und müssen sich beeilen. Sie müssen ihr Kind immer wieder ermahnen, da es nicht ins Bett möchte, einfach sitzen bleibt und eventuell weitermalt. Sie fordern es erneut auf, ins Bett zu gehen und ihre Stimme wird lauter und gereizter: »Jetzt geh endlich …« Ihr Kind nörgelt und fängt an, zu verhandeln: »Aber Fabi darf auch länger aufbleiben.« Sie fühlen sich hilflos und werden laut. Sie schreien ihr Kind an oder resignieren. Daraufhin reagiert es bockig oder weint. Die Folge ist, dass es weder den Eltern noch ihrem Kind gut geht.

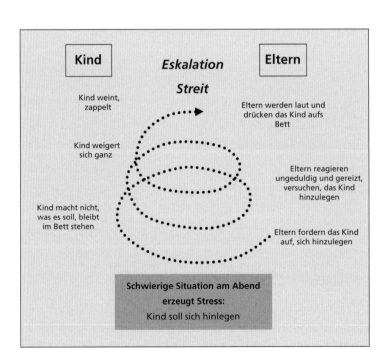

Abb. 11:
Die Eskalationsfalle

Weitere schwierige Situationen können sein:
Ein neues Geschwisterkind kommt auf die Welt, ein neuer Job hat begonnen, Freunde waren zu Besuch, Krankheit der Eltern oder anderer Familienmitglieder. Auch belastende Alltagssituationen sollten nicht unterschätzt werden!

4.1.1 Übung

An welchen Stellen könnte die Eskalationsfalle wie durchbrochen werden? Was können die Eltern tun, um dies langfristig zu erreichen?

Elternmanual S. 93

Therapeuten

Musterantworten für die Übung:
Schwierige Situationen erzeugen Stress? z. B. Imaginationsübungen
    Eltern fordern das Kind auf, etwas zu tun? → Wirkungsvoll auffordern (Sitzung 2), Positivformulierung (Sitzung 2)
    Kind macht nicht, was es soll? → Wenn-dann-Satz formulieren, natürliche Konsequenzen androhen (Sitzung 2), kreatives Problemlösen oder ein Spiel daraus machen (Sitzung 2)
    Eltern reagieren ungeduldig und gereizt? → Imaginationsübung

Musterantworten zur Übung

Im Folgenden wird es um das Thema »Stress und Entspannung« gehen. So kann die Eskalationsfalle bereits gestoppt werden, bevor der Kreislauf beginnt.

4.2 Stress und Entspannung

Therapeuten

Kernpunkte der Vermittlung: Stress und Entspannung
Jeder hat Stress, besonders bei Schlafmangel. Der Stress der Eltern kann sich auf die Kinder übertragen, manche Kinder nutzen die Gereiztheit der Eltern auch gezielt aus, um Grenzen zu testen. Daher ist es wichtig, für die eigene Ausgeglichenheit zu sorgen. Es gibt zwei Arten von Stress:
    Positiver/heilsamer Stress: z. B. neue Herausforderungen; wirkt aktivierend, spornt an, macht das Leben interessant.
    Negativer/krank machender Stress: z. B. durch Dauerbelastung, Überlastung; erhöht das Krankheitsrisiko, kann Schlafstörungen verursachen.
    Familiäre Belastungen, ein Umzug oder ein Kindergartenwechsel können bei einem Kind zu Schlafstörungen führen. Schlafprobleme bei einem Kind können wiederum Schlafstörungen bei den Eltern verursachen. Wichtig ist daher, auf eigene Stresssymptome zu achten.
    Nicht die Situation selbst löst Stress aus, sondern die individuelle Bewertung und der Umgang mit der Situation. Daher gibt es für unterschiedliche Menschen unterschiedliche Stressoren. Der Umgang mit Stresssituationen kann gelernt werden. Dazu sollte man wissen, was einen persönlich stresst und welches die eigenen Stressverstärker sind.

Elternmanual S. 94

Positiver und negativer Stress

Die Situation selbst löst nicht Stress aus

Stress ist ein Schlagwort in unserer Zeit. Und jeder hat Stress. Nicht nur Manager, sondern auch Hausfrauen, Schüler, Sportler, Arbeiter und eben auch Eltern mit kleinen Kindern. Neben den bereits erläuterten Verhaltensweisen, um mit Trotz- und Schreiverhalten besser umzugehen, ist es wichtig, etwas für die eigene Ausgeglichenheit zu tun. Die Schlafprobleme des Kindes belasten auch die Eltern und ihren Schlaf. Schlafmangel führt dazu, dass wir unaus-

Jeder hat Stress

geglichener und anfälliger für Stress sind. Kinder spüren, wenn die Eltern gestresst sind. Der Stress der Eltern kann sich auf die Kinder übertragen. Manche Kinder nutzen es gezielt aus, wenn sie merken, dass die Eltern gestresst sind und testen ihre Grenzen aus.

4.2.1 Was genau verbirgt sich hinter dem Begriff »Stress«?

Eigentlich bedeutet Stress Belastung und bezeichnet den Umgang unseres Körpers mit Druck, Spannung, Herausforderungen und Veränderungen. Hans Selye, einer der Pioniere der Stressforschung, unterscheidet zwei Arten von Stress, den guten bzw. heilsamen und den krank machenden Stress:

Positiver Stress Positiver Stress macht das Leben lebenswert, interessant und wirkt aktivierend. Er bringt uns zu neuen Leistungen und spornt uns an. Selye sagt: »Stress ist Leben.« Spannungen erzeugen Kraft. Wir brauchen Spannung und Entspannung, das ist ein biologisches und psychologisches Grundprinzip.

Negativer Stress Zu viel Stress kann jedoch schädlich sein und krank machen. Besonders dann, wenn es sich nicht um eine akute Stresssituation handelt (Gespräch mit dem Chef, belastender Arztbesuch), sondern um Dauerstress. Dies bedeutet, dass der Stressauslöser lange Zeit auf den Menschen einwirkt und der Körper das in Unordnung geratene seelische und körperliche Gleichgewicht nicht wieder (von allein) herstellen kann.

Stress und Schlaf-schwierigkeiten Körper und Seele gehören zusammen, sie bilden eine Einheit. Stress kann das Risiko für körperliche Krankheiten erhöhen und wesentlich dazu beitragen, dass sich Schlafstörungen entwickeln können. Für die Eltern bedeutet das, dass die negative Belastung durch die Schlafschwierigkeiten ihres Kindes bei ihnen selbst in Schlafstörungen münden kann. Für ihr Kind bedeutet das, dass familiäre Belastungen, wie Konflikte zwischen dem Elternpaar oder besondere Ereignisse, wie ein Umzug oder ein Kindergartenwechsel, sich in Form von Schlafstörungen niederschlagen können. Deshalb ist es wichtig, Stresssymptome zu erkennen, um die nötigen Schritte gegen krank machenden Stress zu unternehmen.

Grafik: Stressoren Wie ▸ **Abbildung 12** zeigt, gibt es vielfältige Stressauslöser. Was bei jedem einzelnen von uns negativen Stress auslöst, hängt von unseren Erbanlagen, von der Erziehung, unserem Gesundheitszustand und unserer Tagesform ab.

Elternmanual S. 95

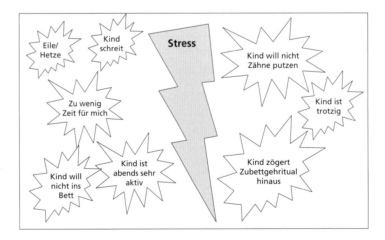

Abb. 12:
Mögliche Stress-auslöser

Es ist wichtig zu wissen, dass es keine direkten Stresserzeuger gibt. Nicht die Situation an sich ist ein Stressauslöser, sondern die individuelle Bewertung. Es geht also um die Frage, wie wir mit den Stresserzeugern (man nennt sie auch Stressoren) umgehen. Wie können wir negativen Stress in positiven Stress umwandeln, wie können wir von der Anspannung zur Entspannung kommen?

Wenn man gestresst ist, sollte man innehalten, die Situation analysieren, in sich hinein hören, um negative Gedanken zu identifizieren und das weitere Vorgehen planen. Das Ziel ist dabei, Kontrolle über eigene negative Gedanken zu entwickeln und sich wieder entspannen zu können, um in einer stressreichen Situation einen kühlen Kopf zu bewahren.

4.2.2. Die Stressverstärker

Stressverstärker

> **Therapeuten**
>
> Text und Stessverstärker langsam und ausführlich durchgehen. Eltern sollen währenddessen ankreuzen, welche Stressverstärker/welche typischen Sätze auf sie zutreffen. Bei der Übung »Welche Stressverstärker sind für Sie relevant?« können die relevanten Punkte zuhause nochmal schriftlich nachgearbeitet werden. Nach Darstellung der Stressverstärker die Eltern fragen, welche Punkte auf sie zutreffen.

Stressverstärker sind unbewusste innere Einstellungen und negative Gedanken, die uns dabei beeinflussen, wie wir mit belastenden Situationen umgehen, die also auch das Erziehungsverhalten negativ beeinflussen. Dies ist bisweilen der Grund, warum man in bestimmten Situationen ungünstig reagiert. Um diese zu verändern, müssen wir uns dieser Gedanken erst bewusst werden. Es gilt herauszufinden, welche Stressverstärker für die Eltern relevant sind. Sie sollen diejenigen ankreuzen, die auf sie eher zutreffen:

Elternmanual S. 95

Sei perfekt!

Sei perfekt!

Bei diesem Stressverstärker besteht ein sehr starker Wunsch nach Erfolg und Anerkennung durch andere über die erbrachte Leistung. Damit verbunden ist eine große Angst vor Misserfolgen, Versagen und eigenen Fehlern.

> ☐ ! Ich muss immer alles richtig machen.
> ☐ ! Es ist nicht akzeptabel, wenn ich etwas nicht schaffe.
> ☐ ! Bei Entscheidungen muss ich mir eigentlich 100 % sicher sein.
> ☐ ! Es gibt nichts Schlimmeres als Fehler zu machen.

Sei beliebt!

Sei beliebt!

Bei diesem Stressverstärker besteht ein ausgeprägter Wunsch nach Zugehörigkeit, Angenommensein und Liebe. Damit verbunden ist eine große Angst vor Ablehnung, Kritik und Zurückweisung durch andere.

> ☐ ! Es ist wichtig, dass mich alle mögen.
> ☐ ! Es ist schrecklich, wenn andere mir böse sind.
> ☐ ! Ich will mit allen Leuten gut auskommen.
> ☐ ! Es ist schlimm, wenn mich andere kritisieren.

Sei stark!

Sei stark!

Hier besteht ein ausgeprägter Wunsch nach persönlicher Unabhängigkeit und Selbstbestimmung. Damit verbunden ist eine große Angst vor Abhängigkeit von anderen und Schwäche.

> ☐ ! Ohne mich geht es nicht.
> ☐ ! Am liebsten mache ich alles selbst.
> ☐ ! Starke Menschen brauchen keine Hilfe.
> ☐ ! Es ist schrecklich, auf andere angewiesen zu sein.

Sei auf der Hut!

Sei auf der Hut!

Dieser Stressverstärker besteht in einem sehr starken Wunsch nach Sicherheit und Kontrolle. Damit verbunden ist eine große Angst vor Kontrollverlust, Fehlentscheidungen und einer Scheu vor Risiken.

> ☐ ! Probleme und Schwierigkeiten sind einfach nur fürchterlich.
> ☐ ! Ich muss ständig daran denken, was alles passieren könnte.
> ☐ ! Ich muss immer alles unter Kontrolle haben.
> ☐ ! Es ist ganz fürchterlich, wenn ich nicht weiß, was auf mich zukommt.

Sitzung 4

Ich kann das nicht! *Ich kann das nicht!*
Hier besteht ein ausgeprägter Wunsch nach Wohlbefinden verbunden meist mit Angst vor großer Anstrengung und Stress sowie das Gefühl von Hilflosigkeit.

> ☐ ! Ich halte das nicht durch.
> ☐ ! Das schaffe ich nie.
> ☐ ! Ich werde versagen.
> ☐ ! Das ist mir zuviel.

Übung

Elternmanual S. 97

Welche Stressverstärker sind für die Eltern relevant? Finden sie vielleicht noch weitere? Welche Konsequenzen haben diese für ihr Erziehungsverhalten?

4.2.3 Gedankliche Kontrolltechniken

Therapeuten

Interpretation
entscheidend

»Unsere eigenen Stressverstärker, die nun zum Teil bekannt sind, können in gewissen Situationen sehr belastend sein. Wichtig ist zu wissen, dass die Situation selbst nicht die Belastung auslöst, sondern es ist entscheidend, wie wir diese Situation interpretieren. Daher möchten wir Ihnen nun eine Technik vorstellen, wie sie mit kritischen Situationen umgehen können, damit sie weniger belastend sind oder gar nicht erst zur Belastung werden: gedankliche Kontrolltechniken.«

Beispiele (Schnee- und Gewitterwolke) als Gedanken mit *negativer Erwartung* und mit *negativen Konsequenzen* vorstellen.

Wechselwirkung
von Körper
und Gedanken/
Emotionen

»Gedanken haben einen direkten Einfluss auf unseren Körper, sodass negative Gedanken direkt zu innerer Unruhe führen können. Denken wir zum Beispiel, dass wir in Gefahr sind, reagiert der Körper mit erhöhtem Herzschlag und Schwitzen. Genauso können körperliche Empfindungen unsere Gedanken beeinflussen. Spüren wir zum Beispiel, dass wir schwitzen und unser Herz schneller schlägt, interpretieren wir, dass wir nervös oder verängstigt sind. Das bedeutet, dass wir durch unsere Gedanken auch unsere Körperfunktionen steuern können. Deswegen ist es wichtig, positive und nicht negative Gedanken zu konstruieren. Wie das geht, zeigt folgendes Beispiel.«

Konstruktive
Alternativen

Beispiel zu konstruktiven Gedanken durchgehen. Im Anschluss mit den Eltern die Übung besprechen. Jedes Elternteil soll sich einen typischen Satz aussuchen, der im Zusammenhang mit dem Schlafproblem des Kindes häufig gedacht wird. Darauf achten, dass ausschließlich positive Formulierungen als konstruktive Alternativen genannt werden. Gegebenenfalls die Eltern nochmals konstruieren lassen oder die anderen Teilnehmer dazu befragen. Die Eltern sollen unbedingt selbst auf die positiven Formulierungen kommen.

Interpretation
entscheidend

Ob uns eine Situation Stress bereitet, hängt davon ab, wie wir die Situation interpretieren. So ist es auch mit der Schlafsituation des Kindes. Wenn die Eltern selbst ruhig sind, kann auch ihr Kind besser zur Ruhe kommen. Daher geht es nun darum, die Gedanken, die die Eltern sich direkt zu ihrem Kind machen, zu überprüfen und eine Möglichkeit zu finden, diese zu verändern. Häufig beinhalten die Gedanken bei Menschen negative Erwartungen:

»*Jetzt schreit mein Kind immer noch, bestimmt dauert das noch ewig. Wie soll ich je zur Ruhe kommen und den morgigen Tag schaffen?*«

Beispiel: Negative Gedanken

»*Ich sollte mich, sobald ich kann, ins Bett legen, um zu schlafen, wenn ich nachher noch mit meinem Mann/meiner Frau rede oder fernsehe, bin ich morgen nicht ausgeschlafen.*«

Oft werden vor allem auch die negativen Konsequenzen befürchtet:

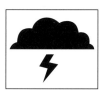

»*Wenn mein Kind nicht bald lernt, alleine zu schlafen, wird es nie gut schlafen.*«

Beispiel: Negative Konsequenzen

»*Wenn mein Kind nicht schläft, kann auch ich mich nicht erholen und keine gute Mutter/kein guter Vater sein.*«

Gedanken haben einen direkten Einfluss auf unseren gesamten Körper, d. h., dass negative Gedanken unmittelbar eine innere Unruhe auslösen können. Dies ist ein wechselseitiger Prozess. Also kann auch die Körperwahrnehmung wiederum auf die eigenen Gedanken Einfluss nehmen. Wenn ich meine Gedanken entsprechend konstruktiv verändere, kann ich auch zu einer körperlichen Ruhe kommen und mich entspannen.

Wechselseitiger Einfluss: Gedanken – Körper

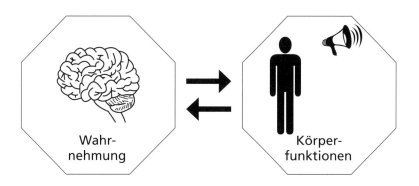

Meine konstruktiven Gedanken

Elternmanual S. 98

Negative Gedanken und Erwartungen	Konstruktive Alternative
»*Mein Kind hat noch keinen Schlafanzug an, obwohl es zu einer bestimmten Uhrzeit bettfertig sein muss. Jetzt wird alles wieder stressig und mein Kind wird nicht einschlafen können!*«	»*Auch wenn wir jetzt ein bisschen spät dran sind, werde ich ruhig und gelassen bleiben. Wenn wir nicht exakt pünktlich fertig sind, ist das nicht schlimm. Ich freue mich auf das Abendritual mit meinem Kind.*«
»*Jetzt schreit mein Kind schon seit einer Stunde, so werde ich nie zur Ruhe kommen.*«	»*Der Schlaf wird schon kommen. Ich bleibe jetzt ruhig und versuche, mich zu entspannen. Meine innerliche Ruhe wird sich auf mein Kind übertragen. Das wird wirken.*«

Konstruktive Alternativen

Sitzung 4

Die Eltern können es nun auch selbst einmal probieren ...

Übung: Konstruktive Alternativen

Persönliche negative Gedanken und Erwartungen	Konstruktive Alternativen

Der Mut-Mach-Spruch

Elternmanual S. 99

Mut-Mach-Spruch

Eine Hilfe, um in einer stressreichen Situation zur Ruhe zu kommen und sich nicht von negativen Gedanken leiten zu lassen, kann es sein, sich selbst einen »Mut-Mach-Spruch« zur Erinnerung auf ein Kärtchen zu schreiben und dieses neben den Spiegel im Bad zu kleben. So können die Eltern in einer schwierigen Situation auf der Toilette kurz tief durchatmen, den Spruch lesen und innerlich gestärkt zurück in die Situation gehen. Der Vorteil dieser Methode ist, dass sie nur kurz dauert, aber dennoch große Wirkung zeigt. Eltern sollten es ausprobieren! Vielleicht haben sie ja bereits einen für sie bedeutsamen Spruch? Ein Beispiel für einen solchen »Mut-Mach-Spruch« könnte sein: »Ruhig Blut, nur Mut, alles wird gut!«. Die Eltern können sich ihren persönlichen »Mut-Mach-Spruch« auf eine schöne Postkarte oder ein anderes für sie ansprechendes Bild schreiben.

 Die Eltern überlegen selbst: Wie könnte ihr persönlicher »Mut-Mach-Spruch« lauten?

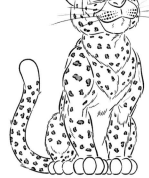

Der Fels in der Brandung

Eine Imaginationsübung für schwierige Situationen:

1. Setzen Sie sich in Ruhe hin und stellen Sie sich ein Bild von einem Felsen in der Brandung   Fels in der
vor, der allem standhält!   Brandung
Wie groß müsste der Fels sein? Welche Farbe und was für eine Form hat der Fels?

    Entwickeln Sie ein Bild, das für Sie unerschütterliche Ruhe und Beständigkeit ausstrahlt und eine beruhigende Wirkung auf Sie hat. Viele Personen werden, wenn Sie sich einen großen Felsen vorstellen, der unerschütterlich in der Brandung steht, selbst ruhiger und standhafter gegenüber Belastungen des Alltages. Wichtig dabei ist, sich den Fels möglichst intensiv vorzustellen, bis Sie das Bild ganz deutlich vor sich sehen.

2. Stellen Sie sich jetzt vor, Sie wären der Fels in der Brandung.   Eigenschaften
In einem zweiten Schritt stellen Sie sich vor, Sie wären dieser Fels, der ruhig in der Brandung   des Felsen
liegt. Völlig ruhig und unbeweglich – egal wie hoch die Wogen des Meeres an ihn treffen – er bleibt einfach da, wie in dem Wissen, dass der Sturm ja wieder vorüber geht. Wie groß müssten Sie sein, dass Sie dem Sturm standhalten könnten?

    Halten Sie bei Sturm kurz inne und holen Sie Ihr Bild von dem großen Felsen hervor, der   Elternteil als Fels
Sie sind. Zum Beispiel wenn Ihr Kind weint oder trotzig ist, wenn Ihnen die Belastungen des Alltags gerade zu viel werden oder einfach nur das Gefühl haben, jetzt mehr Standhaftigkeit nötig zu haben.

4.2.4 Das Stress-O-Meter

Natürlich kann man sich vor Stress und Belastungen schützen, indem man Anforderungen   Stress abschätzen
aus dem Weg geht. Da das nicht immer möglich und auch nicht immer gut ist, ist es sinnvoll   lernen
und wichtig, zu erkennen, dass man im Stress ist: Man bemerkt dies z. B. daran, dass sich die Laune verschlechtert, dass man anfängt, schneller zu gehen oder sich Sorgen zu machen etc. Ein nächster wichtiger Schritt, um mit Stress besser umgehen zu können, ist zu wissen, was stressauslösend ist. Das Stress-O-Meter soll dabei helfen, den individuellen Stresspegel zu messen. Hier ist beispielhaft ein Stress-O-Meter abgebildet, auf dem links eventuelle Ursachen oder Auslöser von Stress stehen und rechts Möglichkeiten, besser damit umzugehen.

Elternmanual S. 101

Stress-O-Meter-Beispiel

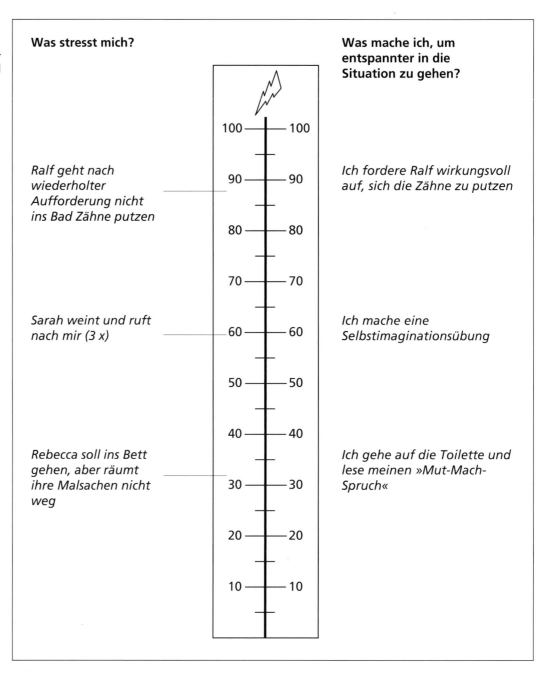

Was stresst mich?

Ralf geht nach wiederholter Aufforderung nicht ins Bad Zähne putzen

Sarah weint und ruft nach mir (3 x)

Rebecca soll ins Bett gehen, aber räumt ihre Malsachen nicht weg

Was mache ich, um entspannter in die Situation zu gehen?

Ich fordere Ralf wirkungsvoll auf, sich die Zähne zu putzen

Ich mache eine Selbstimaginationsübung

Ich gehe auf die Toilette und lese meinen »Mut-Mach-Spruch«

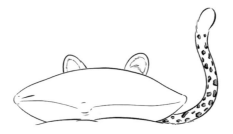

Elternmanual S. 101

Die Eltern sollen nun selbst überlegen, was bei ihnen Ursachen oder Auslöser von Stress sein können und welche Möglichkeiten sie hier im Training gelernt haben, um besser mit dem Stress umzugehen. Sie richten sich dabei nach dem Stress-O-Meter und überlegen, was mehr und was weniger stressreich für sie ist. Wo liegt ihre persönliche Stressgrenze?

Stress-O-Meter-
Übung

Was stresst mich?

Was mache ich, um entspannter in die Situation zu gehen?

```
        100 ——|—— 100
             —|—
         90 ——|—— 90
             —|—
         80 ——|—— 80
             —|—
         70 ——|—— 70
             —|—
         60 ——|—— 60
             —|—
         50 ——|—— 50
             —|—
         40 ——|—— 40
             —|—
         30 ——|—— 30
             —|—
         20 ——|—— 20
             —|—
         10 ——|—— 10
             —|—
```

Sitzung 4

125

4.2.5 Wissenswertes über Stress

 Wussten die Eltern schon, dass ...

Elternmanual S. 103

Wissenswertes über Stress

... Stress den gesamten Organismus belastet?

... Stress den Schlaf beeinträchtigen kann?

... dieselbe Anforderung für den einen Menschen eine Herausforderung und für den anderen eine starke Belastung, vielleicht sogar eine Überforderung sein kann?

... es Stress bei unangenehmen Ereignissen wie Krankheit oder Problemen, aber auch bei angenehmen Ereignissen wie Urlaub oder Geburtstag gibt?

... wenn Stress über eine längere Zeit besteht, die Energiebereitstellung, um mit dem Stress umzugehen, negative Auswirkungen auf den Körper hat?

... wenn die Energiereserven aufgebraucht sind, der Körper erschöpft ist? Das kann sich zum Beispiel durch Müdigkeit, Konzentrationsprobleme oder Reizbarkeit zeigen. Solche Erschöpfungszustände können sich bei jedem Menschen anders äußern.

... lang anhaltende Belastungen auch dazu führen können, dass das Immunsystem nicht mehr so gut arbeitet und die Anfälligkeit für Krankheiten steigt?

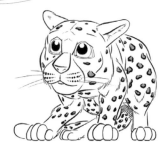

4.3 Zeit und Aufmerksamkeit

Therapeuten

Elternmanual S. 103

Zeit und Aufmerksamkeit für positive Effekte

Kernpunkte der Vermittlung: Zeit und Aufmerksamkeit
Bisher lag der Fokus auf negativen und belastenden Momenten beim Schlafverhalten des Kindes. Oft schenkt man Problemen im Alltag mehr Aufmerksameit, als sie verdienen. Wichtig ist jedoch, sich bewusste positive Zeit mit dem Kind zu gönnen. Es sucht dann nicht permanent nach Aufmerksamkeit und Zuneigung der Eltern, wenn es ums Schlafen geht, sondern weiß, dass sie am nächsten Morgen wieder für es das sind. Die Eltern sollen eine ca. 15-minütige Spaß- und Spielzeit mit ihrem Kind einrichten, in der sie sich ganz intensiv ihrem Kind widmen. Die Aufmerksamkeit soll nicht teilweise bei der Hausarbeit, am Telefon oder in Gedanken bei der Beschäftigung mit Problemen sein, sondern ganz dem Kind gehören. Wenn sich Eltern bereits viel mit dem Kind beschäftigen, sollte der Therapeut betonen, dass sie nicht diese Zeit erweitern sollen, sondern die Zeit bewusst und intensiv erleben sollten.

Positive Zeit ist wichtig

Nun haben die Eltern viel darüber gelernt, wie sie mit anstrengenden und stressreichen Situationen wie der Schlafsituation ihres Kindes umgehen können. Dabei lag die Aufmerksamkeit meist auf dem Problemverhalten und auf negativen Momenten. Eine wichtige Basis für einen gesunden Schlaf sind jedoch auch *positive* Zeit und Aufmerksamkeit. Eine gute Beziehung zu ihrem Kind gestaltet sich nicht von alleine und benötigt auch eine gewisse Struktur. Wenn das Kind weiß, dass es sich der Aufmerksamkeit und Zuneigung durch die Eltern während des

Tages sicher sein kann, wird es ihm leichter fallen, sie abends gehen zu lassen. Es weiß, dass sie immer da sein werden, wenn es wirklich notwendig ist und dass sie ihm morgen auf jeden Fall wieder Zeit widmen werden.

Im Alltag, der oft von Schwierigkeiten und Stress geprägt ist, vergisst man leicht, dass eine gute Beziehung nicht immer automatisch entsteht oder bestehen bleibt, sondern wie eine Pflanze gepflegt werden muss. Grundsätzlich schenkt man den Problemen im Alltag immer mehr Beachtung als den positiven Seiten. Diese beanspruchen meist auch den größeren Teil der Zeit und man legt mehr Wert darauf, sich auf schwierige Dinge zu konzentrieren, als sich an den angenehmen Zeiten zu erfreuen. Folglich werden dann die schönen Situationen subjektiv immer seltener. Es scheint, dass die negativen Situationen und Dinge überwiegen. Deswegen ist es wichtig, Zeiten einzurichten, die die Eltern und ihr Kind als angenehm und positiv empfinden.

Fokus meist auf Negativem

Beispiele für kurze positive Zeiten, die Eltern ihrem Kind am Tag widmen, sind das Anschauen eines Bildes oder Bilderbuches, das Betrachten eines Schmetterlings, das Bewundern eines Lego-Turms etc. Entscheidend ist hierbei nicht die Dauer, sondern die Intensität. Ihr Kind soll spüren können, dass die Eltern in diesen Minuten ganz für es da sind. Das allein löst natürlich nicht alle Probleme, kann die Eltern aber dabei unterstützen, die Basis für eine positivere Atmosphäre zu schaffen.

Beispiel

4.3.1 Spaß- und Spielzeit mit dem Kind

Die Spaßzeit ist eine angenehme Zeit, in der die Eltern sich ihrem Kind widmen. Sie kann eine andere Form sein, positiv den Tag zu beschließen und vor dem Schlafengehen zum Einsatz kommen. Ziel der Spielzeit ist es, zu spielen und mit dem Kind Spaß zu haben; es geht nicht darum, etwas zu lernen. Als ersten Schritt sammeln die Eltern je nach Alter zusammen mit ihrem Kind Ideen, wie sie in der Woche/am Tag (15 Minuten) gemeinsam ihre Spielzeit einrichten.

Spaß- und Spielzeit

Dazu ist es nicht erforderlich, übermäßig viel Zeit mit dem Kind zu verbringen, viel wichtiger ist es, diese eher kürzeren Phasen intensiv zu nutzen.

Übung

Die Eltern sammeln zuhause Ideen für diese kurze Spaßzeit mit ihrem Kind. Wichtig ist dabei, dass nicht nur ihr Kind, sondern auch sie selbst Spaß an den Aktivitäten haben, denn sonst spürt ihr Kind, dass sie nicht mit Spaß bei der Sache sind.

Elternmanual S. 104

Übung: Spaß- und Spielzeit

Sitzung 4

4.3.2 Zeiten für die Eltern selbst

Therapeuten

Kernpunkte der Vermittlung: Zeiten für sich selbst
Viele Eltern, die zum Mini-KiSS-Training kommen, kämpfen schon lange mit dem Schlafproblem ihrer Kinder und berichten davon, mit ihren Kräften am Ende zu sein. Dies kann daraus resultieren, wenn das Schlafproblem des Kindes in den Vordergrund rückt und Mütter oftmals keine Zeit für sich selbst finden.

Beispiel durchgehen.

Diese Zeit für sich ist aber wichtig, um ausgeglichen zu sein und auch in schwierigen Situationen Ruhe bewahren zu können. Den 4 Punkte-Plan zur Umsetzung von eigener Zeit durchgehen. Auf Hausaufgabe zur Etablierung einer persönlichen Wohlfühl-Zeit hinweisen.

Gerade junge Kinder fordern viel Fürsorge und Zeit, daher ist Zeit für sich selbst wichtig, jedoch nicht einfach einzurichten. Folgendes Schaubild verdeutlicht den Zusammenhang von

Aufmerksamkeit für störendes Verhalten, günstigen und ungünstigen Kommunikationsmustern und Zeitaufteilung:

Beispiel

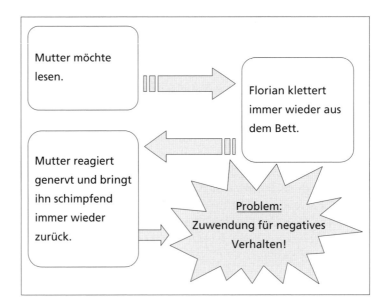

Abb. 13:
Situation am
Abend, nachdem
das Kind zu Bett
gebracht wurde

Die Mutter/der Vater merkt, dass die Zeit, die sie gerne für sich selbst nutzen würde, durch die Zubettgehsituation des Kindes verloren geht. Sie/Er hat keine Zeit mehr für sich selbst.

Der 4 Punkte-Plan: Zeit für sich selbst

Der 4 Punkte-Plan

Elternmanual S. 105

Um Kraft zu tanken und auch in schwierigen Situationen Ruhe bewahren zu können, sollten sich die Eltern schrittweise immer längere Zeitabschnitte einrichten, in denen sich ihr Kind alleine beschäftigt und sie Zeit mit ihrem Partner verbringen, ein entspannendes Schaumbad nehmen, lesen oder sich einfach Ruhe gönnen.

Feste Zeiten

1. Feste Zeiten
Die Eltern sollen sich überlegen, wann sie Zeiträume für sich und feste Zeiten mit ihrem Partner einräumen können. Sie sollten für diese Zeiten feststellen, welche Angebote ihr Kind währenddessen nutzen kann. Diese Zeit kann auch dann sein, wenn das Kind bereits schläft.

Abgrenzen

2. Abgrenzen
Die Eltern sollten ihren Bereich insoweit abgrenzen, dass alle wissen, dass sie jetzt nur in ganz wichtigen Fällen gestört werden dürfen. Dazu gehört auch, sich manchmal nicht so wichtig zu nehmen. Kinder können in der Regel auch gut mal eine viertel Stunde alleine bleiben und kommen damit besser zurecht als gedacht. Sei sollten an ihre Stressverstärker und den Einfluss denken, den diese genau in diesen Momenten auf sie haben. Eltern sollten überlegen, wie es ihnen in »ihren Zeiten« geht.

Umsetzung

3. Umsetzung der Zeit für sich
Kurze Zeiten
Es empfiehlt sich, mit kürzeren Zeiten anzufangen. Zu Beginn können die Eltern 5–10 Minuten ganz bewusst für sich selbst nutzen. Vielleicht genießen sie, in Ruhe die Tageszeitung durchzublättern oder sie freuen sich auf ein kurzes ungestörtes Telefonat mit einer Freundin/einem Freund. Diese kurze Zeit ist bereits sehr viel wert. Wichtig ist, dass die Eltern ihrem Kind erklären, dass sie nun Zeit für sich brauchen und es sie nicht stören darf. Dazu legen sie zunächst fest, was das Kind während dieser Zeit tun kann.

Konkrete Zeit-
angaben

Signale setzen
Auch bei dieser kurzen Zeit sollten die Eltern für ihr Kind sichtbar machen, dass sie nun ihre persönliche Zeit nutzen werden. Zum Beispiel durch eine rote Ampel oder ein Stopp-Schild

128

für kleinere Kinder oder ein »Zutritt nur bei Lebensgefahr«-Schild für ältere Kinder. Vielleicht setzten sie auch ein Stofftier vor die Zimmertür, das als Wachmann den Weg versperrt. Besonders anschauliche Stopp-Schilder gibt es im Spielzeuggeschäft z. B. für Eisenbahnen. Gerade bei kleinen Kindern ist es notwendig, eine konkrete Zeitangabe zu machen, da für sie Zeitangaben in Minuten zu abstrakt sind. Eltern sollten hier eine Sanduhr oder eine Eieruhr verwenden und ihrem Kind erklären, dass sie sie nicht zu stören, bis die Sanduhr abgelaufen ist bzw. die Eieruhr geklingelt hat.

Konsequenz
Wenn ihr Kind die Eltern nach kurzer Zeit nicht gestört hat, loben sie es dafür, dass es sich alleine beschäftigen kann. Stört es die Eltern, bringen sie ihr Kind wieder zurück zu seiner Tätigkeit und schenken ihm keine Aufmerksamkeit für sein Stören. Wie die Eltern bereits gelernt haben, ist Aufmerksamkeit oft unbemerkt ein positiver Verstärker/eine Belohnung für unerwünschtes Verhalten. Die Eltern sollen aber auch konsequent mit sich selbst sein! Vielen Eltern fällt es schwer, Zeit für sich selbst einzufordern, da sie es gewohnt sind, ununterbrochen für ihr Kind da zu sein. Sie sollten darauf achten, sich nicht selbst zu vergessen und ihre eigenen Ressourcen berücksichtigen, um so regelmäßig aufzutanken. Nach dem intensiven ersten Lebensjahr müssen Eltern das oft wieder lernen und sich »selbst erziehen«. In diesem Fall kann auch ein kleines Stopp-Schild für sie selbst hilfreich sein.

Ansprechbar bleiben
Dennoch sollten die Eltern für ihr Kind in wichtigen Situationen ansprechbar sein bzw. wenn dies nicht sofort zu verwirklichen ist, dem Kind z. B. sagen: »Warte einen Moment, ich bin sofort für dich da, wenn ich das Telefongespräch beendet habe.« Dies sollten sie dann auch unbedingt einhalten. Die Eltern sollten ihrem Kind eine anschauliche Angabe geben, wann sie sich wieder um es kümmern können. Antworten wie: »Ich komme in 5 Minuten zu Dir.«, kann ein Kind schlecht einschätzen. In der Folge wird es quengelig werden und die Eltern bei der Beendigung ihrer Tätigkeit aufhalten.

Ansprechpartner
bleiben

4. Etablieren Sie die Zeiten für sich zur Routine
Auf diese Weise lernt das Kind, dass die Zeit der Eltern für sich zum Alltag dazu gehört und es wird diese akzeptieren. Auch hier ist Regelmäßigkeit wichtig, um einen Lernerfolg bei dem Kind und sich selbst zu erzielen.

Routine

Übung

Die Eltern sollen eine Zeit für sich selbst nach dem 4 Punkte-Plan etablieren. Wie könnte ihre persönliche Wohlfühl-Zeit aussehen?

Sitzung 4

4.4 Imaginationsübung: Ritterrüstung

Therapeuten

Wenn noch Zeit ist: »Nun wollen wir gemeinsam die vierte Imaginationsübung durchführen: Ritterrüstung.«

Hinweise zur Durchführung der Trance: Die Übung sollte langsam mit ruhiger und tiefer Stimme gesprochen werden. Geben Sie den Eltern genug Zeit, eine bequeme Position zu finden. Wichtig ist, dass sich die Eltern wohl fühlen. Nach der Übung sollte auch noch Zeit sein, das Erlebte bei Bedarf kurz zu besprechen oder Fragen zu beantworten.

»Wählen Sie eine bequeme Position ... ich bitte Sie, Ihre Augen auf einen Punkt zu richten ... es ist nicht wichtig welcher Punkt ... wählen Sie irgendeinen, auf dem Ihre Au-

Imaginations-
übung vorlesen

gen ruhen können ... Sie können Ihre Haltung überprüfen und alles nochmal verändern ... Sie können alles so einrichten, dass es Ihnen gut geht ... und die Geräusche, die Sie wahrnehmen, können Ihnen bekannt oder fremd vorkommen ... und dies kann der Ausgangspunkt sein, von dem Sie sich entfernen ... die Unruhe kann sich an einer Stelle sammeln ... während der Rest Ihres Körpers sich entspannen kann ... Und ich weiß nicht, ob sich Ihre Augen schon schließen wollen oder nicht ...vielleicht können Sie durch die Dinge hindurch sehen ... ganz von allein ... indem Sie Ihren Blick weit gestellt haben ... und durch die Dinge hindurch sehen, ohne sie aus den Augen zu verlieren ... früher oder später können Ihre Lider ein Gefühl der Schwere entwickeln ... es kann angenehm sein, dem nachzugeben ... Sie können auf Ihre Atmung achten... und mit jedem Atemzug etwas von der Anspannung abgeben ... und Sie können überprüfen, wo Sie die Veränderung in Ihrem Körper zuerst spüren ... Ihre Hände können unterschiedliche Empfindungen haben ... und Sie können die Empfindungen beobachten ... und zu einem späteren Zeitpunkt vergessen, darauf zu achten ... und Sie brauchen sich nicht davon stören zu lassen, wenn Ihre Empfindungen und das, was ich sage, einander nicht ganz entsprechen ... Sie können Ihre eigenen Wege gehen ... Sie können Zweifel haben ... es kann gut sein, Zweifel zu haben ... und alle Zweifel können an einen bestimmten Ort wandern ... Und vergessen Sie, darauf zu achten ... und Sie können sich noch weiter entspannen, während ich von 1 bis 10 zähle ... damit Sie sich noch tiefer entspannen können

1 ... den ersten Schritt haben Sie schon längst getan ...
2 ... alle Dinge haben 2 Seiten ... Münzen haben zwei Seiten...eine Tür hat zwei Seiten ... wenn sie sich öffnet ...
3 ... aller guten Dinge sind drei ... drei Blätter an einem Kleeblatt ...
4 ... vier Seiten an einem Tisch ... vier Ecken und Kanten ... an einem Bild ...
5 ... fünf Finger an einer Hand ...
6 ... eine Zahl, die man auf den Kopf stellen kann ... mit jedem Schritt etwas
7 ... hinter sich lassen ... etwas weiter kommen ... sieben auf einen Streich ... die sieben Zwerge ... sieben mal sieben gibt ...
8 ... zwei Nullen übereinander ... acht geben und nehmen ... achtsam mit sich umgehen ...
9 ... ist eine umgedrehte 6 ... loslassen und damit spielen ... und sehen und spüren, was sich daraus ergibt ...
10 ... den letzten Schritt tun Sie allein ...

Und Sie können in einem Zustand angekommen sein, der genau richtig ist für Sie. Und nun möchte ich mit Ihnen eine kleine Übung machen. Vielleicht erinnern Sie sich an Ihre Kindheit, damals, als Sie noch viele Spiele gespielt haben, und ich weiß nicht, ob Sie auch mit Rittern gespielt haben. Ritter müssen sich schützen, um im Kampf nicht verletzt zu werden ... heute kämpfen wir nicht mehr wie die Ritter, aber trotzdem können wir verletzt werden ... von Sätzen verletzt werden ... und darum ist es wichtig sich zu schützen ... denn auch Wörter können verletzen ... so wie Pfeile verletzen ... und daher hatten die Ritter früher Rüstungen ... und ich weiß nicht, wie Ihre Rüstung aussieht ... ob sie aus Metall ist oder aus Leder oder gar aus einem anderen Material und ich weiß nicht, von wo bis wo die Rüstung geht ... über den Brustraum ... den Bauch ...der besonders empfindlich sein kann ... Arme und Beine ... wie sieht es bei denen aus ... ist auch dort ein Schutz notwendig ... und ich weiß nicht, welche Farbe Ihre Rüstung hat ... und ob sie ein Abzeichen hat ... oder etwas anderes Besonderes ... Verzierungen ... oder ein Emblem ... Und Sie können sich vorstellen, wie es sich anfühlt, so geschützt zu sein ... in schwierigen Situationen gut geschützt zu sein ... und nun können Sie sich vorstellen, dass für die wirklich schwierigen Situationen die Ritter dann auch noch einen Helm hatten, den man schließen konnte ... so dass nur noch ein kleiner Spalt übrig war ... aber alles Wichtige gut geschützt war ... und ich weiß nicht, ob das bei Ihnen auch der Fall ist und was wichtig ist hierfür ... wie sieht Ihr Helm aus? Wie fühlt es sich an ... und vielleicht sind Sie neugierig und wollen noch ein wenig experimentieren ... Dinge verändern ... so dass Sie sich wirklich sicher fühlen ... jederzeit ... sich ganz sicher fühlen..

> Nehmen Sie sich noch etwas Zeit … um alles auf sich wirken zu lassen … Sie können alles wahrnehmen … und sich später erinnern … diesen Zustand jederzeit wieder herstellen … immer, wenn Sie ihn brauchen … Sie können in wenigen Minuten ganz frisch und wach sein … wenn ich rückwärts von 10 bis 1 zähle … 10 … tief einatmen … 9 … 8 … 7 … 6 … die Arme und Beine strecken … 5 … 4 … 3 … 2 … die Augen öffnen … 1 … und wieder in diesen Raum zurückkehren.«

Rückblende

Therapeuten

Fragen, ob noch etwas unklar ist. Kann weggelassen werden, wenn keine Zeit mehr ist. — Elternmanual S. 107

Zum Abschluss dieser Sitzung gibt es einen kurzen Überblick über die Inhalte, von denen die Eltern heute erfahren haben. Selbstverständlich ist es notwendig, diese im Hinblick auf die eigene Familiensituation immer wieder zu überdenken und zu überprüfen, inwieweit die einzelnen Inhalte bereits schon umgesetzt werden konnten, und bei welchen es noch Schwierigkeiten gibt. Die Eltern haben verschiedene Möglichkeiten kennengelernt, wie sie mit Stress im Allgemeinen und natürlich im Umgang mit ihrem Kind besser umgehen können.

- Die Eskalationsfalle
- Stress und Entspannung
- Zeit- und Aufmerksamkeit
  - Spaß- und Spielzeit mit dem Kind
  - Zeiten für sich selbst (4 Punkte-Plan)

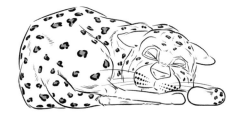

Hausaufgaben

Therapeuten

Kurz besprechen, Fragen beantworten. — Elternmanual S. 108

Zum Abhaken

- ☐ 1. Nehmen Sie sich bitte Zeit, um die Sitzung durchzuarbeiten.
- ☐ 2. Überlegen Sie, wann Sie in die Eskalationsfalle tappen und wie Sie diese durchbrechen können.
- ☐ 3. Bearbeiten Sie die Übung zu Ihrem persönlichen Stress-O-Meter.
- ☐ 4. Sammeln Sie Ideen für die Spaß- und Spielzeit.
- ☐ 5. Führen Sie eine feste »Zeit für sich selbst« nach dem 4 Punkte-Plan ein.
- ☐ 6. Führen Sie die Imaginationsübung »Ritterrüstung« durch.
- ☐ 7. Lesen Sie Ihrem Kind jeden Tag eine Geschichte aus der Geschichtensammlung vor.
- ☐ 8. Bitte führen Sie das Schlaf- und Glücksprotokoll für Ihr Kind vollständig und korrekt!

Sitzung 4

Sitzung 5: Angst, Geborgenheit und Ernährung

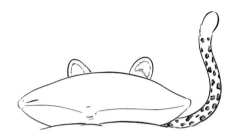

Informationen für den Therapeuten

Überblick: Zeitlicher Ablauf der Sitzung und benötigte Materialien

Inhalt	Zeit	Material	✓
Vorbereitung: Stuhlkreis bilden Schilder vorbereiten	5 min	Namensschilder	
Hausaufgabenbesprechung	20 min		
Geborgenheit und Angst Übung: Geborgenheit	15 min	Stifte	
Kindliche Ängste	7 min		
Hilfe bei Nachtängsten Hilfe bei Alpträumen Übung: Ängste Verhaltensregeln bei Ängsten	20 min		
Hinweise zur Geborgenheitsvermittlung	2 min		
Vorgehen nach Schritten bei Problem-situationen	4 min		
Schlaf und Ernährung	2 min		
Familienkost-Übergangsphase Milch-/B(r)eikost-Phase	7 min		
Babymassage und Kindermassage	3 min		
(Imaginationsübung Wanderer)	(ca. 10 min)		
Rückblende	2 min		
Hausaufgaben	3 min		

Content⁺PLUS

Ziel der Sitzung

Die Eltern lernen in dieser Sitzung, wie sie ihrem Kind Geborgenheit und Sicherheit vermitteln und wie diese wichtigen Aspekte im Zusammenhang mit kindlichen Ängsten und dem Schlafverhalten stehen. Dazu wird zu Beginn der Sitzung verdeutlicht, dass Geborgenheit bereits am Tage vermittelt werden kann und welche Möglichkeiten Eltern dafür zur Verfügung stehen. Informationen über kindliche Ängste schaffen ein Verständnis für die Gefühle und das Verhalten des Kindes, welches die Grundlage bildet für die Anwendung konkreter Verhaltensstrategien und -anweisungen im Umgang mit kindlichen Ängsten.

Durch das schrittweise Erarbeiten eines Handlungsplanes zu verschiedenen typischen Problemsituationen beim kindlichen Schlaf lernen Eltern, bisher vermittelte Strategien systematisch in einen konkreten Handlungsplan zu integrieren, um so die Erfolgswahrscheinlichkeit zu erhöhen. Integriert werden unter anderem Tipps zur Verhaltensänderung mit Imaginations-Tipps zum besseren Umgang mit der Situation sowie mit Hinweisen zu adäquatem Erziehungsverhalten. Dies verschafft einen Überblick über bereits gelernte Inhalte und hilft den Eltern, diese zukünftig strukturiert und effektiv einzusetzen.

Ein weiterer Teil dieser Sitzung beschäftigt sich mit dem Thema »Schlaf und Ernährung«. Eltern, deren Kinder bezüglich der Nahrung in einer Übergangsphase stecken oder die noch gestillt werden, erhalten hier wertvolle Informationen, um bei Bedarf Übergänge leichter zu gestalten oder abzustillen.

Der abschließende Teil zum Thema »Baby- und Kindermassage« rundet dieses Kapitel ab. Ziel ist, dass Eltern die Kompetenz erlangen, ihr Kind mittels sanfter Berührungen zu beruhigen und gleichzeitig Geborgenheit zu vermitteln, welches die Grundlagen für einen entspannten Schlaf sind.

Wichtig ist immer wieder, darauf zu achten, dass bei manchen Eltern die Strategien erst langsam greifen. Allgemein gilt: Je ängstlicher die Eltern sind, desto zögerlicher werden die Strategien umgesetzt. Daher sollte diesen Eltern nun durch freundlichen Nachdruck zu den nächsten Schritten geholfen werden. Gut eignet sich der Hinweis, dass dies Sitzung 5 ist und nur beim nächsten Mal noch die Änderungen in der Therapie besprochen werden können.

Begrüßung und Hausaufgaben

Therapeuten

»Liebe Eltern, wir begrüßen Sie zum heutigen Mini-KiSS-Training. Zuerst interessiert uns natürlich, wie die letzte Woche verlaufen ist, was Sie geändert haben und welche Auswirkungen dies hatte. Natürlich können Sie nun auch Fragen stellen, die sich über die Wochen hinweg und beim Nacharbeiten der vierten Sitzung des Arbeitsheftes angesammelt haben.«

Die Eltern können nun in einer offenen Runde über die Umsetzungen der Übungen in der letzten Woche berichten. Der Therapeut soll Fortschritte und positive Veränderungen loben. Bei Veränderungen ohne Auswirkungen soll besprochen werden, ob die Veränderung modifiziert oder so beibehalten werden soll. Darauf hinweisen, dass manche Veränderungen zunächst eine Verschlechterung der Situation hervorrufen können, bevor sich etwas verbessert.

Danach die Hausaufgaben durchgehen, wenn diese nicht bereits in der offenen Runde besprochen wurden. Aufgaben in Klammern ( ) müssen nicht unbedingt besprochen werden:

(Aufgabe 1: Manual nacharbeiten)
Aufgabe 2: Übung zur Eskalationsfalle
Aufgabe 3: Übung »Stress-O-Meter«
Aufgabe 4: Spaß- und Spielzeit etablieren
Aufgabe 5: Zeit für sich selbst etablieren
Aufgabe 6: Imaginationsübung »Ritterrüstung«
(Aufgabe 7: Täglich Geschichte vorlesen)
(Aufgabe 8: Schlaf-/Glückstagebücher führen)

Hausaufgaben

Sitzung 5

133

> »Wenn es keine weiteren Fragen gibt, würden wir nun zum inhaltlichen Teil dieser Trainingssitzung übergehen.«

Sitzung 5 – Inhaltlicher Einstieg

Therapeuten

Sitzungsüberblick

Elternmanual S. 109

»Heute beschäftigen wir uns mit dem Thema »Angst, Geborgenheit und Ernährung« sowie mit dem Thema »Entspannung für Ihr Kind durch Baby- bzw. Kindermassage«. Kinder, die sich geborgen und entspannt fühlen, sind weniger ängstlich, was zu besserem Schlaf führt. Da bei kleinen Kindern die Umstellung der Ernährung durch bisher nächtliche Mahlzeiten eng mit dem Schlaf verknüpft ist, werden wir uns auch mit diesem Thema in der heutigen Sitzung beschäftigen.«

In dieser Sitzung wird es um die Themen »Angst«, »Geborgenheit« und »Ernährung von Kindern« gehen sowie um die Entspannung durch Baby- bzw. Kindermassage.

Ein wichtiger Faktor für einen ungestörten Schlaf ist die Geborgenheit, die die Eltern ihrem Kind vermitteln können. Geborgenheit ist die Voraussetzung für einen vertrauensvollen Umgang miteinander und hilft dem Kind, auch schon in einem frühen Alter Selbstständigkeit und das gute Gefühl zu entwickeln, dass es sich sicher fühlen kann. Dies wiederum führt dazu, dass sich Kinder weniger ängstlich fühlen und besser schlafen. Um dieses Gefühl der Geborgenheit zwischen den Eltern und ihrem Kind zu fördern, möchten wir ihnen einige Anregungen geben.

Die richtige und regelmäßige Ernährung ist vor allem bei sehr kleinen Kindern ein weiterer wichtiger Faktor für einen ungestörten Schlaf, aber auch in den Fällen, wenn es zu Umstellungen in der Ernährung kommt. Dies ist zum Beispiel der Fall beim Breistart zwischen dem 7.–12. Monat und dem Übergang zur Familienkost um das zweite Lebensjahr herum. Dabei wollen wir vor allem das Vorgehen nach Schritten in schwierigen Situationen beleuchten.

Ein weiterer Punkt dieser Sitzung ist die Baby- bzw. Kindermassage. Diese kann dazu eingesetzt werden, um unmittelbar Entspannung und Schlaf bei einem Kind zu fördern, aber auch um ihm einfach die schon erwähnte Geborgenheit zu vermitteln und sein allgemeines Wohlbefinden zu verbessern. Und Spaß macht es außerdem.

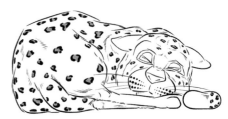

5.1 Geborgenheit und Angst

Therapeuten

Geborgenheit führt zu Sicherheit

Elternmanual S. 110

Kernpunkte der Vermittlung: Geborgenheit
Die Vermittlung von Geborgenheit führt zu einem Gefühl von Sicherheit und zu einem geringerem Auftreten von Ängsten. Geborgenheit am Tage führt auch zu weniger Ängsten am Abend, verringert Schlafprobleme und fördert die Selbstständigkeit beim Schlafen. Das Kind wird allgemein selbstständiger, da es durch das Gefühl von Sicherheit offener auf andere Kinder und Erwachsene zugehen kann. Zuwendung, die tagsüber fehlt, versucht das

Kind in der Regel nachts zu bekommen. Beispiele zur Geborgenheitsvermittlung bei Verabschiedungen wären ein Kuss oder eine bestimmte Art sich zu begrüßen/zu verabschieden.

Übung durchgehen: Wie vermitteln die Eltern dem Kind Sicherheit, Geborgeneheit, Zuneigung?

Das Auftreten von Trennungs- und Verlassensängsten bei Kindern in der Nacht ist auch wesentlich davon abhängig, wie geborgen sie sich während des Tages fühlen. Wenn das Kind tagsüber immer wieder in seinem Gefühl bestätigt wird, dass jemand für es da ist, wenn es etwas braucht (das können körperliche Bedürfnisse wie Hunger oder Durst sein oder psychische Bedürfnisse wie Trost und Aufmerksamkeit), wird es diese Sicherheit auch zur Schlafenszeit empfinden. **Reduktion von Ängsten**

Macht es dagegen die Erfahrung, dass seine Bezugspersonen unvorhergesehen nicht da sind, wenn es sie braucht, kann es passieren, dass ihr Kind nachts aufwacht und nach ihnen ruft, um sich ihrer Anwesenheit zu versichern. Dieses »Nicht-anwesend-Sein« während des Tages kann auch bedeuten, dass man körperlich zwar anwesend, aber mit den Gedanken ganz woanders ist. Dann ist man für das Kind gefühlsmäßig nicht erreichbar und es kann sein, dass es die benötigte Zuwendung nachts einfordert. Ein Kind, das die Zuneigung und Zuwendung **Sicherheit vor Erfahrung**

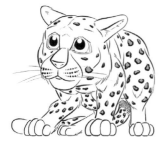

der Eltern spürt, ist auch selbstständiger, da es nicht um den Verlust oder das Schwanken dieser Zuneigung fürchten muss und offener auf andere Kinder und Erwachsenen zugehen kann. Diese Selbstständigkeit ist wiederum die Voraussetzung, dass sich das Kind in der Nacht selbst beruhigen kann. Zudem können die Eltern ihrem Kind etwas sehr schönes schenken: Die Erfahrung, dass es sich auf ihre Zuwendung verlassen kann, ist prägend für sein ganzes weiteres Leben und erleichtert es ihm, Freundschaften und später glückliche Partnerschaften einzugehen.

Falls es dem Kind noch schwerfallen sollte, sich für kurze Zeit von den Eltern zu trennen, können sie ihm beispielsweise mit einem besonderen Begrüßungs- und Verabschiedungsritual helfen. Wird dies zu einer verlässlichen und ganz speziellen Handlung zwischen beiden, wird es die Trennung von den Eltern als weniger bedrohlich oder ängstigend empfinden und sich sicher sein, dass sie zurückkommen. Eine typische Situation hierfür wäre das Hinbringen zu und Abholen aus der Kita. Der Kreativität sind hierbei keine Grenzen gesetzt. Beispiele wären Eskimoküsse, Huckepack-Tragen oder eine bestimmte Begrüßungsformel. **Verabschiedungsritual**

5.1.1 Übung – Geborgenheit

Die Eltern sollen weitere Ideen sammeln! Wie schenken sie ihrem Kind Zuneigung bzw. wie vermitteln sie ihm Sicherheit? Gibt es bei ihnen eine familientypische Zuwendung? Wie haben ihre Eltern ihnen ihre Zuneigung gezeigt?

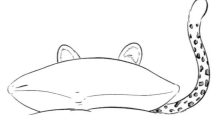

Elternmanual S. 110

Sitzung 5

5.1.2 Kindliche Ängste

Therapeuten

Kernpunkte der Vermittlung: Kindliche Ängste
Es gibt typische entwicklungsbedingte Ängste, die sich in Art und Ausdruck unterscheiden. Man kann die Ängste nicht verhindern, aber das Kind bei der Verarbeitung unterstützen.

Im 1. Lebensjahr: Kurz nach der Geburt: plötzliche laute Geräusche, Schmerz, das Gefühl zu fallen, Blitze, Schatten; in der zweiten Hälfte des ersten Lebensjahrs: Trennungsängste durch Vergrößerung des Wahrnehmungsbereiches besonders beim nächtlichen Erwachen, Fremdeln durch Lernen des Unterschiedes zwischen fremd und vertraut, Ausdruck der Angst durch Schreien, Gesicht abwenden und Umklammern der Bezugsperson. **Entwicklungsbedingte Ängste**

> *Im 2./3. Lebensjahr:* Angst vor Dunkelheit, Alpträumen, Räubern, Tod, Tieren, unbekannten Objekten, Situationen und Personen, Nachtängste. Hinzukommende Ausdrucksmöglichkeiten sind Weglaufen, sprachliche Mitteilung. Manchmal wird Angst geleugnet, obwohl sie durch Mimik und Körperhaltung offensichtlich ist. Häufig wird aufgrund von Nachtängsten das Zubettgehen stark hinausgezögert.
>
> *Im 4./5. Lebensjahr:* Ängste werden von anderen Personen übernommen, Ängste durch Bedrohung, Verletzung, Unfall, Feuer. Angstreaktionen mit starker Intensität, häufig jedoch von kurzer Dauer.

Das Thema »Angst« begleitet uns Menschen seit der Geburt und nimmt im Laufe des Lebens verschiedene Gestalten an. Im Folgenden sollen die wichtigsten entwicklungsbedingten Ängste, die im Alter von einem halben Jahr bis ca. 5 Jahren relevant sind, kurz charakterisiert werden. Wichtig ist, dass die Eltern bedenken, dass sie als Eltern die Ausbildung dieser Ängste nicht verhindern können, sondern diese zur Entwicklung gehören. Allerdings können sie ihr Kind bei der Angstverarbeitung unterstützen und ihm Sicherheit geben.

Im 1. Lebensjahr

Ängste im 1. Lebensjahr

Reize, die die angeborenen Angstreaktionen kurz nach der Geburt auslösen, sind vor allem plötzliche, laute Geräusche, Schmerzen, das Gefühl zu fallen, Blitze und Schatten. Die unwillkürliche Reaktion des Babys darauf ist das Schreien. Hierbei wendet es oft das Gesicht ab und umklammert die Mutter. Diese Reaktion ist für den abhängigen Säugling die einzige lebenserhaltende Möglichkeit, da seine Handlungsmöglichkeiten noch sehr beschränkt sind.

Elternmanual S. 111

In der zweiten Hälfte des ersten Lebensjahrs können dann *Separationsängste* (Trennungsängste und Verlustängste) bei Kindern auftreten. Nach der Geburt vergrößert sich der Wahrnehmungsbereich des Kindes rasant. Von der Neugier gepackt wird es schnell Gefallen an den vielen Dingen finden, die die Welt ausmachen. Es sammelt dabei viele schöne Erfahrungen und Eindrücke. Manche Begegnungen machen ihm allerdings auch Angst.

Die ersten sichtbaren Furchtreaktionen zeigen sich im 4.–6. Monat. Das allen bekannte »*Fremdeln*« tritt etwa um den 8. Monat auf, weshalb man auch oft von der »Acht-Monats-Angst« spricht. Vor dem Hintergrund, dass Kinder nun in der Lage sind, zwischen »fremd« und »vertraut« zu unterscheiden, kommt es zu verschiedenen Angstreaktionen seitens des Kindes, wenn es sich von den Vertrauenspersonen verlassen fühlt, beispielsweise weint das Kind, wenn es die Bezugsperson nicht mehr sehen kann. Das Kind wird, wenn auch nur in gewissen Grenzen, immer unabhängiger von den Eltern. Diese neue Situation hat jedoch zwei Seiten: Auf der einen Seite begrüßt das Kind diese neue Entwicklungsstufe; es ist neugierig auf seine Umwelt und will diese unabhängig erkunden. Mit diesem Prozess beginnt die Entfaltung eines neuen kleinen Individuums, das sich der absoluten Kontrolle seiner Eltern entzieht. Auf der anderen Seite erwächst aus dieser Entwicklung folgender Konflikt: Der Wunsch nach Eigenständigkeit steht dem Umstand gegenüber, dass das Kind noch eine ganze Weile auf die Hilfe der Eltern angewiesen ist. Ist es da nicht selbstverständlich, dass Kinder sich in dieser Zeit der Veränderung ängstigen?

→ Bedeutend für das Schlafverhalten ist der Umstand, dass die Trennungsangst im Dunkeln und beim Alleinsein (Einschlafschwierigkeiten, Schlafstörungen, nächtliche Angstattacken) besonders intensiv erlebt wird.

Im 2. bis 3. Lebensjahr

Ängste im 2./3. Lebensjahr

In diesem Lebensabschnitt kommen die Angst vor der Dunkelheit, die Angst vor Alpträumen, Räubern und Tod, die Angst vor Tieren und die Angst vor unbekannten Objekten, Situationen und Personen hinzu. Auch hier sind die bekannten Angstreaktionen zu erwarten: schreien, klammern an Bezugspersonen, abwenden, weglaufen, suchen nach Sicherheit und mittlerweile der Versuch der sprachlichen Mitteilung. Typisch sind hierbei auch oft das gezielte Vermeiden von angstauslösenden Situationen/Dingen und das Unterdrücken der Angst. Kinder verleugnen oftmals ihre Angst, obwohl ihre Mimik und die gesamte Körperhaltung ihre Gefühle verraten.

Im 4. bis 5. Lebensjahr

In diesem Alter haben Kinder vermehrt Angst, wenn sie bemerken, dass andere Personen Angst haben oder bei Bedrohung, Verletzung, Unfall und Feuer. Das plötzliche Auftreten von Angstgefühlen, die jedoch nur von kurzer Dauer sind, ist vor allem im Vorschulalter häufig zu beobachten. Sie sind gekennzeichnet durch eine starke Intensität, wobei die Gefühlslage innerhalb von Minuten in das genaue Gegenteil umschlagen kann.

Ängste im 4./5. Lebensjahr

Mit dem »Erklimmen« verschiedener Entwicklungsstufen sind Kinder von Zeit zu Zeit besonders labil und anfällig für Nachtängste. Alpträume und Nachtängste können bereits im 2. Lebensjahr auftreten. Typisch für Kinder mit starken Nachtängsten ist die heftige Gegenwehr beim Zubettgehen und Einschlafen. Selbst wenn sie fast vor Müdigkeit umfallen, zögern sie das Verabschieden der Eltern für die Nacht hinaus. Sie stellen eine Unmenge an Fragen, die jetzt noch geklärt werden müssen, oder sie bitten immer wieder um ein weiteres Glas Wasser, eine weitere Geschichte, noch einen Gute-Nacht-Kuss usw. Möglicherweise sieht es in dem bevorstehenden Einschlafen ein bedrohliches Ereignis, das die Aufgabe des Sicherheitsgefühls und das Eintauchen in eine unbekannte Welt mit Bedrohungen oder Einsamkeit darstellt.

Elternmanual S. 112

5.1.3 Hilfe bei Nachtängsten

Therapeuten

Hilfe bei Nachtängsten

Kernpunkte der Vermittlung: Hilfe bei Nachtängsten
Erinnerung an bisherige Strategien: »Sicherheitsschnur« gegen Trennungsängste und »Schlafanzug-Suchspiel« gegen Angst vor Monstern.

Kalimbas Flecken: So wie die Einschlaf-Flecken verwendet wurden, können auch Mut-Mach-Flecken, Gute-Träume-Flecken oder Retter-Flecken aufgeladen werden, damit Kalimba dem Kind hilft, mit Nachtängsten umzugehen.

Eltern sollen erklären, wie sie die Mut-Mach-Flecken aufladen würden und berichten, wie bisheriges Aufladen gemeinsam mit dem Kind funktioniert hat. Tipp: Eltern sollen selbst Kalimbas Flecken verwenden, wenn das Kind sie beobachtet, um die Akzeptanz der Flecken durch das Kind zu erhöhen.

Kalimbas Freunde: Stofftiere sollen von den Eltern um das Bett des Kindes gestellt werden, die mit dem Rücken zum Bett das Kind beschützen und auf es aufpassen. Bei Gefahr schlagen die Freunde Alarm.

Hilfe bei Alpträumen: Alpträume, die häufiger vorkommen, können am Tage – nicht am Abend – in einem gemalten Bild bearbeitet werden. Kinder malen dazu ein Bild von dem Alptraum und einen großen Helden dazu, der die Situation verändert und die Angst vor dem Alptraum nimmt. Positive Träume können von den Eltern abends eingeflüstert werden.

Übung: Kindliche Ängste der Eltern ansprechen; Verhaltensregeln im Umgang mit Ängsten durchgehen; auf die Hausaufgabe »Tipps zur Vermittlung von Geborgenheit« hinweisen.

Wir haben bereits die Beispiele »Rote Schnur« und »Schlafanzug-Suchspiel« genannt. Sie zeigen, wie die Eltern mit der Angst ihres Kindes, alleine im Bett zu schlafen, umgehen können. Eine andere Möglichkeit, Ängste von Kindern kreativ zu bewältigen, kann folgender Einsatz von Kalimba sein:

Bisherige Strategien

Kalimbas Flecken

Die Eltern erzählen ihrem Kind die Geschichte von Kalimbas Zauberflecken. Bestimmte Flecken von Kalimba haben eine ganz spezielle Kraft. Wenn das Kind alt genug ist, können die Eltern gemeinsam mit ihrem Kind einen Fleck auswählen, der ihm eine besondere Kraft gibt. Beispielsweise kann der Fleck an Kalimbas rechtem Ohr der »Mut-Mach-Fleck« sein, der dem

Mut-Mach-Flecken

Sitzung 5

137

Kind nachts, wenn es Angst hat, Mut macht. Kalimba hat jedoch auch »Gute-Träume-Flecken« und natürlich auch »Retter-Flecken«, falls sich das Kind beispielsweise durch ein Geräusch in der Nacht bedroht fühlt.

Flecken aufladen

Die Eltern müssen nur gemeinsam mit ihrem Kind diesen Fleck aufladen. Das geht ganz einfach, wie schon in vorherigen Sitzungen dargestellt wurde: Die Eltern konzentrieren sich gemeinsam mit ihrem Kind ganz fest auf die Kraft des Flecks, z. B. des »Mut-Mach-Flecks«. Sie legen ihren Zeigefinger auf den Fleck, ihr Kind tut dasselbe. Nun atmen sie dreimal tief durch, während sie ganz fest an die Kraft des Flecks denken und sich ganz genau das Bild dazu vorstellen. Wie bereits bei dem Thema »Rituale« erläutert, sprechen Kinder besonders gut auf symbolische Handlungen an. Das Kind wird die Kraft förmlich spüren können, die durch den Aufladeprozess auf es übertragen wird. Da der Fleck von ihm selbst und einem Elternteil aufgeladen wird, erfährt es ein starkes Gefühl der Selbstwirksamkeit – schließlich bekommt es die Kraft nicht von irgendwo her, sondern es ist seine eigene Kraft/Fähigkeit, die mithilfe eines Elternteils in einem der Flecken gebündelt wird.

Elternmanual S. 113

Falls der Fleck nach dem ersten Aufladevorgang noch nicht vollständig aufgeladen ist, sollten die Eltern den Prozess wiederholen, bis ihr Kind das Gefühl hat, dass sein Kalimba nun ausreichend Kraft für die Nacht getankt hat. So kann das Kind den Fleck nachts in Anspruch nehmen, indem es den Finger auf den »Mut-Mach-Fleck« des Leoparden legt und dann selbstständig mit seiner Angst umgehen und sie bewältigen kann.

> **Tipp**
> Sinnvoll ist es, markante Flecken zu benutzen. Flecken auf der Nase, am Ohr oder der große Fleck am Bauch können nachts problemlos ertastet werden, ohne das Licht anzumachen, und dem Kind Kraft geben. Wenn die Eltern wissen, dass ihr Kind sie beobachtet, können sie einmal selbst einen Leopardenfleck verwenden. Denn wenn sogar Mama oder Papa den Leopardenfleck verwenden, dann muss er ja wirklich wirken!

Kalimbas Freunde

Kalimbas Freunde einladen

Kalimba hat nicht nur ganz besondere Zauberflecken, sondern kann auch seine ganzen Freunde aus dem Zauberland einladen. Gemeinsam werden die Freunde das Kind in der Nacht beschützen und über dessen Schlaf wachen. Dazu erzählen die Eltern ihrem Kind die Geschichte von Kalimbas Freunden aus dem Zauberland, während sie um das Bett ihres Kindes alle möglichen Stofftiere setzen. Diese sitzen natürlich mit dem Rücken zum Kind, da sie es beschützen wollen. Vielleicht ist ein Elefant dabei, der ganz laut trompetet, falls irgendetwas sein sollte oder ein Löwe, der ganz laut brüllt und faucht. Natürlich müssen Freunde erst eingeladen werden! Die Eltern können dafür bei Kindergartenkindern gemeinsam mit ihrem Kind eine Einladung basteln. Bei ihren Erzählungen sollten die Eltern darauf achten, den Fokus auf die Schutzfunktion der Freunde zu legen und nicht auf Monster oder Einbrecher, vor denen ihr Kind Angst haben könnte.

Hilfe bei Alpträumen

Alpträume verstehen

Manchmal fürchten sich Kinder vor dem Schlafengehen, weil sie einen Alptraum z. B. von einem Monster hatten. Am Tage sollten die Eltern mit ihrem Kind ein Bild von dem Alptraum malen. Sie überlegen nun gemeinsam mit ihrem Kind, was man in das Bild hinein malen könnte, damit der Alptraum nicht mehr als beängstigend erlebt wird. Kommt vielleicht Kalimba als Riese, ein lieber Dinosaurier oder eine gute Fee vor und verscheucht das Monster? Wichtig ist, dass das Kind bei der Entschärfung des Alptraums mitbestimmt und beteiligt ist. Diese Strategie sollte nicht vor dem Schlafengehen angewendet werden, da das Kind sonst mit dem Alptraum in Gedanken ins Bett gehen wird.

Sorgt sich das Kind über gewisse Dinge, die auch in Träumen vorkommen können, sollten die Eltern die Sorgen in einer Kiste verschließen. Hierzu verwenden sie am besten eine Kiste, die sie mit ihrem Kind gemeinsam dekoriert oder gebastelt haben. Am Tage flüstern sie die Sorgen in die Kiste und verschließen diese fest mit einem großen Geschenkband. Ältere Kinder können die Sorgen auch malen und verstauen. Vielleicht muss der Deckel mit einem großen Buch beschwert werden, damit die Sorgen sicher verpackt sind. Wichtig ist auch hier, dass das Kind in den Prozess involviert ist und mitbestimmen kann.

Elternmanual S. 114

Wussten die Eltern, dass man gute Träume abends vor dem Schlafengehen auch einflüstern kann? Welche Träume ihr Kind sich wohl als Ersatz für den Alptraum wünscht?

Übung – Ängste

Erinnern sich die Eltern noch, wovor sie früher Angst hatten? Haben sie sich vielleicht auch manchmal vor der Dunkelheit, Monstern oder Alpträumen gefürchtet? Was hat ihnen damals geholfen, ihre Ängste zu bekämpfen? Was hätten sie sich in solchen Situationen gewünscht?

Elternmanual S. 115

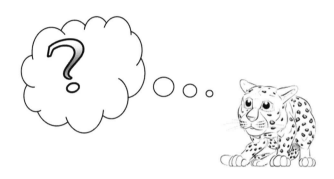

Noch einige grundlegende Verhaltensregeln beim Umgang mit einem ängstlichen Kind:

Elternmanual S. 115

Eltern

Verhaltensregeln

- Bestrafen oder verspotten Sie Ihr Kind nie, wenn es Ihnen seine Ängste offen zeigt. Sie laufen sonst Gefahr, dass sich die Ängste verfestigen.
- Wird Ihr Kind nachts von einem Alptraum geplagt oder zeigt es tagsüber Ängste, verzichten Sie auf jede übertriebene Reaktion von Zuwendung und Zärtlichkeit, da dies die Angst verstärken kann.
  → In der Nacht ist es vor allem wichtig, dass Sie ruhig bleiben und nur gedämpft sprechen, damit Ihr Kind wieder einschlafen kann. Die häufigste Ursache für Alpträume sind ängstigende Erlebnisse des Tages.
  → In der Regel nehmen Alpträume im Schulalter hinsichtlich der Häufigkeit ab. Häufige Alpträume können, wie auch sonstige Schlafstörungen, aus Beziehungsproblemen innerhalb der Familie resultieren, aus Leistungsstörungen, aus Überforderungen oder auch durch belastende Erlebnisse »entstehen«.
- Es ist günstig, keine Bewertung hinsichtlich der Ängste Ihres Kindes vorzunehmen. Bedenken Sie, dass es durchaus sein kann, dass Dinge, die Erwachsenen vielleicht allzu harmlos erscheinen, für Kinder umso realer und bedrohlicher sind: Monster im Schrank können unter Umständen genauso viel Angst einflößen wie der große, schwarze Hund des Nachbarn oder ein gemeines Kind in der Kita. Wichtig ist, an dieser Stelle herauszustellen, dass es völlig unerheblich ist, ob objektiv eine Gefahr droht. Was zählt ist die subjektive Empfindung Ihres Kindes.
  → Zeigen Sie Ihrem Kind, dass Sie es ernst nehmen. Sowohl für Kinder als auch für Erwachsene ist es wichtig, dass sie das Gefühl haben, von wichtigen Bezugspersonen ernst genommen zu werden. Das Verharmlosen Ihrer Ängste beispielsweise durch den Partner würde Sie auch verärgern bzw. verunsichern.

139

5.1.4 Was können Eltern tun, um ihrem Kind Geborgenheit zu vermitteln?

Eltern

Versuchen Sie, die folgenden Tipps nach und nach in Ihren Familienalltag einfließen zu lassen.

Kreuzen Sie in der Tabelle an, welche Verhaltensweisen Sie schon praktizieren und um welche Sie sich noch kümmern könnten.

Checkliste: Geborgenheit für das Kind	☺ Machen wir schon	! Haben wir noch vor
Aufmerksam sein. Eltern sollten aufmerksam für die Bedürfnisäußerungen ihres Kindes sein und direkt darauf reagieren. Das muss nicht heißen, dass das Kind immer seinen Willen durchsetzen kann, doch vor allem bei kleinen Kindern fühlen sich alle Bedürfnisse überlebenswichtig an und sie verzweifeln schnell, wenn ihnen niemand hilft. Darauf achten, was ihr Kind braucht; das muss nicht das sein, was das Kind will! Durch eine schnelle Reaktion können Eltern ihrem Kind die Erfahrung vermitteln, dass es durch sein Verhalten etwas in seiner Umgebung bewirken kann. Dadurch fühlt es sich z. B. auch nachts nicht hilflos seinen Ängsten ausgeliefert, was den Schlaf verbessern kann.	☐	☐
Loben. Eltern sollten ihr Kind in positiven Erfahrungen ermutigen und bestärken. Dies kann geschehen durch aufmerksames Zuhören, Zulächeln, Über-den-Kopf-Streicheln, Lob wie »Du hast aber toll den Tisch gedeckt!« (Eltern sollten versuchen, sich hier auf konkrete Leistungen zu beziehen, das spornt ihr Kind an, dieses Verhalten öfter zu zeigen), Ermunterungen oder indem man seine eigenen Aufgaben unterbricht und sich dem Kind zuwendet. Oder Eltern loben ihr Kind im Beisein von Dritten. Jedes Kind wächst ein paar Zentimeter, wenn es die Mutter zu anderen sagen hört, wie stolz sie ist, dass ihr Kind diese Nacht alleine in seinem Bett verbracht hat. Oder sie loben einen positiven Charakterzug ihres Kindes, z. B. »Ich freue mich jedes Mal darüber, wenn du so herzhaft lachst!«	☐	☐
Verlässlicher Tagesablauf. Eltern sollten für einen verlässlichen und vorhersehbaren Tagesablauf sorgen. Das gibt ihrem Kind Sicherheit.	☐	☐
Kindgerechte Sprache. Eltern sollten darauf achten, mit dem Kind kindgerecht zu sprechen und sich in seine Sicht der Welt hineinzuversetzen. Klare, eindeutige Formulierungen und Anweisungen helfen ihrem Kind, sich in einer für es ohnehin schon komplexen Welt zu orientieren. Vermieden werden sollten Befehle wie »Teller leer« oder »Aufheben«. Liebevollere Formulierungen, die auch den Grund des Wunsches beinhalten, wie »Heb' bitte deine Pfeife auf, sonst tritt jemand darauf, und dann ist sie kaputt«, erweitern den Wortschatz des Kindes und helfen besonders in der Trotzphase, Wutanfälle zu vermeiden.	☐	☐
Spiel- und Spaßzeiten. Eltern sollten mit ihrem Kind spielen. Einmal am Tag sollten sie sich Zeit nehmen für eine bewusste »Spiel- und Spaßzeit«, z. B. gemeinsam ein Bilderbuch anschauen, das Lieblingsspiel des Kindes spielen oder basteln oder gemeinsam backen. Oder die Eltern erzählen ihrem Kind Geschichten aus der Zeit, als es noch ganz klein war oder sie sehen sich die Fotoalben aus der Babyzeit an. Diese positiv verbrachte Zeit fördert die Nähe zwischen den Eltern und ihrem Kind und gibt ihm Selbstvertrauen.	☐	☐

Checkliste: Geborgenheit für das Kind	☺ Machen wir schon	! Haben wir noch vor
Körperkontakt. Eltern sollten den Körperkontakt zwischen sich und ihrem Kind fördern. Sie können ihr kleineres Kind öfter am Tag tragen, z. B. auch mal während der Hausarbeit. Es hat sich gezeigt, dass getragene Kinder weniger weinen und in der Regel zufriedener sind als Kinder, die nicht in den Genuss von so viel körperlicher Nähe kommen. Wenn das Kind größer ist, gibt es immer noch viele Möglichkeiten, den körperlichen Kontakt zu intensivieren, z. B. durch die Kindermassage. Es gibt größere Kinder, denen sehr sanfter Kontakt unangenehm ist. Hier können es die Eltern vielleicht mal mit einer Kissenschlacht versuchen. Ein »Nein« zu körperlichem Kontakt sollte jedoch immer respektiert werden. So lernen Kinder auch, sich vor sexuellem Missbrauch zu schützen.	☐	☐
Abendreflexion. Ist ihr Kind schon größer (etwa ab 3 Jahre), sollten die Eltern mit ihm vor dem Einschlafen den Tag reflektieren. Was ist Schönes passiert? Was war nicht so schön? Eltern sollten ihrem Kind helfen, die Tageserlebnisse zu verarbeiten und einzuordnen.	☐	☐
Angemessen Schimpfen. Schimpfen ist manchmal unvermeidlich. Damit das Kind dies nicht als willkürliche Machtdemonstration empfindet, gibt es vier einfache Regeln: 1. Auf den Ton achten. Eine schrille, hohe Stimme verrät die eigene Hilflosigkeit. Ein ruhiger, sicherer Tonfall vermittelt dagegen Sicherheit. 2. Auf Höhe des Kindes argumentieren. Sich zum Kind hinunter zu beugen zeigt, dass man es ernst nimmt und respektiert. 3. Beim Thema bleiben. Nicht vom Hölzchen aufs Stöckchen kommen. Denn am Ende bleibt sonst der Eindruck, dass nichts funktioniert. Also: Kritik dosieren, keine Verallgemeinerungen, kein Rundumschlag. Kommt das Kind den Aufforderungen der Eltern nach, sollten sie Formulierungen wie: »Wenn das nur jeden Tag so klappen würde« oder »Wenn du nur deine Schuhe genauso gut wegräumen würdest« vermeiden. Dies frustriert das Kind nach der vollbrachten Leistung. 4. Das Versöhnen nicht vergessen. Eine Umarmung und der Satz: »Schatz, ich habe mich eben sehr geärgert, aber Fehlermachen gehört eben dazu« oder »Lass uns wieder gut miteinander sein« geben dem Kind seine Selbstsicherheit wieder.	☐	☐
Unterstützung bei Fremdeln. Wenn ein Kind fremdelt, ist dies kein Anzeichen dafür, dass es sich nicht sicher aufgehoben fühlt! Es ist im Gegenteil ein positives Zeichen dafür, dass es sich sehr stark mit den Eltern verbunden fühlt und ist kein Anlass zu Ärger oder Sorge. Das fremdelnde Kind sollte getröstet und beruhigt werden, diese Entwicklungsphase geht von alleine vorüber.	☐	☐

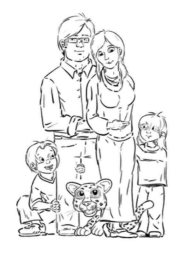

5.2 Schritt für Schritt zum guten Schlaf

Verhaltens-
änderung nach
Plan

> **Therapeuten**
>
> *Kernpunkte der Vermittlung: Schritt für Schritt zum guten Schlaf*
> Im bisherigen Training wurden viele Strategien zur Verhaltensänderung seitens des Kindes, zur Entspannung von Eltern und Kind und zur richtigen Anwendung von Erziehungsstrategien vermittelt. In der folgenden Übung sollen bisher gelernte Inhalte integriert werden.
> Der Therapeut soll mit den Eltern gemeinsam zuerst das Beispiel zur Planung von Verhaltensänderungen durchgehen. Die Eltern sollen in diesen Prozess involviert werden durch Fragen, was sie denn nun tun würden bzw. was sie bereits gelernt haben. Platz zur schriftlichen Ausarbeitung einer solchen Planung als Hausaufgabe finden die Eltern im Anschluss.

Planung sinnvoll

Im Laufe der bisherigen Sitzungen haben die Eltern viele Strategien und Tipps bekommen, wie sie die Schlafsituation ihres Kindes beeinflussen und verbessern können. Um all diese Strategien erfolgreich und mit Struktur einsetzen zu können, ist ein Vorgehen nach Plan wichtig: Schritt für Schritt zum guten Schlaf! Das folgende Vorgehen nach Schritten sollen die Eltern bei Ihrem nächsten Vorhaben nutzen. Sinnvoll ist die Verwendung des Plans auch dann, wenn nach Ausnahmesituationen oder Rückfällen durch Krankheit, Urlaub, Umzug oder Belastung alte Muster wieder aufgetreten sind.

Es werden zwei typische Beispielsituationen dargestellt, die häufig bei Klein- und Kindergartenkindern vorkommen. Zum einen das Weinen und Rufen nach den Eltern bei nächtlichem Erwachen, zum anderen das Stehen am Elternbett. Treten diese Situationen öfter auf, können sich die Eltern gemeinsam auf das nächste Mal vorbereiten. Oftmals sind nicht Ängste Gründe für das nächtliche Erwachen und das Nicht-wieder-einschlafen-Können, sondern Gewohnheiten oder zum Teil auch das Testen von Grenzen. Die folgenden Beispiele können Eltern als Inspiration zur Veränderung einer ähnlichen oder gleichen Problematik bei ihrem Kind nehmen und die erforderlichen Schritte zur Veränderung individuell an ihre Situation zuhause anpassen.

Verschlechterung
möglich

Eltern sollten daran denken, dass es auch hier, wie bei allen Änderungen, die sie neu einführen, zunächst zu einer Verschlechterung kommen kann. Halten die Eltern es durch, die Veränderungen konsequent und regelmäßig umzusetzen und sind sie sich untereinander einig darüber, so lernt ihr Kind schnell dazu und wird das gewünschte Verhalten zunehmend zeigen.

Was machen Eltern, wenn ihr Kind nachts aufwacht, weint und nach ihnen verlangt?
Was machen Eltern, wenn ihr Kind nachts bei ihnen am Elternbett steht?

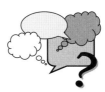

> *Schritt 1: Die Eltern sollen sich überlegen, was eventuelle Ursachen für das Erwachen ihres Kindes sein könnten.*

Beispielgründe

Bekommt das Kind eventuell gerade Zähnchen, die es plagen? Hat es einen Beißring oder ähnliche Hilfen, um mit dieser schwierigen Zeit besser umgehen zu können (wenn die Eltern den Eindruck haben, dass ihr Kind starke Schmerzen hat, konsultieren sie ihren Kinderarzt)? Wird das Kind eventuell von Bauchkoliken geplagt? Wenden die Eltern die verdauungsstimulierende Babymassage an? Gibt es andere Faktoren, die den Schlaf des Kindes beeinflussen könnten (z. B. auch die Ernährung)? Bei der Überprüfung sollen die Eltern auf die Übung »Einflussfaktoren auf den kindlichen Schlaf« zurückgreifen (Licht- oder Lärmbelästigung, ein elektrisches Gerät in der Nähe des Bettchens, Temperatur ...).

Schritt 2: Die Eltern sollen gemeinsam überlegen, wie genau sie vorgehen wollen.

Wie beim Thema »Einigkeit« beim »Haus des gesunden Schlafes« ist es wichtig, dass die Eltern gemeinsam an einem Strang ziehen. Sie sollten genau festlegen, wer welche Aufgabe zu welchem Zeitpunkt übernimmt und was genau sie machen wollen. Wenn klar abgemacht ist, wer nachts zu dem Kind geht, fühlt sich keiner allein gelassen und man kann zielgerichtet den geschmiedeten Plan ausführen. Ein weiterer Punkt ist, dass sie sich beide unbedingt an die Abmachungen halten und darauf achten müssen, dass keiner dem anderen in die Quere kommt. Kinder spüren es, wenn sich die Eltern uneinig sind und nutzen die Schwäche eines Elternteils gezielt aus. Die Eltern müssen konsequent sein!

Einigkeit und Absprache

Wer übernimmt welche Aufgabe?
Wechseln sich die Elternteile ab oder übernimmt evtl. derjenige die Aufgabe, der die besseren Nerven hat?

Aufgabenteilung

Wie sieht das genaue Vorgehen aus?
Wie lange wollen die Eltern bei ihrem Kind bleiben? Werden sie beruhigend auf es einreden oder es sanft streicheln? Wenn die Eltern ihrem Kind die Chance geben wollen, zu lernen, sich selbst zu beruhigen, wie lange lassen sie es allein, bevor sie ihm wieder Sicherheit und Geborgenheit durch ihre Nähe geben? Werden sie ein Belohnungssystem einsetzten? Wie genau wird dies aussehen? Hierbei ist es besonders wichtig, dass sie sich ausgehend von ihrer persönlichen Ausgangssituation realistische Ziele stecken, die sie zunächst umsetzten wollen. Folgendes Beispiel soll eine mögliche Zielsetzung veranschaulichen:

Welche Strategie?

Lisa (3,5 Jahre) stört ihre Eltern bis zu achtmal in der Nacht. Sie beschließen gemeinsam, dass das erste Etappenziel auf dem Weg zu ruhigen Nächten eine Reduzierung der nächtlichen Störungen von acht- auf fünfmal pro Nacht sein soll. Das heißt für Lisa, dass sie nun bis zu fünfmal in der Nacht zu ihren Eltern kommen kann, aber nicht bei ihnen im Bett schlafen darf. Schafft Lisa dies, hat sie sich eine Belohnung am nächsten Morgen verdient. Die Belohnung muss dabei so groß sein, dass sie für das Kind auch wirklich einen Anreiz bietet, da es sonst sein Verhalten nicht verändert. Schafft sie es, dann bekommt sie am Morgen eine Belohung.

Beispiel

Um erfolgreich zu sein, ist es wichtig, dass Veränderungen in kleinen Schritten umgesetzt werden. Im Beispiel der kleinen Lisa, die im Schnitt achtmal pro Nacht zu ihren Eltern ins Schlafzimmer kam, lautete die Vereinbarung, dass sie zukünftig nur fünfmal pro Nacht zu ihren Eltern kommen darf. Kommt Lisa dann für eine längere Zeit nur noch fünfmal pro Nacht zu ihren Eltern, wäre ein nächstes Ziel, dass Lisa nur noch dreimal pro Nacht kommt. Wenn das auch erreicht ist, liegt das Ziel, dass Lisa allein in ihrem Bett durchschläft, nicht mehr fern.

Kleine Schritte

Ähnlich kann diese Strategie bei Kindern angewendet werden, die nachts nach einem Elternteil rufen. Wenn die Eltern zukünftig an das Bett des Kindes kommen, muss ein Schlafstern abgegeben werden. Sind keine Schlafsterne mehr vorhanden, kann das Kind auch nicht mehr nach den Eltern verlangen. Für Kinder ist diese Schlussfolgerung meist selbstverständlich.

Wie gestalten Eltern die Zeit, während sie ihrem Kind die Chance geben, zu lernen, sich selbst zu beruhigen und selbstständig wieder in den Schlaf zu finden?
Wollen die Eltern eine Imaginationsübung machen? Lesen sie einen Imaginations-Tipp der ihnen Kraft gibt? Gehen sie auf die Toilette oder ins Bad, um einen Mut-Mach-Spruch zu lesen? Orientieren sie sich an einer Uhr oder atmen sie einfach tief durch?

Ablenkung und Entspannung

Schritt 3: Die Eltern sollen die neue Regel oder die Veränderung mit ihrem Kind besprechen.

Bereits am Mittag sollten die Eltern ihrem Kind erklären, dass sich ab jetzt etwas ändern wird. »Wir wollen eine neue Regel einführen, die besagt, dass du ab jetzt nachts in deinem Bett

Kind informieren

Sitzung 5

143

schläfst.« Dabei sollten die Tipps und Hinweise zum wirkungsvollen Auffordern von den Eltern beachtet werden.

> *Schritt 4: Die Eltern sollen mit Visualisierungen arbeiten.*

Bildhafte Darstellung der neuen Regel/der neuen Erwartung

Durch bildliche Darstellungen fällt es besonders kleinen Kindern leichter, die noch nicht zählen können, Abmachungen zu verstehen und sich daran zu halten. In diesem Beispiel wären fünf farbige Plastikbecher, Schlafsterne oder Bälle für die kleine Lisa geeignet. Für jedes Mal, wenn sie zu den Eltern kommt, muss sie einen Becher abgeben. Sind alle Becher weg, sieht Lisa: »Jetzt kann ich nicht mehr zu den Eltern kommen.«

Ist das Kind alt genug (ab ca. 3 Jahre), kann es am nächsten Morgen für Erfolge, wie die übrig gebliebenen Becher, auch Punkte auf einem Plan bekommen, den vielleicht die Eltern gemeinsam mit ihrem Kind gebastelt haben. Bei drei Punkten gibt es dann eine Überraschung. Wichtig: Punkte können nur gesammelt werden, nicht verloren gehen. Die bisherigen Erfolge sollen nicht durch eine schlechte Nacht zunichte gemacht werden.

> *Schritt 5: Die Eltern sollen sich auf die Nacht vorbereiten.*

Vorbereitungen treffen

Die Eltern sollten den Abend entspannt beginnen. Sie können eine Selbstimaginationsübung vor dem Schlafengehen machen, um Kraft für die Nacht zu tanken. Ihr Kind spürt es, wenn die Eltern selbst entspannt sind und ihre innerliche Ruhe überträgt sich auf das Kind. Wenn es beispielsweise öfter vorkommt, dass ihr Kind nachts etwas trinken möchte, bereiten die Eltern gegebenenfalls ein Trinkfläschchen vor.

> *Schritt 6: Die Eltern sollen konsequent sein.*

Richtige Lernverknüpfungen durch Konsequenz

Wollen die Eltern eine Verhaltensänderung bei ihrem Kind erreichen, so ist es unbedingt notwendig, dass sie konsequent sind. Darf das Kind beispielsweise nach längerem Weinen oder Jammern schließlich doch im Bett der Eltern schlafen, so lernt es, dass es lange und intensiv genug jammern muss, um sein Ziel zu erreichen und bei den Eltern schlafen zu dürfen. So verstärken die Eltern unerwünschtes Verhalten. Konsequenz bedeutet für Kinder Verlässlichkeit. Wenn Eltern ihrem Kind sagen, dass sie jederzeit für es da sind, wenn es ihm schlecht geht, dann sind sie das auch. Das Kind weiß, dass es sich auf seine Eltern verlassen kann. Kinder brauchen eine feste Struktur, an der sie sich orientieren können. Das können Regelmäßigkeiten und Rituale sein, für die ebenfalls Konsequenz nötig ist. Eltern sind dafür da, ihrem Kind eine Struktur, Orientierung und Verlässlichkeit zu geben. Beide Elternteile sollten sich untereinander absprechen, wenn einer von beiden gerade nachts Probleme hat, konsequent zu sein.

> *Schritt 7: Eltern sollen ihr Kind belohnen.*

Attraktive Belohnung als Anreiz

Wichtig ist es, dass die Eltern ihr Kind für seine Fortschritte belohnen. Am besten sind unmittelbare Belohnungen, das heißt, dass die Konsequenz unmittelbar auf das Verhalten folgt. Da dies nachts schwer umsetzbar ist, sollten spätestens am nächsten Morgen, wenn das Kind einen Fortschritt gezeigt hat, zum Beispiel die Schlafwichtel etwas unter das Kopfkissen des Kindes gelegt haben. Wurden in der Nacht keine Fortschritte erzielt, können keine Schlafwichtel als Überraschung dagelassen werden. Aber in der nächsten Nacht werden die Eltern bestimmt allen Grund haben, etwas unter dem Kopfkissen zu verstecken.

Jetzt sind die Eltern dran: Sie erstellen ein detailliertes Vorgehen nach Schritten, um ihr nächs-   Elternmanual S. 122
tes Ziel bezüglich der Schlafsituation ihres Kindes zu erreichen:

Schritt 1: Sie überlegen, was eventuell Ursachen für das Erwachen ihres Kindes sein können:

_____

Schritt 2: Beide Partner überlegen gemeinsam, wie genau sie vorgehen wollen.

_____

Schritt 3: Wie möchten die Eltern ihrem Kind die neue Regel oder die Veränderung vermitteln?

_____

Schritt 4: Mit welchen Visualisierungen möchten sie arbeiten?

_____

Schritt 5: Welche Vorbereitungen auf die Nacht sind nötig?

_____

Schritt 6: Die Eltern müssen konsequent sein! Welche Strategien können ihnen dabei helfen?

_____

Schritt 7: Was könnte eine attraktive Belohnung für ihr Kind sein?

_____

5.3   Schlaf und Ernährung

Therapeuten

Kernpunkte der Vermittlung: Schlaf und Ernährung   Soziale Bedürfnisse
Bei der Ernährung eines Kindes geht es nicht nur darum, es zu sättigen; viele soziale Bedürfnisse werden bei diesem Prozess gestillt.   Elternmanual S. 124
    Je nach Alter bzw. Situation der Kinder der teilnehmenden Familien sollte der Therapeut
diese Inhalte entweder weglassen oder behandeln.
    Für Kinder, die gestillt werden: Wenn es erwünscht ist, sollte die Zeit der nächtlichen   Nächtliche Mahl-
Mahlzeiten länger hinausgezögert bzw. reduziert oder die Milch verdünnt (bei Flasche)   zeiten
werden. Tipps zur Reduktion der nächtlichen Nahrungsaufnahme durchgehen. Folge: Das
Kind wird nicht durch einen Hungerreiz nachts wach.
    In jedem Fall sollte das Kind nach dem abendlichen Stillen geweckt werden, bevor man
es ins Bett legt. Sonst lernt das Kind, nur an der Brust der Mutter einzuschlafen und erwacht
nachts in einer anderen Umgebung (alleine im Bett), als es in der Einschlafsituation (warme Mutterbrust) der Fall war. Folge: Das Kind reagiert irritiert und weint.

Sitzung 5

5.3.1   Essen ist mehr als Nahrung

Da nur ein sattes Kind gut schläft und die Ernährung vor allem in den ersten Lebensjahren oft   Bedeutung von
mit großen Unsicherheiten seitens der Eltern behaftet ist, wollen wir die Eltern ermuntern, das   Essen
Abenteuer »Essen« mit ihren Kindern in Angriff zu nehmen. Hierbei sollten die Eltern immer

darauf achten, dass die gewählte Ernährungsweise sowohl zu ihrer Familiensituation als auch zu den vielfältigen Persönlichkeiten passt, die sich um einen Essenstisch platzieren.

5.3.2 Die drei kleinkindlichen Ernährungsphasen

Wegweiser, keine Gesetzmäßigkeit

Still- und Trinkphase: Muttermilch oder adaptierte Säuglingsmilch	ca. 1.–6. Monat
Milch-B(r)eikost-Phase: Muttermilch und B(r)eikost	ca. 6.–12. Monat
Familienkost-Übergangsphase: Angepasste Familienkost (und Muttermilch)	ca. 2. Lebensjahr

Schlafen in der Milch-B(r)eikost-Phase (6.–12. Monat)

Elternmanual S. 124

Ab diesem Alter sind Kinder zumeist fähig, nachts durchzuschlafen, da sie nicht mehr auf nächtliche Mahlzeiten angewiesen sind. Gerade Stillkinder genießen allerdings die nächtliche Nähe zur Mutter und wachen vor allem am Anfang noch zu den gewohnten Stillzeiten auf. Um das Durchschlafen ihres Kindes zu fördern, können die Eltern nun die nicht mehr zwingend notwendigen Stillmahlzeiten nachts vermindern, das heißt die Abstände zwischen ihnen vergrößern. Grundsätzlich kann es auch an der Zeit sein, abzustillen. Wichtig dabei ist, dass die Eltern wirklich den Entschluss dazu gefasst haben. Schwanken sie in ihrer Entscheidung, spürt ihr Kind das.

Das Verzichten auf nächtliche Mahlzeiten hilft dem Kind zusätzlich zu dem allabendlichen Zubettgehritual, den Tag vor der Nacht mit seinen unterschiedlichen Aktivitäten besser zu verinnerlichen. Im folgenden Merkkasten haben wir für die Eltern Tipps zusammengestellt, wie sie ihr Kind dabei unterstützen können, auch ohne nächtliche Nahrungsaufnahme wieder in den Schlaf zurückzufinden:

Tipps zur Reduktion der nächtlichen Nahrungsaufnahme

> **Eltern**
>
> - Die letzten beiden Mahlzeiten vor dem Zubettgehen dürfen ruhig etwas näher beieinander liegen als die Mahlzeiten tagsüber. Somit ist Ihr Kind in der Lage, satt und zufrieden die Nacht durchzuschlafen.
> - Zögern Sie die nächtlichen Mahlzeiten nach und nach weiter hinaus. Sie können dann schließlich das Stillen bzw. Füttern in der Nacht ganz weglassen. Bedenken Sie: Ihr Kind muss sich erst an die neue Situation gewöhnen.
> - In der Umstellungsphase kann es häufiger vorkommen, dass Ihr Kind nachts erwacht, da es an die nächtlichen Still- oder Fütterpausen gewöhnt ist. Wie bereits besprochen, sollten Sie nun Ihr Kind nicht aus seinem Bettchen herausnehmen und auch kein Licht bzw. größeres Aufsehen machen. Auch auf das Wickeln sollten Sie verzichten, wenn dies nicht unbedingt notwendig ist. All das würde Ihrem Kind evtl. das Ende der Nacht signalisieren und ihm das erneute Einschlafen erschweren.
> - Achten Sie darauf, dass Sie Ihrem Kind seine eigenen Einschlafhilfen anbieten, wie das Kuscheltuch oder den Schnuller. Schaukeln und Umherfahren sind ungünstige Lösungen, denn Ziel ist es, Ihrem Kind zu ermöglichen, eigene Wege in den Schlaf zu finden.

Wach ins Bett bringen

Beobachtung und Unterstützung

Hat das Kind gelernt, dass es nur mit der Flasche/an der Brust einschlafen kann und wacht beim Hinlegen immer wieder auf, dann sollten die Eltern diese Koppelung zwischen Schlafen und Nahrung aufweichen. Sie sollten ihr Kind stillen bzw. ihm die Flasche geben, danach jedoch darauf achten, dass es wach ins Bett gelegt wird. So lernt es, auch ohne zu saugen, einzuschlafen.

Schlafen in der Familienkost-Übergangsphase (das 2. Lebensjahr)

In dieser Zeit gibt es neben den neuen Eindrücken, wie vielseitig Essen sein kann, dass man es selbst zu sich nehmen und mit am Familientisch sitzen kann noch einige andere Neuerungen für Kinder. Mit zu den größten Ereignissen in der Entwicklung zählt das Laufenlernen in dieser Zeit.

Laufen: Neue Möglichkeiten – neue Unsicherheiten

Durchschlafprobleme kommen in dieser Zeit häufiger vor. Hierfür gibt es verschiedene mögliche Erklärungen: Zum einen entwickeln Kinder nun verstärkt Verlassensängste. Dass Mama und Papa immer für es da sind, wenn es sie wirklich braucht, muss dem Kind tagsüber immer wieder versichert werden. Zum anderen wagt es in dieser Zeit seine ersten Schritte. Dieser Umstand einer neu gewonnenen Unabhängigkeit befähigt es nun auch, sich selbst auf die Suche nach seinen Eltern zu machen. Wacht es nachts auf, wird es vermutlich nicht zuerst mit Schreien auf sich aufmerksam machen, sondern macht sich direkt selbst auf den Weg zu seinen Eltern.

5.4 Babymassage

Therapeuten

Diese Inhalte sollen von den Eltern zuhause nachgelesen werden.

Elternmanual S. 126

Eltern

Eine Babymassage

- tut Mutter/Vater und Kind gut, entspannt und fördert die Bindung zwischen Eltern und Kind. Sie wirkt sich auch auf die Eltern sehr entspannend aus und kann als Ruhehilfe nach einem anstrengenden Tag eingesetzt werden,
- hilft bei Bauchweh, Koliken und Verdauungsproblemen und
- führt zu besserem Schlaf.
- Ihr Baby lernt, sich selbst zu spüren und entwickelt ein Gefühl für seinen Körper.
- Der Stresspegel des Babys senkt sich.
- Die Babymassage hat auch eine erzieherische Funktion: Ihr Kind lernt feste Abläufe kennen und lernt, durchzuhalten bzw. sich längere Zeit auf etwas zu konzentrieren.

5.4.1 Was Eltern beachten sollten …

- Im Vordergrund stehen zärtliche, sanft ausgeführte Bewegungen.
- Das Baby sollte bei der Massage nicht müde oder hungrig sein. Eine Stunde vor dem Zubettgehen könnte ein geeigneter Zeitpunkt sein.
- Die Dauer können die Eltern individuell auf ihr Kind zuschneiden. Solange es Freude an der Massage hat, kann massiert werden (etwa 10–20 Minuten). Die erste Massage kann etwas kürzer sein, damit Eltern und Kind sich daran gewöhnen.
- Bei der Massage sollte das Kind nackt sein und der Raum sollte deshalb angenehm warm sein.
- Vor der Massage sollten die Eltern ihre Hände gut einölen und wärmen.

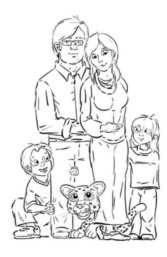

Sitzung 5

147

Unten stehende Beispiele sind in vielen Büchern in verschiedenen Formen dargestellt. Die Eltern können Anregungen zur Baby- und Kindermassage auch via Internet finden.

5.4.2 Der Ablauf

Elternmanual S. 127

Einstieg	Die Eltern setzen sich bequem hin (evtl. Kissen im Rücken und unter den Knien) und legen ihr Kind nackt auf ein Tuch auf ihre Beine. Sie schauen ihr Kind zunächst an und reden oder singen ruhig mit ihm. So können Eltern und Kind sich auf die Massage einstimmen.
Brust	In der Körpermitte beginnend streicht man mit den Händen langsam nach beiden Seiten und kommt zurück zur Brustmitte. Die Eltern folgen dabei dem Verlauf der Rippen.
Arme	Sie drehen ihr Kind auf die Seite und halten es mit einer Hand am Handgelenk fest, so dass der Arm nach oben gerichtet ist. Die andere Hand umfasst die Schulter und streicht langsam den Arm entlang. Die Finger bilden dabei einen Ring. Wenn die Eltern die andere Hand ihres Kindes erreicht haben, greifen sie um und wiederholen denselben Vorgang mit der anderen Hand.
Hände	Die Eltern legen einen Finger in die Handfläche ihres Kindes und lösen so den Greifreflex aus. Nun öffnen sie sanft die Hand des Kindes, umfassen mit ihren Händen das Handgelenk ihres Kindes und streichen mit ihrem Daumen die Handfläche entlang zu den Fingern. Die Finger werden immer wieder aufgefaltet und entlang gestrichen. Die Eltern verweilen besonders lange bei den Handgelenken, da diese sehr empfindsam sind.
Bauch	Nun legen die Eltern ihr Kind wieder auf den Rücken. Sie massieren den Bauch – beginnend bei der Brust und nach unten streichend. Sie stellen sich vor, sie wollten den Bauch leer streichen. Sie greifen mit einer Hand die Fußgelenke des Kindes und richten sie nach oben, so dass sich der Unterleib des Kindes entspannen kann.
Beine	Die Beine werden nach dem gleichen Prinzip massiert wie die Arme. Das Kind kann dabei auf dem Rücken liegen. Wie bei den Armen werden auch bei den Beinen die Fußgelenke besonders aufmerksam massiert. Der Fuß wird genau wie die Hand mit beiden Händen am Gelenk umfasst und mit den Daumen über die Fußsohle Richtung Zehen ausgestrichen.
Rücken	Die Handflächen der Eltern liegen auf dem Rücken ihres Kindes und bewegen sich in entgegengesetzte Richtung quer über den Rücken. Die eine Hand wandert von den Eltern weg, die andere zu ihnen hin. In dieser Bewegung verbleibend arbeiten sie sich von links nach rechts vor, vom Oberkörper zum Po.

5.5 Kindermassage

Kindermassage

Elternmanual S. 128

Die folgende Kindermassage, die in eine kleine Geschichte eingebettet ist, können die Eltern als Einschlafritual für ihre Kinder verwenden. Die einzelnen Elemente (z. B. Klopfen mit den Fingerspitzen auf den Rücken) können sie von der Intensität her ganz individuell an die Vorlieben ihres Kindes anpassen oder die Geschichte, vielleicht zusammen mit ihrem Kind, phantasievoll abwandeln.

»Von der kleinen Fee,
die nicht schlafen wollte«

Der Tag ging zu Ende und alle wollten sich schlafen legen – die Sonne, die Wolken, die Tiere und die Feen. »Es ist Zeit, jetzt gehen wir ins Bettchen.«, sagte die Feenkönigin zu den anderen Feen und dem Wind, den Wolken und auch den Tieren. Und alle machten sich fertig, um ins Bett zu gehen. Die Feenkönigin schaute zu, wie die Sonne noch einmal die letzten Strahlen aussandte und der Wind noch einmal einen letzten Puster von sich gab *(über den Kopf und Rücken streicheln)*. Aber da war noch die kleine Feenprinzessin, die immer noch wach war und nicht ins Bett gegangen war. »Ich bin aber noch gar nicht müde!«, sagte die kleine Feenprinzessin, »Ich mag noch gar nicht schlafen gehen, ich mag noch zaubern.« Und um das auch zu beweisen, ließ sie ganz feinen Feenzauberstaub herabrieseln *(mit den Fingerspitzen leicht auf den Rücken klopfen)*. »Na so was!«, sagte da die Feenkönigin, »Es ist aber Zeit, schlafen zu gehen.« Und so wandte sie sich an den Wind und bat ihn um Hilfe. Der Wind konnte helfen und blies die kleine Feenprinzessin sanft *(sanft in die Haare und in den Nacken pusten)* in Richtung Bett. Aber die kleine Feenprinzessin wollte so gerne noch weiterzaubern und sie ließ noch mehr Feenzauberstaub fallen – jetzt waren es sogar schon richtige kleine Feensterne *(langsam fester mit den Fingerspitzen auf den Rücken klopfen; es sollte noch angenehm sein)*. Da holte die Feenkönigin noch die Wolken und den Regen zu Hilfe und so pustete der Wind, und der Regen ließ es tropfen *(die zweite Hand dazu nehmen)*. Und die kleine Feenprinzessin sah, dass es langsam wirklich dunkler wurde – außerdem hatten die Wolken und der Regen alles so düster gemacht, dass es jetzt nicht mehr soviel Spaß machte. Das Ganze hatte die kleine Feenprinzessin so müde gemacht, dass sie sich schließlich gerne vom Wind ins Bett tragen ließ. Der Regen merkte, dass sie nun doch ins Bett gehen wollte und wurde immer schwächer *(das Klopfen auf dem Rücken leichter werden lassen und schließlich ganz damit aufhören)*. Ganz sanft ließ sich die kleine Feenprinzessin auf das Bett sinken und kuschelte sich ein *(über die Bettdecke streifen oder die Bettdecke noch einmal andrücken)*. Da kam die Feenkönigin vorbei und streichelte ihr über den Kopf und sagte »Gute Nacht und schlaf gut« *(den Kopf streicheln)* und ging selbst schlafen.

(Anmerkung: gegebenenfalls eine männliche Version mit Prinz und König verwenden)

> Die folgende Anleitung ist eine weitere Möglichkeit, das Einschlafritual körperbezogen und phantasievoll zu gestalten. So kann sich das Kind unter den wohligen Berührungen entspannen und vielleicht fallen den Eltern oder ihrem Kind ja noch weitere Tiere ein?

5.5.1 Kindermassage mit Tieren

So tappt der Bär den Berg hinauf, so tappt er wieder runter. *(Das Kind liegt auf dem Bauch – mit der flachen Hand leicht auf den Rücken klopfen)*

So hüpft der Frosch den Berg hinauf, so hüpft er wieder runter. *(Nun mit den Fingern auf den Rücken hüpfen)*

So kriecht die Schnecke den Berg hinauf, so kriecht sie wieder runter. *(Nun mit einem Finger am Rücken kriechen)*

So schleicht die Katze den Berg hinauf, so schleicht sie wieder runter. *(Nun mit dem Finger eine Schlangenlinie zeichnen)*

So wuseln die Ameisen den Berg hinauf, so wuseln sie wieder runter. *(Nun mit den 10 Fingern den Rücken hoch- und runterkrabbeln)*

So stapft der Elefant behäbig den Berg hinauf, so stapft er wieder runter. *(Nun mit der Faust leicht auf den Rücken klopfen)*

So krabbelt die Spinne den Berg hinauf, so krabbelt sie wieder runter. *(Nun mit den Fingern einer Hand den Rücken rauf- und runterkrabbeln)*

So hüpft der Floh den Berg hinauf, so hüpft er wieder runter. *(Nun mit einem Finger auf dem Rücken hüpfen)*

5.6 Imaginationsübung: Der Wanderer

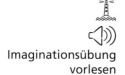

Imaginationsübung
vorlesen

Therapeuten

Wenn noch Zeit ist: »Nun wollen wir gemeinsam die fünfte Imaginationsübung durchführen: Der Wanderer«

Hinweise zur Durchführung der Trance: Die Übung sollte langsam mit ruhiger und tiefer Stimme gesprochen werden. Geben Sie den Eltern genug Zeit, eine bequeme Position zu finden. Wichtig ist, dass sich die Eltern wohl fühlen. Nach der Übung sollte auch noch Zeit sein, das Erlebte bei Bedarf kurz zu besprechen oder Fragen zu beantworten.

»Wählen Sie bitte eine bequeme Position ... ich bitte Sie, Ihre Augen auf einen Punkt zu richten ... es ist nicht wichtig, welcher Punkt ... wählen Sie irgendeinen, auf dem Ihre Augen ruhen können...Sie können Ihre Haltung überprüfen und alles nochmal verändern ... Sie können alles so einrichten, dass es Ihnen gut geht ... und die Geräusche, die Sie wahrnehmen, können Ihnen bekannt oder fremd vorkommen ... und dies kann der Ausgangspunkt sein, von dem Sie sich entfernen ... die Unruhe kann sich an einer Stelle sammeln ... während der Rest Ihres Körpers sich entspannen kann ...

Und ich weiß nicht, ob sich Ihre Augen schon schließen wollen oder nicht ... vielleicht können Sie durch die Dinge hindurch sehen ... ganz von allein ... indem Sie Ihren Blick weit gestellt haben ... und durch die Dinge hindurch sehen, ohne sie aus den Augen zu verlieren ... früher oder später können Ihre Lider ein Gefühl der Schwere entwickeln ... es kann angenehm sein, dem nachzugeben ...

Sie können auf Ihre Atmung achten ... und mit jedem Atemzug etwas von der Anspannung abgeben ... und Sie können überprüfen, wo Sie die Veränderung in Ihrem Körper zuerst spüren ... Ihre Hände können unterschiedliche Empfindungen haben ... und Sie können die Empfindungen beobachten ... und zu einem späteren Zeitpunkt vergessen, darauf zu achten ... und Sie brauchen sich nicht davon stören zu lassen, wenn Ihre Empfindungen und das, was ich sage, einander nicht ganz entsprechen ... Sie können Ihre eigenen Wege gehen ... Sie können Zweifel haben ... es kann gut sein, Zweifel zu haben ... und alle Zweifel können an einen bestimmten Ort wandern ... und Sie können vergessen, darauf zu achten ... und Sie können sich noch weiter entspannen, während Sie sich vorstellen, dass Sie auf einem Spielplatz stehen ... vor Ihnen eine große Rutsche ... die Stufen lassen sich leicht erklimmen .... Schritt für Schritt ... die erste Stufe haben Sie schon hinter sich ... die Perspektive hat sich ein wenig verändert ... nach der zweiten Stufe können Sie wahrnehmen, wie es ist, weiter nach oben zu steigen ... Sie können den feinen Sand unter der Rutsche sehen oder Gras ... was besser für Sie passt ... die Sonne auf der Haut spüren ... und die dritte Stufe erklimmen ... und ich weiß nicht, ob die Rutsche aus kühlem Metall ist oder aus warmem Holz ... wie es Ihnen besser gefällt ... nach der vierten Stufe können Sie noch einmal verharren und in den Himmel blicken ... ruhig und beständig, blau ... mit oder ohne weiße Wolken ... und die Düfte der Umgebung in sich aufnehmen ... um dann mit der fünften Stufe oben angelangt zu sein ... auf dem obersten Punkt der Rutsche ... um sich in aller Ruhe noch einmal umzusehen ... alles von oben zu betrachten ... mit Abstand und Gelassenheit ... mit Vorfreude auf das angenehme Gefühl, wenn Sie die Rutsche hinunter rutschen ... um am Ende an Ihren sicheren Ort zu gelangen ... und Sie können das Geländer loslassen und langsam und sicher hinabgleiten ... wie durch einen weichen Nebel ... der einen doch klar sehen lässt ... was einem gerade gut tut ... lassen Sie sich Zeit...genießen Sie die Fahrt...das angenehme Gefühl ... wenn man weiß, der sichere Ort wartet auf Sie ... und wenn Sie angekommen sind ... an Ihrem sicheren Ort ... stellen Sie ihn sich vor ... wie es sich anfühlt ... was Sie vor sich sehen ... welche Geräusche an Ihr Ohr dringen ... wie die Luft riecht ... was Sie an Ihrer Haut fühlen ... und während Sie sich an Ihrem sicheren Ort weiter und weiter entspannen können ... möchte ich Ihnen eine Geschichte erzählen ... über den Ballast eines Wanderers.

Mühselig zog ein müder Wanderer auf einer unendlich langen Straße entlang ... er war über und über mit Lasten behangen ... mit der Zeit hatte er gar nicht gemerkt, was er alles an Lasten angesammelt hatte ... auf seinem Rücken war ein schwerer Sack ... um seinen

Körper war ein dicker Wintermantel geschlungen ... in der linken Hand schleppte er einen großen Karren mit rostigem Metall und Gewichten. ... auf seinem Kopf balancierte der Wanderer einen schweren verrotteten Korb ... ächzend und stöhnend bewegte er sich Schritt für Schritt vorwärts ... er beklagte sein hartes Schicksal und die Müdigkeit, die ihn quälte ... in der glühenden Mittagshitze begegnete ihm ein Bauer ... und der fragte ihn: »Oh, müder Wanderer, warum belastest du dich mit diesem Brocken?« ... »Zu dumm«, antwortete der Wanderer, »das hatte ich bis jetzt gar nicht bemerkt ...« Er ließ den rostigen Karren stehen und fühlte sich viel leichter ... nach einiger Zeit kam ihm wieder ein Bauer entgegen ... der fragte ihn: »Sag, müder Wanderer, warum plagst du dich mit dem schweren Korb auf deinem Kopf und schleppst so schwere Gewichte?« ... der Wanderer antwortete: »Ich bin froh, dass du mich darauf aufmerksam machst. Ich habe nicht gewusst, was ich mir damit antue« ..., er warf den alten vergammelten Korb auf den Boden, so dass dieser zerbarst ... wieder fühlte er sich leichter ... einige Zeit später traf er wieder einen Bauern, ... der ihn erstaunt fragte: »Sag, müder Wanderer, warum trägst du Sand in deinem Rucksack ... und warum der Wintermantel im Sommer ....« Der Wanderer antwortete: »Danke dir Bauer, ich merke erst jetzt, was ich alles mit mir herumgetragen habe.« ... und legte den Wintermantel ab ... sinnend stand er da und schaute in die untergehende Sonne ... die letzten Sonnenstrahlen brachten ihm die Erleuchtung ... er blickte an sich herunter ... und merkte plötzlich, dass noch weitere Gewichte in seinem Rucksack waren ... die ihn noch immer gebückt gehen ließen ... er setzte ihn ab ... schaute hinein ... und entdeckte ein Geheimfach tief unten in seinem Rucksack ... das er zuvor nie bemerkt hatte ... als er aufsah, stand vor ihm eine alte weise Frau ... »Ich bin die Vergangenheit«, stellte sie sich vor, ... »Ich weiß, was du an Lasten noch mit dir herumträgst ... es sind Gewichte aus deiner Kindheit ... Sätze, die du vor langer Zeit gehört hast ... und fast vergessen ... ein Indianer kennt keinen Schmerz ... ein großer Junge weint nicht« ... und der Wanderer erinnerte sich daran ... an die Leute, die ihm diese Sätze sagten ... nebenbei ... aber doch bleibend ... »Du kannst mir alle belastenden Sätze mitgeben«, meinte die weise alte Frau namens Vergangenheit, ... »ich nehme sie wieder mit mir.« ... und er holte alle belastenden Sätze aus dem Geheimfach seines Rucksacks und gab sie der weisen alten Frau mit ... er blickte ihr noch eine Weile nach ... dann schaute er wieder auf seinen weiteren Weg ... befreit richtete er sich auf und seine Muskeln entspannten sich ganz von alleine ... frei von seinen Lasten wanderte er durch die Abendkühle, um eine Herberge zu finden ...

Nehmen Sie sich noch etwas Zeit ... um die Geschichte auf sich wirken zu lassen ... Sie können alles wahrnehmen ... und sich später erinnern ... diesen Zustand jederzeit wieder herstellen ... immer, wenn Sie ihn brauchen ... Sie können in wenigen Minuten ganz frisch und wach sein...wenn ich rückwärts von 10 bis 1 zähle ... 10 ... tief einatmen ... 9 ... 8 ... 7 ... 6 ... die Arme und Beine strecken ... 5 ... 4 ... 3 ... 2 ... die Augen öffnen ... 1 ... und wieder in diesen Raum zurückkehren.«

Rückblende

Therapeuten

Fragen, ob noch etwas unklar ist. Kann weggelassen werden, wenn keine Zeit mehr ist.

Elternmanual S. 129

Zum Abschluss der fünften Sitzung ein kurzer Überblick über die Inhalte, von denen die Teilnehmer heute erfahren haben. In der heutigen Sitzung haben sie viele Informationen erhalten, bei denen sie individuell für sich und ihr Kind entscheiden müssen, inwieweit sie diese umsetzen bzw. beherzigen wollen. Die Eltern sollen versuchen, herauszufinden, welche Art, Zuneigung zu zeigen für sie und ihr Kind am besten passt.

- Geborgenheit
  - Geborgenheit richtig vermitteln
  - Kindliche Ängste
- Schritt für Schritt zum guten Schlaf
- Schlaf und Ernährung
- Babymassage
- Kindermassage

Hausaufgaben

Therapeuten

Elternmanual S. 130 Kurz besprechen, Fragen beantworten.

Zum Abhaken

☐ 1. Nehmen Sie sich bitte Zeit, um die Sitzung durchzuarbeiten.

☐ 2. Bearbeiten Sie die Übung »Ideen zur Zuneigungsäußerung«.

☐ 3. Gehen Sie die Möglichkeiten zur Geborgenheitsvermittlung durch und suchen Sie sich zwei neue Punkte aus, die Sie zukünftig in Ihr Alltagsleben aufnehmen wollen.

☐ 4. Wiederholen Sie das Vorgehen »Schritt für Schritt zum guten Schlaf« und erarbeiten Sie einen eigenen Plan.

☐ 5. Probieren Sie die Baby- oder Kindermassage mit Ihrem Kind aus.

☐ 6. Führen Sie die Imaginationsübung »Wanderer« durch.

☐ 7. Lesen Sie Ihrem Kind jeden Tag eine Geschichte aus der Geschichtensammlung vor.

☐ 8. Bitte führen Sie das Schlaf- und Glücksprotokoll für Ihr Kind vollständig und korrekt weiter!

Sitzung 6: Abschlusssitzung

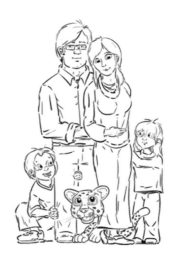

Informationen für den Therapeuten

Überblick: Zeitlicher Ablauf der Sitzung und benötigte Materialien

Inhalt	Zeit	Material	✓
Vorbereitung: Stuhlkreis bilden Schilder vorbereiten	5 min	Namensschilder	
Hausaufgabenbesprechung	20 min		
Die Verführung, nachzugeben Übung: Persönliche Krisensituationen	20 min	Stifte	
Gelassenheit	7 min		
Aufmerksamkeit	10 min		
Achtsamkeit	10 min		
Schlafregeln-Checkliste	10 min		
Was können Eltern wegpacken?	5 min		
Was können Eltern mitnehmen?	5 min		
Rückblende	2 min		
Schlussworte	3 min		
Hausaufgaben	3 min		

Ziel der Sitzung

Die heutige Sitzung ermöglicht den Eltern, durch verschiedene Übungen die letzten Fortschritte Revue passieren zu lassen.

Durch die Thematisierung der Verführung, alten Gewohnheiten in schwierigen Situationen nachzugeben, werden die Eltern für mögliche Rückfälle in alte Muster und Gewohnheiten sensibilisiert. Verdeutlicht wird hier noch einmal die Wichtigkeit von Konsequenz und Durchhaltevermögen. Durch das Niederschreiben der nächsten Schritte wird außerdem die Motivation gestärkt, konsequent an den neuen Regeln und Prinzipien festzuhalten und weiterzuarbeiten.

Die Themen »Gelassenheit« und »Achtsamkeit« sollen den Eltern innere Kraft und Ruhe schenken, um in verführerischen Situationen nicht nachzugeben und selbstbestimmt, mit voller Konzentration auf das Hier und Jetzt, eigene Handlungen zu steuern.

Durch die Erstellung eines Überblicks über die bisher gelernten Strategien und Methoden, wird die Möglichkeit eines persönlichen Nachschlagewerkes gegeben, das Eltern in schwierigen Situationen nutzen können. Gleichzeitig dient es der Motivation, nach all den hilfreichen Tipps und Tricks weiter an der Schlafsituation der Familie zu arbeiten.

Begrüßung und Hausaufgaben

Therapeuten

»Liebe Eltern, wir begrüßen Sie zum heutigen letzten Mini-KiSS-Training. Zuerst interessiert uns natürlich, wie die letzte Woche gelaufen ist, was Sie geändert haben und welche Auswirkungen dies hatte. Natürlich können Sie nun auch Fragen stellen, die sich über die Wochen hinweg und beim Nacharbeiten der fünften Sitzung des Arbeitsheftes angesammelt haben.«

Die Eltern können nun in einer offenen Runde über die neuesten Schritte berichten. Der Therapeut soll Fortschritte und positive Veränderungen loben. Bei Veränderungen, die ohne Auswirkungen geblieben sind, soll besprochen werden, ob die Veränderung modifiziert oder so beibehalten werden soll. Darauf hinweisen, dass manche Veränderungen anfangs erst eine Verschlechterung der Situation hervorrufen können, bevor sich etwas verbessert.

Danach die Hausaufgaben durchgehen, wenn diese nicht bereits in der offenen Runde besprochen wurden. Aufgaben in Klammern ( ) müssen nicht unbedingt besprochen werden:

Hausaufgaben

(Aufgabe 1: Manual nacharbeiten)
Aufgabe 2: Übung »Ideen zur Zuneigungsäußerung«
Aufgabe 3: Zwei neue Punkte zur Geborgenheitsvermittlung
Aufgabe 4: Übungen »Schritt für Schritt zum guten Schlaf«
Aufgabe 5: Baby-/Kindermassage
Aufgabe 6: Imaginationsübung »Der Wanderer«
(Aufgabe 7: Täglich Geschichte vorlesen)
(Aufgabe 8: Schlaf-/Glückstagebücher führen)

»Wenn es keine weiteren Fragen gibt, würden wir nun zum inhaltlichen Teil dieser Trainingssitzung übergehen.«

Sitzung 6 – Inhaltlicher Einstieg

> **Therapeuten**
>
> Eltern sollen in dieser Sitzung dazu motiviert werden, dabeizubleiben, positive Veränderungen zu stabilisieren und der Verführung nachzugeben zu widerstehen. Viel hat sich bisher in den letzten Wochen getan, viel wird sich aber auch noch verändern.

Nun sind wir bereits bei der letzten Sitzung unseres Elterntrainings angekommen. In den vergangenen Wochen haben die Eltern eine Fülle von Informationen sowie Tipps und Tricks

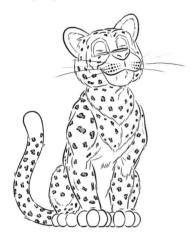

an die Hand bekommen, wie sie ihr Kind dabei unterstützen können, seine Schlafschwierigkeiten zu überwinden. In dieser Zeit ist vermutlich viel in Gang gesetzt worden, was sich über die Zeit des Trainings hinaus weiterentwickeln wird. Wichtig ist deshalb, dass die Eltern dabeibleiben und die positiven Veränderungen, die während des Trainings begonnen haben, stabilisieren. In diesem Zusammenhang wollen wir auf die Verführung nachzugeben eingehen.

Um die nötige Kraft aufzuwenden, auch noch nach dem Training an den erlernten Verhaltensweisen festzuhalten, haben wir für die Eltern den Themenblock »Achtsamkeit und Gelassenheit« zusammengestellt.

6.1 Die Verführung, nachzugeben

> **Therapeuten**
>
> *Kernpunkte der Vermittlung: Die Verführung, nachzugeben*
> Es wird schwierige Phasen geben, in denen die Verführung für die Eltern groß sein wird, bisher gelernte Regeln und Prinzipien über Bord zu werfen, bspw. wegen Müdigkeit, Belastung, Krankheit. Das Kind wird auch immer wieder versuchen, das Durchhaltevermögen und die Sicherheit der Eltern bei der Einhaltung der neuen Regeln zu testen. Durch einen Rückfall lernt das Kind, dass die neuen Strukturen »verhandelbar« sind und dass es mit dem bisherigen Problemverhalten bei den Eltern Erfolg hat. Somit wird das Problemverhalten gefestigt. Nur durch Konsequenz kann das Problemverhalten verlernt und das neue Verhalten gefestigt werden. Ausnahmesituationen wie zum Beispiel bei Krankheit sollten deutlich als diese gekennzeichnet werden. Es soll klar werden, dass nach der Ausnahmesituation die neuen Regeln wieder gelten. Bei inkonsequentem Verhalten soll in der Folgezeit unbedingt umso mehr Konsequenz gezeigt werden.

Ausnahmen und Durchhaltevermögen

Elternmanual S. 132

Immer wieder treten im Familienalltag schwierige Situationen auf. Das können zum Beispiel Belastungen, Veränderungen oder Krankheit sein. Die Eltern fühlen sich dabei nicht jeden Tag gleich, sondern sind selbst Schwankungen in ihrer Befindlichkeit unterworfen und werden dann auch ihrem Kind gegenüber hin und wieder schwach. Um in diesen verführerischen Momenten die mühsam erlernten Regeln und Prinzipien nicht wieder über Bord zu werfen, sollten die Eltern Folgendes wissen:

Schwierige Situationen

Immer wieder nachgeben, bedeutet für das Kind die Möglichkeit, alte Muster und Belohnungssysteme wieder zu aktivieren und auszutesten. Das Kind wird dies deshalb auch immer wieder versuchen. Eltern sollten daher möglichst nur die Dinge mit ihrem Kind vereinbaren, die sie auch durchhalten können. Jeder Rückfall bedeutet eine Verfestigung des problemati-

Inkonsequenz führt zu altem Problemverhalten

Sitzung 6

schen Verhaltens, denn ihr Kind lernt, dass es nur lange genug z. B. an ihrem Bett stehen oder betteln muss, um die Eltern umzustimmen. Sollten die Eltern dabei aber einmal inkonsequent werden und nachgeben, sollten sie darauf achten, in der folgenden Zeit umso konsequenter zu bleiben, um alte Muster nicht wieder entstehen zu lassen. Ziel ist, dass das Kind irgendwann die alten Situations-Verhaltensketten verlernt und die neuen vollständig verinnerlicht hat. Bleiben die Eltern nach einem »Rückfall« nicht ausreichend lange konsequent, erreichen sie, dass ihr Kind lernt, dass es immer noch mit dem alten »Problemverhalten« bei ihnen Erfolg hat und es sodann wieder und wieder versucht. So erreichen die Eltern, dass ihr Kind das alte und mühsam bekämpfte Problemverhalten nun nochmals und immer besser verinnerlicht und erlernt.

Ausnahmesitua-
tionen
Typische Rückfallsituationen ergeben sich z. B. bei Krankheit des Kindes oder eines anderen Familienmitglieds. Um entsprechend umsichtig mit solch schwierigen Situationen umgehen zu können, ist es wichtig, zu wissen, welche Fallen bei den Eltern selbst lauern. Daher nun folgende Übung:

 Krisensituationen der Eltern, bei denen sie eher nachgeben würden:

Elternmanual S. 132
1. _____

2. _____

3. _____

4. _____

Im Folgenden haben wir einige Tipps für die Eltern zusammengestellt, die ihnen helfen können, der Verführung, nachzugeben, zu widerstehen:

Tipps zur Stärkung
der Konsequenz
- Die Eltern vereinbaren, dass sie immer zuerst Rücksprache mit dem Partner halten, bevor sie einmal nachgeben.
- Wenn die Eltern ihrem Kind einmal nachgeben wollen, sollen sie nicht sofort nachgeben, sondern das auf die zweite Nacht verschieben.
- Die Eltern schreiben einen Brief an sich selbst, in dem sie sich an ihre Motivation zur Konsequenz erinnern. Dieser Brief muss einmal gelesen werden, bevor sie nachgeben dürfen.

Kennzeichnung
von Ausnahmen
Gerade in bzw. nach solchen Situationen ist es wichtig, zu verdeutlichen, dass es sich nun um eine Ausnahmesituation handelt. Die Eltern sollen ihrem Kind dies durch z. B. Visualisierungen dieser Ausnahme mitteilen:

> ## Eltern
>
> *»Solange das gelbe Kopfkissen im Bett liegt, darfst du bei uns schlafen.«*
> *»Das ist ein Gutschein – der dauert zwei Nächte – dann ist er alle!«*
> *»Solange der Kasper in der Ecke sitzt ...«*
> *»Solange das Schild mit dem Kind darauf an der Tür hängt, darfst du ...«*

Visualisierung
Durch solche Visualisierungen fällt es dem Kind leichter, wieder zurück in seinen alten und von den Eltern erarbeiteten Schlafrhythmus zu gehen. Bei diesem Vorgehen ist Konsequenz vor allem umso wichtiger, wenn sich die Situation wieder normalisiert hat. Um an Erfolge, die vor der Krankheit sichtbar waren, anknüpfen zu können, kann es manchmal nötig sein, wieder von neuem mit einer Strategie zu starten, die vor der Krankheit zum Erfolg geführt hat.

Belohnungssystem
Eltern können in diesen Fällen auch sehr gut mit Belohnungen arbeiten. So kann ein Kind, das normalerweise nur in Anwesenheit des Vaters einschlafen kann, sich eine Belohnung verdienen, wenn es sich dazu entscheidet, den Vater aus dem Zimmer zu schicken. Das Kind behält so subjektiv die Kontrolle und entscheidet selbst, dass es auch ohne Vater einschlafen kann. Besonders gut ist dies für Kinder, die gerne bestimmen wollen. Braucht es hingegen die Anwesenheit des Vaters im Zimmer, kann es leider keine Belohnung erhalten. In diesem Fall

gilt – wie vorne beschrieben –, dass die Eltern auf eine angemessene und wirkungsvolle Belohnung achten!

Die Eltern sollen sich entgegenwirken und konsequent bleiben, auch wenn sie einmal schwach wurden! Es lohnt sich!

6.2 Gelassenheit

Therapeuten

Kernpunkte der Vermittlung: Gelassenheit
Nur wenn sich Eltern von Stress und Belastung frei machen können, können sie dem Kind Geborgenheit und Sicherheit vermitteln. Helfen sollen dafür Übungen zur Achtsamkeit und Gelassenheit, die auch im Alltag Anwendung finden sollen.

Was genau ist Gelassenheit? Gelassenheit bedeutet ausgeglichen und in sich selbst ruhend, achtsam im Hier und Jetzt zu leben. Das ist leichter gesagt als getan. Um gelassen zu sein, ist aktives Üben notwendig. Zum Beispiel durch die bewusste Achtsamkeit auf eigene Bedürfnisse in verschiedenen Situationen oder durch die Wahrnehmung von Körper und Atem. Betrachtet man Situationen aus einer gewissen Distanz, kann man aktiv über die eigene Bewertung beeinflusst werden. Beispielsweise sieht eine bestimmte Situation durch eine »graue Brille« anders aus, als durch eine »gelbe Brille«. Sinnsprüche können bisweilen helfen, die Dinge leichter zu nehmen.

Übung gemeinsam bearbeiten.

Geborgenheit und Sicherheit durch entspannte Eltern

Elternmanual S. 134

Gelassenheit als Entspannungstechnik

Nach den vielen Vorschlägen aus Sitzung 5, wie die Eltern ihrem Kind Geborgenheit und Nähe vermitteln können, wollen wir am Schluss dieser Behandlung auch den Eltern noch einen Weg zeigen, wie sie mit sich selbst achtsamer umgehen können. Nur Eltern, die sich selbst von Stress und Belastung frei machen können und achtsam mit sich umgehen, können auch ihrem Kind die nötige Ruhe und Geborgenheit vermitteln. Da aber gerade dies im Alltag oft eine der schwersten Aufgaben ist, wollen wir den Eltern im Folgenden eine Übung an die Hand geben, die ihnen helfen soll, Gelassenheit und Achtsamkeit in ihren Alltag zu bringen.

Gelassenheit

Wenn wir uns das Bild eines gelassenen Menschen vor Augen führen, können wir meist einen Menschen sehen, der in sich selber ruht und ganz im Hier und Jetzt zu leben scheint. Dabei ist es wichtig, Gelassenheit nicht mit einer passiven Haltung zum Leben zu verwechseln. Passivität ist durch Abwarten, durch Nicht-aktiv-Sein gekennzeichnet. Gelassenheit benötigt jedoch viel innere Aktivität. Dazu gehören die Fähigkeiten, achtsam mit sich und den eigenen Bedürfnissen umzugehen, immer wieder zurückzutreten, um eingefahrene Situationen von einer klärenden Distanz zu sehen und auch über sich selbst lachen zu können – Gelassenheit als Mittelweg zwischen akzeptieren und ändern.

Im Hier und Jetzt sein

Tipp
Die Eltern sollten immer wieder selbst überprüfen, ob sie in ausweglos erscheinenden Situationen nicht einfach nur ihre graue Brille aufhaben. Sie stellen sich vor, dass dies der Fall ist. Das wäre toll, denn eine Brille mit negativer Tönung kann man einfach ablegen. Sie ziehen diese ab und sehen die Ereignisse durch ihre gelbe Brille, oder ihre Lieblingsfarbe.

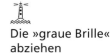

Die »graue Brille« abziehen

Sitzung 6

157

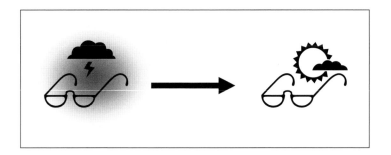

Elternmanual S. 134

 Um im Alltag gelassener sein zu können, sind bisweilen auch Sinnsprüche hilfreich. So kann eine Karte mit dem Spruch »Es ist, wie es ist.« helfen, die momentane Situation weniger verkrampft zu nehmen. Solch ein Spruch kann in manchen Situationen sehr entlastend sein. Die Eltern können sich z. B. in einem Geschäft eine Postkarte mit ihrem persönlichen, zu ihnen passenden Sinnesspruch aussuchen. Welche Sprüche fallen ihnen jetzt ein?

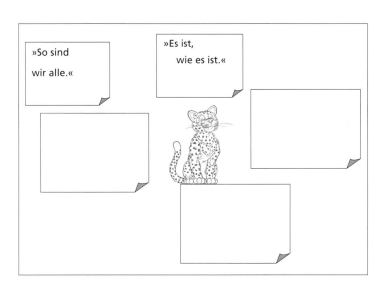

Tipp
Eine weitere Möglichkeit, gelassener mit Alltagsstresssituationen umzugehen, ist, sich vorzustellen, dass die Welt morgen stehen bleiben würde. Welche Sorgen und Ängste, die einen aktuell beschäftigen, sind dann noch wirklich wichtig?

6.3   Achtsamkeit

Achtsamkeit

Elternmanual S. 135

»Achtsamkeit bedeutet, auf eine bestimmte Art aufmerksam zu sein:
Aufmerksam
      im jetzigen Moment
            und ohne Bewertung.« (Jon Kabat-Zinn)

Therapeuten

Aufmerksamkeit

Elternmanual S. 135

Kernpunkte der Vermittlung: Aufmerksamkeit
Aufmerksamkeit im jetzigen Moment
Durch die Wahrnehmung von eigenen Gedanken, Gefühlen und Körperempfindungen im aktuellen Moment entsteht die Möglichkeit des selbstbestimmten Reagierens. Diese Wahr-

nehmung ist nur möglich, wenn man die Aufmerksamkeit auf den jetzigen Moment legt. Ist die Aufmerksamkeit nicht im Hier und Jetzt, laufen Entscheidungen und Handlungen automatisch ab und führen zu Anspannungen.

Aufmerksamkeit ohne Bewertung
Um in der aktuellen Situation angemessen reagieren zu können, ist es wichtig, die Aufmerksamkeit auf den jetzigen Moment ohne Bewertung zu lenken. Ohne ein »Das Kind schreit doppelt so laut wie gestern«, sondern nur wahrnehmen.

Achtsamkeit auf Erfahrungen des täglichen Lebens
Oft ist man während einer Tätigkeit in Gedanken schon ganz wo anders. Manchmal beim Zähneputzen, beim Spielen mit dem Kind, manchmal auch beim Gespräch mit einem anderen Menschen. Die Eltern sollen üben, mit den Gedanken auch bei Routinetätigkeiten im Hier und Jetzt zu sein.
    Übung erläutern.

Achtsamkeit auf den Atem
Die Aufmerksamkeit auf Körpervorgänge zu lenken, ist eine Möglichkeit, von Bewertungen Abstand zu nehmen. Der Atem verändert sich je nach Gefühlslage von tief und schnell über langsam und flach.
    Übung erläutern.

6.3.1 Aufmerksamkeit im jetzigen Moment

Gerade mit kleinen Kindern fällt es einem immer wieder sehr schwer, im Moment zu leben – gibt es doch so viel zu planen, zu organisieren etc. Oft ziehen negative Ereignisse automatisch die Aufmerksamkeit auf sich. Wenn sich die Aufmerksamkeit nur auf die schwierigen Eigenschaften des Kindes, des Partners oder auf die schlechten Ereignisse des Tages konzentriert, dann wird das Erleben in erster Linie von den negativen Seiten des Alltages bestimmt. Jedoch hilft es bisweilen, deutlich gelassener mit den Anforderungen des Alltags umzugehen, wenn wir uns hier und jetzt, im aktuellen Moment unserer negativen UND positiven Gedanken, Gefühle und Körperempfindungen bewusst werden, dann ist es möglich, frei zu entscheiden, wie wir damit umgehen wollen. Die Gedanken, Gefühle und Empfindungen laufen nicht automatisch ab, was zu Anspannungen führen kann, sondern werden bewusst wahrgenommen und gesteuert. Dazu ist es nötig, dass wir uns bewusst werden, wo unsere Aufmerksamkeit ist. Denn jedes Erleben ist Aufmerksamkeitsfokussierung!

Selbstbestimmtes Entscheiden und Handeln

Aufmerksamkeitsfokussierung

6.3.2 Aufmerksamkeit ohne Bewertung

Wir haben eine automatische Tendenz, jede unserer Erfahrungen und all unser Erleben sofort zu bewerten und zu vergleichen (diese Nacht ist unser Kind schneller eingeschlafen als die letzte Nacht, aber viel *schlechter* als vor ein paar Wochen). Es fällt uns sehr schwer, Erlebnisse einfach nur wahrzunehmen. Um frei entscheiden zu können, wie wir mit einer bestimmten Erfahrung umgehen wollen, ist es wichtig, Gedanken, Gefühle und Körperempfindungen einfach wahrnehmen zu können, so wie sie sind, ohne zu bewerten.

Aufmerksamkeit ohne Bewertung

Elternmanual S. 136

Sitzung 6

6.3.3 Achtsamkeit auf Erfahrungen des täglichen Lebens

Um achtsam und auch gelassen zu leben, ist es hilfreich, Routinetätigkeiten und Erfahrungen des täglichen Lebens *bewusst* und *ohne Bewertung* zu erleben.

Achtsamkeit bei Routinetätigkeiten

Routinetätigkeiten

Achtsamkeit im
Alltag

Viele Handgriffe im täglichen Leben erledigen wir wieder und wieder. Jeden Morgen putzen wir unsere Zähne – wo genau sind dabei unsere Gedanken? Freuen wir uns schon auf das Frühstück oder gehen wir im Kopf schon die einzelnen Termine des Tages durch? Wann haben wir das letzte Mal einfach nur Zähne geputzt?

Achtsamkeit auf das Kind

Achtsamkeit im
Umgang mit dem
Kind

Wann haben wir uns das letzte Mal bewusst Zeit für die Gute-Nacht-Geschichte und die damit verbundenen Bemerkungen oder Gesten und Gesichtsausdrücke unseres Kindes genommen? Die Eltern sollen versuchen, ihrem Kind in den kommenden Wochen gezielt Achtsamkeit zu schenken und es zu beobachten, ohne zu werten. Was tut es? Wie orientiert es sich? Wie reagiert es auf Reize oder auf Stimmen? Vor allem bei ganz kleinen Kindern ist der Anspruch an unsere Auffassungsgabe und an unsere Beobachterqualitäten höher – Gesten und Mimik sind entscheidend, da sich das Kind entweder gar nicht oder noch nicht so gut ausdrücken kann.

Begegnungen mit Menschen

Achtsamkeit im
Gespräch

Wie achtsam sind wir im Umgang mit anderen Menschen? Wie oft ertappen wir uns dabei, dass wir während eines Gesprächs schon beim nächsten Termin oder bei der nächsten Aufgabe sind? Hören wir aufmerksam zu, was uns der andere zu sagen hat, beispielsweise der Partner oder das Kind? Bemerken wir kleine Veränderungen bei Menschen, mit denen wir oft zusammen sind, wie eine neue Brille oder eine neue Frisur, ein neues Kleidungsstück, und – darüber hinaus – sagen wir es auch?

Die Eltern sollen nun überlegen, welche Situationen sie in den nächsten Tagen und Wochen für sich wahrnehmen wollen, um mit diesen achtsamer umzugehen. Dies bedeutet: Wenn sie stillen, dann stillen sie. Wenn sie wickeln, dann wickeln sie. Wenn sie Tee trinken, dann trinken sie Tee – nichts sonst.

 Bei folgenden Situationen möchte ich achtsamer sein:

Elternmanual S. 137

1. _____

2. _____

3. _____

4. _____

Bisweilen sind Kinder sehr gute Lehrer für Achtsamkeit, da sie meist im Augenblick leben – im Hier und Jetzt – und sich keine Gedanken über das Drumherum machen. Welche Eigenschaften könnten die Eltern bezüglich der Achtsamkeit von ihrem Kind lernen? Sie sollen einen Moment darüber nachdenken und/oder sich mit ihrem Partner darüber austauschen.

Eine Übung zur Achtsamkeit stellt folgende Atemübung dar:

6.3.4 Achtsamkeit auf den Atem

Elternmanual S. 137

Die Teilnehmer sollen ihren Atem einfach wahrnehmen, ihren Atem beobachten und spüren, wie sich ihr Atem anfühlt. Mit etwas Übung können sie diese Übung auch im Zug, im Bus, auf einer Parkbank oder im Kino machen.

 Und so geht's:

Übung zur
Atmungs-
fokussierung

1. Die Teilnehmer suchen sich eine bequeme Position. Es ist gut, den Rücken nicht an der Rückenlehne zu stützen, um so eine aufrechte Haltung einzunehmen. Wenn es für sie jedoch bequemer ist, nehmen sie sich den Halt der Lehne.

2. Sie stellen die Füße flach auf den Boden und kreuzen die Beine nicht. Wenn es für die Eltern angenehmer ist, schließen sie die Augen und richten dann ihre Aufmerksamkeit auf alles, was sie körperlich spüren.

3. Jetzt sollen sie auf ihre Körperempfindungen im Unterbauch achten, während ihr Atem ein- und ausströmt. Dazu kann es hilfreich sein, eine Hand auf den Bauch zu legen, um so die Veränderungen des Körpers spüren zu können.

4. Es ist nicht notwendig, die Atmung zu kontrollieren. Sie lassen ihren Atem einfach fließen, lassen ihn einfach zu, sie sind offen für ihre Erfahrungen.

5. Die Teilnehmer werden merken, dass ihre Aufmerksamkeit immer wieder vom Atem weg wandert – zu Gedanken, Plänen, Träumen oder Ängsten. Das ist ganz normal. Wenn sie bemerken, dass ihre Achtsamkeit nicht mehr auf dem Atem liegt, gratulieren sie sich, denn jetzt sind sie wieder bei ihren Atemerfahrungen angelangt. Die Eltern können kurz festhalten, wohin ihre Gedanken geflogen sind: »Ah, da habe ich an den Termin morgen gedacht« und dann kehren sie mit ihrer Aufmerksamkeit wieder auf das Ein- und Ausströmen ihres Atems zurück.

6.4 Schlafregeln-Checkliste

Therapeuten

Schlafregeln-Checkliste
Der Therapeut soll nun mit den Eltern die Schlafregeln-Checkliste durchgehen, um zu prüfen, welche Ziele bereits erreicht wurden und welche sie als nächstes in Angriff nehmen möchten.

Eltern

Elternmanual S. 138

Überprüfen Sie nochmals, welche Erziehungsregeln für einen gesunden Schlaf Sie bereits umsetzen und um welche Sie sich noch kümmern sollten. Ziehen Sie die Auflistung aus der ersten Sitzung zum Vergleich heran!

Allgemeine Erziehungsregeln für einen stabilen Tages- und Schlafrhythmus!	☺ Machen wir schon	! Sollten wir noch machen
Kinder sollten jeden Tag (auch am Wochenende) regelmäßige Aufsteh-, Tagesschlaf- und Zubettgehzeiten einhalten (maximale Abweichung 60 min)! Regelmäßigkeit (nicht nur in Bezug auf die Schlafzeiten, sondern auch Essens- bzw. Stillzeiten) stellt eine notwendige Voraussetzung dafür dar, dass sich die verschiedenen biologischen Rhythmen des Körpers des Kindes aufeinander abstimmen können. Die Einhaltung einer regelmäßigen Aufstehzeit ist dabei am wichtigsten, denn die Aufstehzeit ist für unsere biologischen Rhythmen der »Ankerpunkt«.	☐	☐
Das Bett des Kindes sollte NUR für das Schlafen reserviert sein! Das verhindert, dass das Bett mit anderen – schlafstörenden – Gedanken und Aktivitäten in Verbindung gebracht wird (z. B. Spielen).	☐	☐
Die Eltern sollten das Bett bzw. das Ins-Bett-Schicken NIEMALS als Strafmaßnahme gebrauchen! Damit erreichen die Eltern lediglich, dass ihr Kind das Bett und Im-Bett-Sein mit etwas Negativem verknüpft!	☐	☐

Sitzung 6

Allgemeine Erziehungsregeln für einen stabilen Tages- und Schlafrhythmus!	☺ Machen wir schon	! Sollten wir noch machen
Die Schlafumgebung des Kindes sollte angenehm und schlaffördernd gestaltet sein (Temperatur, Licht, Geräusche)! Wenn man sich vorstellt, wie ruhig und abgedunkelt ein Neugeborenes die letzten Monate im Mutterleib verbracht hat, wird klar, dass man es erst langsam und behutsam an die neue Umgebung gewöhnen muss. Die Eltern sollen abends im Zimmer ihres Kindes kein helles Licht anmachen und möglichst alle Lärmquellen beseitigen! Im Kindergartenalter haben Kinder oft Angst vor der Dunkelheit oder vor Monstern, die sich im Zimmer versteckt halten können. Hier könnte ein Nachtlicht Abhilfe schaffen, das den Raum noch ausreichend abdunkelt.	☐	☐
Eltern sollten das bewegungsreiche Spiel und körperliche Bewegung ihres Kindes **am Tage fördern!** Sie sollten bedenken, dass nicht nur der Schlaf den folgenden Tag bestimmt, sondern auch der Tag die Nacht: Ein aktiv gestaltetes Wachleben des Kindes mit ausreichend körperlicher Bewegung, geistig anregendem und kreativem Spielen tragen zu einem erholsamen Schlaf bei. Allerdings nicht direkt vor dem Schlafen!	☐	☐
In der Wohnung sollte möglichst nicht geraucht werden! In wissenschaftlichen Studien wurde festgestellt, dass Kinder, deren Eltern in den Wohnräumen rauchen, ein erhöhtes Risiko für Schlafstörungen haben. Rauchen in der Wohnung ist somit tabu!	☐	☐
Eltern sollen dafür sorgen, dass das Elternbett seinen Charakter eines exklusiven Zufluchtsorts behält und ihr Kind auf sein eigenes Bett stolz ist! Das Elternbett sollte nur in Ausnahmesituationen (z. B. Krankheit des Kindes) ein Zufluchtsort sein. Das Kinderzimmer soll für das Kind die Funktion des eigenen Schutzraums haben und behalten. Kinder sollten auf ihr eigenes Bett stolz sein. Die Eltern sollen überlegen, wie sie dazu noch beitragen können (siehe auch Gestaltung des Schlafplatzes).	☐	☐
Die Eltern sollen auf Konsequenz in ihrem Handeln achten! Tagesstruktur und Schlafrhythmus müssen manchmal flexibel an Ereignisse und Umgebungsveränderungen angepasst werden, z. B. kann es durchaus praktisch und sinnvoll sein, das Kind an einem andern Ort (z. B. bei den Großeltern) schlafen zu lassen. Solange dies die Ausnahme und nicht die Regel ist, wird das Kind lernen, auch mit kleineren Veränderungen von Gewohnheiten umzugehen.	☐	☐
Die Eltern sollten auf genügend Ruhephasen am Tag achten! Damit das Kind den Unterschied zwischen Tag und Nacht erlernt, kann es sinnvoll sein, die Gesamtlänge des Tagesschlafes einzuschränken. Allerdings sollten die Eltern ihr wirklich müdes Kleines nicht vom Schlafen abhalten! Ein überreiztes Kind hat Schwierigkeiten, am Abend in den Schlaf zu finden.	☐	☐
Eltern sollen auf die Bedürfnisse ihres Kindes achten! Auf plötzliche Veränderungen des Schlafes Ihres Kindes sollten Sie stets reagieren. Außergewöhnliche Situationen, wie Krankheit oder die ersten Zähne, bedürfen einer flexiblen Handhabung des Schlafrhythmus. Ein krankes Kind braucht besonders viel Nähe, Geborgenheit und Pflege. Sobald ihr Kind aber wieder gesund ist, sollten Sie konsequent zu den alten Schlafgewohnheiten zurückkehren.	☐	☐

Erziehungsregeln für die Einschlafsituation	☺ Machen wir schon	! Sollten wir noch machen
Etablieren eines regelmäßigen Zubettgehrituals! Eine Reihe regelmäßiger, stets in gleicher Abfolge durchgeführter Handlungen (z. B. Licht löschen, Umziehen für die Nacht (auch bei Babys), Zähne putzen, Schmusen, Geschichte) hilft dabei, den Körper bereits im Vorfeld auf die Schlafenszeit einzustimmen. Dieser regelmäßige Rhythmus gibt dem Kind zu verstehen, dass es bald Zeit ist einzuschlafen. Zudem lassen sich Kinder sehr gut durch Vertrautes beruhigen. Das Ritual sollte nicht länger als 30 min dauern.	☐	☐
Kinder sollten bei Müdigkeit abends umgehend ins eigene Bett gebracht werden! Das kurze Eindösen an nicht für den Nachtschlaf des Kindes vorgesehenen Orten (Elternbett, Stubenwagen, Fernseher etc.) sollte vermieden werden. Die Eltern sollten ihr Kind zwar schläfrig, aber noch wach ins Bett bringen.	☐	☐
Wenn das Kind schon feste Mahlzeiten bekommt, ist es wichtig, dass es kurz vor dem Zubettbringen nur leichte Lebensmittel zu sich nimmt! Ein kleiner Snack vor dem Zubettbringen (z. B. Milch mit Honig, eine Banane o. Ä.) kann im Sinne des Rituals hilfreich sein. Zwischen der letzten Mahlzeit und dem Zubettbringen sollte in etwa eine Stunde liegen. Mit vollem Bauch bzw. einer vollen Blase schläft keiner gut.	☐	☐
60 min vor dem Zubettgehen sollten Kinder nur ruhigen Aktivitäten nachgehen! Tagsüber ist das Kind aktiv. Durch ruhige Beschäftigungen stellt es sich auf Ruhe, Regeneration und Erholung ein und kann sich so auf Müdigkeit und Schlaf vorbereiten.	☐	☐
Kinder sollten abends keine aufregenden Stücke (MC, CD) anhören und nicht konzentriert spielen! Diese Aktivitäten wirken reizüberflutend. Das Gedächtnis und Gehirn des Kindes laufen auf Hochtouren und sind überlastet. Dies macht wach und verhindert das Einschlafen.	☐	☐
Eltern sollten ihr Kind möglichst abwechselnd ins Bett bringen! Dies verhindert zum einen, dass das Schlafengehen an eine bestimmte Person gekoppelt ist und fördert die Autonomie des Kindes bzgl. des Einschlafverhaltens. Zudem erfährt das Kind dadurch von beiden Elternteilen Zuwendung, die nicht später durch wiederholtes Aufstehen und Quengeln »nachgebessert« werden muss.	☐	☐

Erziehungsregeln für das Durchschlafen	☺ Machen wir schon	! Sollten wir noch machen
Eltern sollten kein Licht anmachen, wenn sie ihr Kind nachts trösten oder wenn es wach wird und aufsteht oder beim Wickeln und Stillen! Licht wirkt wie ein Wachmacher und beeinflusst die innere Uhr. Licht gekoppelt mit elterlicher Zuwendung wird dann außerdem von ihrem Kind eher als Belohnung wahrgenommen und Dunkelheit eher als Notsituation.	☐	☐
Wenn ihr Kind nachts aufwacht, sollten die Eltern ihm nichts zu essen geben! Regelmäßiges Essen in der Nacht führt innerhalb kurzer Zeit dazu, dass der Körper von selbst nachts wach wird, weil er erwartet, »gefüttert« zu werden. Erhält ihr Kind nach dem Alter von 6 Monaten nachts noch Milchmahlzeiten, sollten die Eltern die Zeitabstände zwischen den Milchmahlzeiten vergrößern, bis diese schließlich nicht mehr notwendig sind.	☐	☐

Sitzung 6

163

Erziehungsregeln für das Durchschlafen	☺ Machen wir schon	! Sollten wir noch machen
Das Fläschchen sollte nachts nicht beim Baby im Bett gelassen werden! Dies ist keine gute Selbstberuhigungshilfe für das Kind, da das Nuckeln am Fläschchen Ohreninfektionen und Karies verursachen kann.	☐	☐
Eltern sollten ihrem Kind die Chance geben, selbst Selbstberuhigungsstrategien zu erlernen! Wenn die Eltern ihr Kind gerade ins Bett gelegt haben, sollten sie nicht beim geringsten Geräusch wieder zu ihm eilen. Sie lassen einige Minuten verstreichen, vielleicht kann es sich bereits von alleine beruhigen. Wichtig ist hierbei, dass die Eltern ihrem Kind vermitteln, dass sie jederzeit für es da sind, wenn es sie *wirklich* braucht.	☐	☐

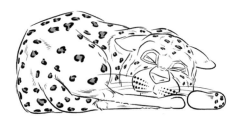

6.5 Was können die Eltern »wegpacken«?

Negative Verhaltensweisen

Elternmanual S. 143

> **Therapeuten**
>
> *Kernpunkte der Vermittlung: Was nehme ich mit?*
> Angeregt durch die Schlafregeln-Checkliste sollen die Eltern nun die bisherigen Sitzungen Revue passieren lassen, um zu entscheiden, welche Verhaltensweisen sie nicht mehr aufkommen lassen wollen.
> Die Übung stärkt die Motivation, konsequent zu bleiben und ermöglicht einen Überblick über bisherige Fortschritte. Durch das Niederschreiben der unerwünschten Verhaltensweisen wird die eigene Entscheidung der Eltern verdeutlicht, an die sie sich in schwierigen Situationen erinnern können.

 Die Teilnehmer haben im Laufe des Trainings viel über Verhaltensweisen gelernt. Jetzt sollen sie entscheiden, welche Verhaltensweisen sie zukünftig »in die unterste Schublade« packen wollen. Bestimmt haben sie einige Verhaltensweisen oder Gedankengänge an sich entdeckt, die dem Ziel, einem besseren Schlaf, im Weg stehen.

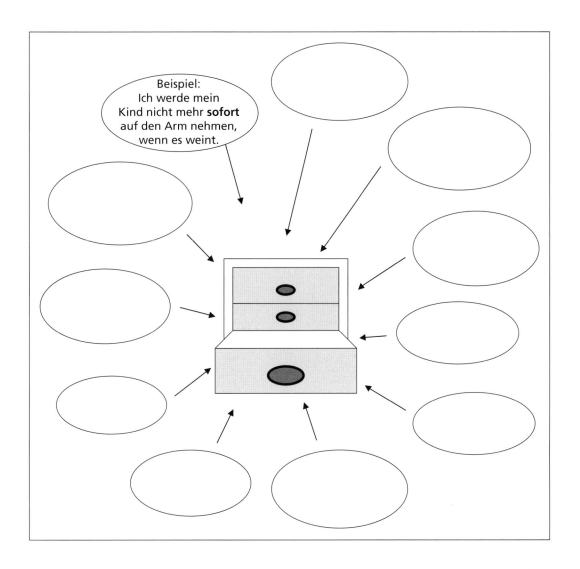

6.6   Was nehmen die Eltern mit: Der »Schlaf-Rat«

Therapeuten

Kernpunkte der Vermittlung: Was nehme ich mit?
Im Training erlernte Strategien sollen nun gesammelt und aufgeschrieben werden. Diese
Übung dient auch als Nachschlagewerk, wenn Eltern Hilfestellungen benötigen.

Elternmanual S. 143

Die Eltern sollen überlegen, welche der im Training vermittelten Strategien sie künftig in ihr
Verhaltensrepertoire übernehmen möchten. Sie tragen in das Schaubild zu den jeweiligen
Einflussfaktoren mögliche gelernte Strategien ein, die ihnen in Zukunft helfen, mit schwierigen Situationen besser umzugehen. Ihren persönlichen »Schlaf-Rat« können sich die Eltern
später zur Hand nehmen und nachschauen, welche Strategien in welcher Situation hilfreich
sind.

Erlernte Strategien

Sitzung 6

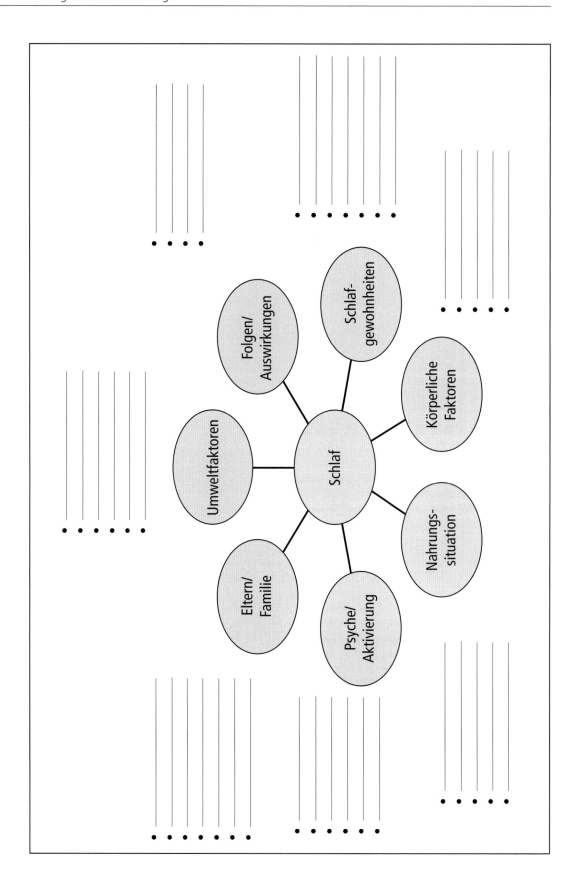

Rückblende

> **Therapeuten**
>
> Fragen, ob noch etwas unklar ist. Kann weggelassen werden, wenn keine Zeit mehr ist.

Elternmanual S. 144

Zum Abschluss der letzten Sitzung ein kurzer Überblick über die Inhalte, von denen die Eltern heute erfahren haben. Die heutige Sitzung beinhaltet die Wiederholung wesentlicher Elemente des Trainings und der Fragen der Eltern.

- Gelassenheit und Achtsamkeit
- Wiederholung der Erziehungsregeln für gesunden Schlaf
- Was packe ich weg?
- Was nehme ich mit?

Schlussworte

> **Therapeuten**
>
> Individuell zu gestalten. Beispiel:

Elternmanual S. 145

In den letzten Wochen haben die Eltern viel darüber gelernt, wie Kinder schlafen, wie Schlafprobleme entstehen können und wie sie als Eltern damit umgehen können. Dazu haben sie viele Strategien und Tipps an die Hand bekommen, wie sie ihrem Kind zum besseren Schlaf verhelfen können und für sich selbst, wie sie gegen Anspannung und Stress arbeiten können. Natürlich ist jedes Kind anders und jede Familiensituation verschieden. Gerade deshalb sind die Eltern gefragt, kreativ individuelle Lösungsmöglichkeiten an ihr Kind anzupassen und zu erfinden. Sie sollen sich nicht entmutigen lassen, wenn eine Strategie bei ihrem Kind nicht so gut ankommt oder nicht akzeptiert wird. Sie sollten stattdessen versuchen, herauszufinden, welche Strategie für ihr Kind wirksam ist. Auch wenn das Training mit dieser letzten Sitzung beendet ist, liegt es nun an den Eltern, weitere Veränderungen hervorzurufen und zu stabilisieren. Dabei gilt es, kreativ und aktiv zu sein und nicht aufzugeben. Es lohnt sich!

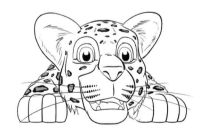

Sitzung 6

Hausaufgaben

Elternmanual S. 146

> **Therapeuten**
>
> Kurz besprechen, Fragen beantworten.

Zum Abhaken

☐ 1. Probieren Sie die Übung »Achtsamkeit auf den Atem« aus, um sich selbst von Stress und Belastungen freizumachen.

☐ 2. Gehen Sie gegebenenfalls noch einmal die Übungen »Was packe ich weg« und »Was nehme ich mit« durch und werfen Sie ab und zu einen Blick darauf, wenn es wieder schwierig wird.

☐ 3. Arbeiten Sie bei Bedarf weiter mit den Imaginationsübungen.

☐ 4. Bitte arbeiten Sie hier im Arbeitsheft die Seiten zur dieser Sitzung sorgfältig durch.

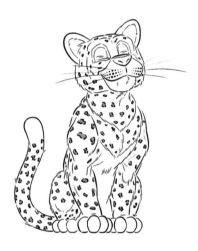

Viel Erfolg beim Weiterarbeiten!

Literaturverzeichnis

Adair, R. H.; Bauchner, H.; Philipp, B.; Levenson, S. & Zuckerman, B. (1991). Night waking during infancy: Role of parental presence at bedtime. Pediatrics 87, 500–504.

Adam, E. K.; Snell, E. K. & Pendry, P. (2007). Sleep timing and quantity in ecological and family context: a naturally representative time-diary study. Journal of family Psychology 21, 4–19.

Adams, L. A. & Rickert, V. I. (1989). Reducing bedtime tantrums – comparison between positive routines and graduated extinction. Pediatrics 84, 756–761.

American Academy of Sleep Medicine (2005). International Classification of Sleep Disorders: Diagnostic and Coding Manual (2nd ed.). American Academy of Sleep Medicine, Westchester, Illinois.

Anders, T. F.; Carskadon, M. A.; Dement, W. C. & Harvey, K. (1978). Sleep habits of children and the identification of pathologically sleepy children. Child Psychiatry and Human Development 9, 53–63.

Anders, T. F. & Eiben, L. A. (1997). Pediatric sleep disorders: a review of the past 10 years. Journal of American Academic Child and Adolescent Psychiatry 36, 9–20.

Archbold, K. H.; Pituch, K. J.; Panahi, P. & Chervin, R. D. (2002). Symptoms of sleep disturbances among children at two general pediatric clinics. Journal of Pediatrics 140, 97–102.

Armstrong, K. L.; Quinn, R. A. & Dadds, M. R. (1994). The sleep patterns of normal children. Medical Journal of Australia 161, 202–206.

Basler, K.; Largo, R. H. & Molinari, L. (1980). The development of sleep behavior within the first 5 years of life. Helvetica Paediatrica Acta 35, 211–223.

Bayer, J. K.; Hiscock, H.; Hampton, A. & Wake, M. (2007). Sleep problems in young infants and maternal mental and physical health. Journal of Pediatrics and Child Health 43, 66–73.

Bax, M. C. (1980). Sleep disturbances in the young child. British Medical Journal 280, 1177–1179.

Belsky, J. (1984). The determinants of parenting: A process model. Child Development 55, 83–96.

Berger, R H.; Miller, A. L.; Seifer, R.; Cares, S. R. & leBourgeois, M. K. (2012). Acute sleep restriction effects on emotion responses in 30- to 36-month-old children. Journal of Sleep Research 21, 235–246.

Boergers, J.; Hart, C.; Owens, J. A.; Streisand, R. & Spirito, A. (2007). Child Sleep disorders: association with parental sleep duration and daytime sleepiness. Journal of Family Psychology 21, 88–94.

Bronfenbrenner, U. & Crouter, A. C. (1983). The evolution of environmental models in developmental research. In: Mussen, P. (Ed.). The handbook of child psychology. New York: Wiley.

Bruni, O.; Verrillo, E.; Milano, S. & Ottaviano, S. (2000). Clinical and historical predictors of sleep disturbances in school-age children. Sleep and Hypnosis 4, 147–151.

Durand, V. M. (1998). Sleep better! A guide to improving sleep for children with special needs. Baltimore: Brookes.

Eckerberg, B. (2004). Treatment of sleep problems in families with young children: Effects of treatment on family well-being. Acta Paediatrica 93, 126–134.

Emery, R. E. & O'Leary, K. D. (1982). Children's perceptions of marital discord and behavior problems of boys and girls. Journal of Abnormal Child Psychology 10, 11–24.

Erickson, M. H. & Rossi, E. (1981). Hypnotherapie (5. Aufl.). Stuttgart: Pfeiffer bei Klett-Cotta.

Ferber , R. (1996). Childhood sleep disorders. Neurological Clinics 14, 493–511.

Ferber, R. (1995). Assessment of sleep disorders in the child. In: Ferber. R. & Kryger, M. (Eds.): Principles and practice of sleep medicine in the child. Philadelphia: Saunders 45–53.

Ferber R. (1990). Sleep disorders in childhood and adolescence. Pediatrician 17, 2–4.

France, K. G.; Henderson, J. M. & Hudson, S. M. (1996). Fact, act and tact: A three-stage approach to treating the sleep problems of infants and young children. Child & Adolescent Psychiatric Clinics of North America 5, 581–599.

Frölich, J. & Lehmkuhl, G. (1998). Diagnostik und Differentialdiagnostik von Schlafstörungen im Kindesalter. Fortschritte der Neurologie. Psychiatrie 66, 553–569.

Gaylor, E. E.; Burnham M. M.; Goodlin-Jones B. L. & Anders T. F. (2005). A Longitudinal Follow-Up Study of Young Children's Sleep Patterns Using a Developmental Classification System. Behav Sleep Medicine 3, 44–61.

Gaylor, E. E.; Goodlin-Jones, B. L. & Anders, T. F. (2001). Classification of young children's sleep problems: A pilot study. Journal of American Academic Child and Adolescent Psychiatry 40, 61–67.

Grych, J. & Fincham, F. D. (1990). Marital conflict and children's adjustment: A cognitive-contextual framework. Psychological Bulletin 108, 267–290.

Gujar, N.; Mcdonald, S. A.; Nishida, M. & Walker, M. P. (2011). A role for rem sleep in recalibrating the sensitivity of the human brain to specific emotions. Cerebral Cortex 21, 115–123.

Hammond, D. C. (1990). Handbook of Hypnotic Suggestions and Metaphors. New York: W.W. Norton & Co.

Henderson, J. M. T.; France, K. G.; Owens, J. L. & Blampied, N. M. (2010). Sleeping trough the night: The consolidation of self-regulated sleep across the first year of life. Pediatrics 126, 1081–1087.

Hiscock, H. & Wake, M. (2002). Randomised controlled trial of behavioral infant sleep intervention to improve infant sleep and maternal mood. Pediatrics 107, 1317–1322.

Jenni, O. G.; Fuhrer, H. Z.; Iglowstein, I.; Molinari, L. & Largo, R. H. (2005). A longitudinal study of bed sharing and sleep problems among swiss children in the first 10 years of life. Pediatrics 115, 233–240.

Jones, D. P. H. & Verduyn, C. M. (1983). Behavioural management of sleep problems. Archives of Disease in Childhood 58, 442–444.

Kazdin, A. E. (1995). Conduct disorders in childhood and adolescence. Newbury Park, CA: Sage.

Klackenberg, G. (1987). Incidence of parasomnias in children in a general population. In: Guilleminault, C. (Ed.). Sleep and its disorders in children. New York: Raven Press.

Kraenz, S.; Fricke, L.; Wiater, A.; Mitschke, A.; Breuer, U. & Lehmkuhl, G. (2003). Schlafprobleme bei Schulanfängern – Erste Ergebnisse der Studie »Gesunder Schlaf für Kölner Kinder«. Kinder- und Jugendarzt 34, 562–569.

Krishnakumar, A. & Buehler, C. (2000). Interparental conflict and parenting behaviors: A meta-analytic review. Family Relations 49, 25–44.

Kruse, J. (2001). Erziehungsstil und kindliche Entwicklung: Wechselwirkungsprozesse im Längsschnitt. In: Walper, S. & Pekrun, R. (Hrsg.). Familie und Entwicklung. Aktuelle Perspektiven der Familienpsychologie. Göttingen: Hogrefe.

Kuhn, B. R. & Elliott, A. J. (2003). Treatment efficacy in behavioral pediatric sleep medicine. Journal of Psychosomatic Research 54, 587–597.

Laberge, L.; Tremblay, R. E.; Vitaro, F. & Montplaisir, J. (2000). Development of parasomnias from childhood to early adolescence. Pediatrics 106, 67–74.

Lam, P.; Hiscock, H. & Wake, M. (2003). Outcomes of infant sleep problems: A longitudinal study of sleep, behavior, and maternal well-being. Pediatrics 111, 203–207.

Largo, R. H. & Hunziker, U. A. (1984). A developmental approach to the management of children with sleep disturbances in the first three years of life. European Journal of Pediatrics 142, 170–173.

Lehmkuhl, G. & Frölich, J. (1998). Diagnostik und Differentialdiagnostik von Schlafstörungen im Kindesalter. Fortschritte in Neurologie und Psychiatrie 66, 553–569.

Louis, J.; Zhang, J. X.; Revol, M.; Debilly, G. & Challamel, M. J. (1992). Ontogenesis of nocturnal organization of sleep spindles: A longitudinal study during the first 6 months of life. Electroencephalography and Clinical Neurophysiology 83, 289–296.

Lozoff, B.; Wolf, A. W. & Davis, N. S. (1985). Sleep problems seen in pediatric practice. Pediatrics 75, 477–483.

Lundahl, B. W.; Tollefson, D.; Risser, H. & Lovejoy, C. (2007). A meta-analysis of father involvement in parent training. Research on Social Work Practice. 18, 97–106.

Maccoby, E. E. & Martin, J. A. (1983). Socialization in the context of the family: parent-child-interaction. In: Messen, P. H. & Hetherington, E. M. (Hrsg.). Handbook of child psychology (4th ed.). New York: Wiley.

Martin, J.; Hiscock, H.; Hardy, P.; Davey, B. & Wake, M. (2007). Adverse Association of Infant and Child Sleep Problems and Parent Health: An Australian Population Study. Pediatrics 119, 947–955.

McKinley, D. (1964). Social Class and family life. New York: Free Press.

Meltzer, L. J. & Mindell, J. A. (2007). Relationship between child sleep disturbances and maternal sleep, mood and parenting stress: A pilot study. Journal of Family Psychology 21, 67–73.

Miller, Y. (2001). Erziehung von Kindern im Kindergartenalter: Erziehungsverhalten und Kompetenzüberzeugungen von Eltern und der Zusammenhang zu kindlichen Verhaltensstörungen. Unveröffentlichte Dissertation, Technische Universität Carolo-Wilhelmina, Braunschweig.

Mindell, J. A. (1993). Sleep disorders in children. Health Psychology, 12, 151–162.

Mindell, J. A. & Durand, V. M. (1993). Treatment of childhood sleep disorders: Generalization across disorders and effects on family members. Journal of Pediatric Psychology 18, 731–750.

Mindell, J. A.; Kuhn, B.; Lwein, D. S.; Meltzer, L. & Sadeh, A. (2006). Behavioral treatment of bedtime problems and night wakings in infants and young children. Sleep 29, 1263–1276.

Mindell, J. A.; Meltzer, L. J.; Carskadon M. A. & Chervin, R. D. (2009). Developmental aspects of sleep hygiene: Findings from the 2004 National Sleep Foundation Sleep in America Poll. Sleep Medicine 10, 771–779.

Mindell, J. A. & Owens, J. A. (2003). Sleep problems in pediatric practice: clinical issues for the pediatric nurse practitioner. Journal of Pediatric Health Care 17, 324–331.

Mindell, J. A.; Telofski, L. S.; Wiegand, B. & Kurtz, E. S. (2009). A nightly bedtime routine: impact on sleep in young children and maternal mood. Sleep 32, 599–606.

Moore, M.; Allison, D. & Rosen C. L. (2006). A review of pediatric nonrespiratory sleep disorders. Chest 130, 1252–1262.

Morrell, J. & Cortina-Borja, M. (2002). The developmental change in strategies parents employ to settle young children to sleep, and their relationship to infant sleeping problems, as assessed by a new questionnaire: The Parental Interactive Bedtime Behaviour Scale. Infant and Child Development 11, 17–41.

Müller, T. & Paterok, B. (1999): Schlaftraining: ein Therapiemanual zur Behandlung von Schlafstörungen. Göttingen: Hogrefe.

Myers, D. G. (2005). Psychologie. Heidelberg: Springer Medizin Verlag.

Owens, J. A. (2008). Classification and epidemiology of childhood sleep disorders. Primary Care Clinics in Office Practice 35, 533–546.

Owens, J. A. & Mindell, M. (2005). Take charge of your child's sleep. New York: Marlow & Company.

Owens, J. A.; Spirito, A. & McGuinn, M. (2000b). The children's sleep habits questionnaire (CSHQ): Psychometric properties of a survey instrument for school-aged children. Sleep 23, 1043–1051.

Papoušek, M. (2004). Regulationsstörungen der frühen Kindheit. In Papoušek, M.; Schieche, M. & Wurmser, H. (Hrsg.). Regulationsstörungen der frühen Kindheit, frühe Risiken und Hilfen im Entwicklungskontext der Eltern-Kinder-Beziehungen. Bern: Huber.

Patterson, G. R. (1982). A social learning approach: III. Coersive family process. Eugene, OR: Castalia.

Patterson, G. R.; DeBaryshe, B. D. & Ramsey, E. (1989). A developmental perspective on antisocial behavior. American Psychlogist 44, 329–335.

Piazza, C. C.; Fisher, W. W. & Sherer, M. (1997). Treatment of multiple sleep problems in children with developmental disabilities: Faded bedtime with response cost versus bedtime scheduling. Developmental Medicine & Child Neurology 39, 414–418.

Pinilla, T. & Birch, L. L. (1993) Help me make it through the night: behavioral entrainment breast-fed infants' sleep patterns. Pediatrics 91, 436–444.

Reid, M. J.; Walter, A. L. & O'Leary, S. G. (1999) Treatment of young children's bedtime refusal and nighttime wakings: A comparison of »standard« and graduated ignoring procedures. Journal of Abnormal Child Psychology 27, 5–16.

Richman, N. (1981a). Sleep problems in young children. Archives of Diseases in Childhood 56, 491–493.

Richman, N.; Douglas, J.; Hunt, H.; Lansdown, R. & Levere, R. (1985). Behavioural methods in the treatment of sleep disorders – a pilot study. Journal of Child Psychology and Psychiatry 26, 581–590.

Rickert, V. I. & Johnson, C. M. (1988). Reducing nocturnal awakening and crying episodes in infants and young children: A comparison between scheduled awakenings and systematic ignoring. Pediatrics 81, 203–212.

Russel, A. (1997). Individual and family factors sontributing to mother's and father's positive parenting. International Journal of Behavioral Development 21, 111–132.

Sadeh, A.; Flint-Ofir, E.; Tirosh, T. & Tikotzky, L. (2007). Infant sleep and parental sleep-related cognitions. Journal of family Psychology 21, 74–87.

Sadeh, A.; Mindell, J. A.; Luedtke, K. & Wiegand, B. (2009). Sleep and sleep ecology in the first 3 years: a web-based study. Journal of Sleep Research 18, 60–73.

Salzarulo, P. & Chevalier, A. (1983). Sleep problems in children and their relationship with early disturbances of the waking-sleeping rhythms. Sleep 6, 47.

Sarimski, K. (2004). Communicative competence and behavioural phenotype in children with Smith-Magenis syndrome. Genetic Counseling 15, 347–355.

Schlarb, A. A. (2011). Kognitive Verhaltenstherapie bei Kindern und Jugendlichen mit Schlafstörungen. In: Schlarb, A. A. & Stavemann, H. H. (Hrsg.). KVT bei Kindern und Jugendlichen. Weinheim: Beltz.

Schlarb, A. A. (2008). KVT bei Kindern und Jugendlichen. In: Stavemann, H. H. (Hrsg.). KVT in der Praxis. Weinheim: Beltz.

Schlarb, A. A. (2007). Hypnotherapie bei Insomnie. In: Revenstorf, D. & Peter, B. (Hrsg.). Hypnose in Psychotherapie, Psychosomatik und Medizin. Berlin: Springer.

Schlarb, A. A. (2011). Verhaltensbedingte Schlafstörungen bei Kindern und Jugendlichen. Kinderärztliche Praxis 2, 99–102.

Schlarb, A. A. (2011).Schlafstörungen im Kindesalter. In: Hautzinger & Linden (Hrsg.). Verhaltenstherapie Manual (7. Auflage).

Schlarb, A. A. (2011). Psychoedukation und Schlafhygiene. In: Wiater, A. Lehmkuhl, G. (Hrsg.) Handbuch des Kinderschlafes. Stuttgart: Schattauer.

Schlarb, A. A. & Brandhorst, I. (2012). Mini-KiSS-Online: An internet based intervention programm for parents of children (6 month to 4 years) with sleep problems – influence on parental behaviour and child's sleep. Nature and Science of Sleep 4, 41–52.

Schlarb, A. A.; Brandhorst, I. & Hautzinger, M. (2011). Mini-KiSS – ein multimodales Gruppentherapieprogramm für Eltern von Kleinkindern mit Schlafstörungen: Eine Pilotstudie. Zeitschrift für Kinder- und Jugendpsychiatrie und Psychotherapie 39, 197–206.

Schlarb, A. A. & Gulewitsch, M. D. (2011). Wenn der Sandmann kommt – wirkt Hypnotherapie bei Kindern mit Schlafstörungen? Hypnose-ZHH 5(1+2), 189–198.

Schlarb, A. A.; Gulewitsch, M. D. & Hautzinger, M. (2010). Insomnien in der pädiatrischen Praxis: Häufigkeit, familiäre Belastung und Behandlungsempfehlungen. Somnologie 14, 129–134.

Schlarb, A. A.; Gulewitsch, M. D.; Kulessa, D. & Hautzinger, M. (2010). Alpträume in der pädiatrischen Praxis: Häufigkeit, familiäre Belastung und Behandlungsempfehlungen. Pädiatrische Praxis 76, 223–230.

Schlarb, A. A.; Schwerdtle, B. & Hautzinger, M. (2010). Validation and psychometric properties of the German Version of the Children's Sleep Habits Questionnaire (CSHQ-DE). Somnologie 14, 260–266.

Schoicket, S. L.; Bertelson, A. D. & Lacks, P. (1988): Is sleep hygiene a sufficient treatment for sleep-maintenance insomnia? Behavior Therapy 19, 183–190.

Seymour, F W.; Brock, P.; During, M. & Poole, G. (1989). Reducing sleep disruptions in young children: Evaluation of therapist-guided and written information approaches: A brief report. Journal of Child Psychology and Psychiatry 30, 913–918.

Sheik, M. L.;. Buckhalt, J. A.; Mize, J. & Acebo, C. (2006). Marital conflict and disruption of children's sleep. Child Development 77, 31–43.

Seligman, M. E. P. (2002). Positive Psychology, positive prevention, and positive therapy. In: Snyder, C. R. & Lopez, S. J. (Ed.). Handbook of positive psychology. New York: Oxford University Press.

Steinberg, R.; Weeß, H. W. & Landwehr, R. (2000). Schlafmedizin. Bremen: UNI-MED Verlag.

Steinhausen, H. C. (1999). Schlafstörungen. In: Steinhausen, H.-C. & von Aster, M. (Hrsg.). Handbuch Verhaltenstherapie und Verhaltensmedizin bei Kindern und Jugendlichen (2. Aufl.). Weinheim: Beltz, PVU.

Stores, G. (2001). Sleep-wake function in children with neurodevelopmental and psychiatric disorders. Seminars in Pediatric Neurology 8, 188–197.

Stores, G. (1996). Practitioner Review: Assessment of sleep disorder in children and adolescents. Journal of Child Psychology and Psychiatry 27, 907–925.

Sudesh, K.; Swanson, M. S. & Trevathan, G. E. (1987). Persistence of sleep disturbances in preschool children. The Journal of Pediatrics 110, 642–646.

Tikotzky, L. & Sadeh, A. (2010). The role of cognitive-behavioral therapy in behavioral childhood insomnia. Sleep Medicine 11, 686–691.

Velten-Schurian, K.; Poets, C. F.; Hautzinger, M. & Schlarb, A. A. (2010). Association between sleep patterns and daytime functioning in children with insomnia: The contribution of parent-reported frequency of night waking and wake time after sleep onset. Sleep Medicine 11, 281–288.

Wahl, M. (2009). Evaluation eines multimodalen Behandlungsprogramms für Kleinkinder (0,5–5 Jahre) mit Schlafstörungen – Mini-KiSS. Auswirkungen auf die Erziehungskompetenzen und psychischen Belastungen der Eltern. Diplomarbeit, Universität Tübingen.

Walker, M. P. & Harvey, A. G. (2010). Obligate symbiosis: sleep and affect. Sleep Medicine Reviews 14: 215–217.

Warnke, A.; Beck, N. & Hemminger, U. (2001). Elterntrainings (Einführung). In: Borg-Laufs, M. (Hrsg.). Lehrbuch der Verhaltenstherapie mit Kindern und Jugendlichen. Tübingen: DGVT (Deutsche Gesellschaft für Verhaltenstherapie).

Wiater, A. & Scheuermann, P. (2007). Diagnostik von Schlafstörungen. Monatsschrift Kinderheilkunde 155, 600–607.

Wolke, D.; Meyer, R.; Ohrt, B. & Riegel, K. (1994). Incidence and persistence of problems at sleep onset and sleep continuation in the preschool period: Results of a prospective study of a representative sample in Bavaria. Praxis Kinderpsychologie und Kinderpsychiatrie 43, 331–339.

Stichwortverzeichnis

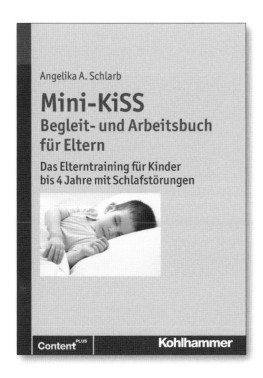

2013. 152 Seiten. Inkl. ContentPLUS. Kart.
€ 29,90
ISBN 978-3-17-021538-2
E-Book-Version (PDF): € 28,99
ISBN 978-3-17-023828-2

Angelika A. Schlarb

Mini-KiSS – Begleit- und Arbeitsbuch für Eltern

Das Elterntraining für Kinder bis 4 Jahre mit Schlafstörungen

Das nur sechs Sitzungen umfassende Therapiekonzept Mini-KiSS ist gut im Alltag anwendbar und stellt die typischen Probleme beim kindlichen Ein- und Durchschlafen dar. Dieses die Therapiesitzungen begleitende Elternmanual erlaubt den Eltern, sich während und nach der Therapie umfassend mit dem Thema auseinanderzusetzen. So können sie geeignete Erziehungsstrategien jederzeit nachlesen, sich über die Veränderungsprozesse bezüglich Nahrungsumstellung informieren und neu auftretende Probleme nochmals ressourcenorientiert angehen.

ContentPLUS enthält die Gruppenregeln, Gute-Nacht-Geschichten mit verschiedenen Fingerspiel- und Entspannungsmöglichkeiten, Schlaf- und Glückstagebuch sowie die Abbildungen des Manuals.

Prof. Dr. rer. nat. Angelika A. Schlarb, Dipl.-Psych., Université du Luxembourg. Zuvor wissenschaftliche Mitarbeiterin an der Abteilung für Klinische und Entwicklungspsychologie des Fachbereichs Psychologie der Universität Tübingen, Leitung der dortigen Ambulanz für Kinder und Jugendliche sowie für Schlafstörungen; federführende Entwicklung des o. g. Programms.

 Bücher mit dem Logo ContentPLUS enthalten einen individuellen Code, mit dem Sie Zugang zu umfangreichem Zusatzmaterial auf unserer Homepage erhalten!

Leseproben und weitere Informationen unter www.kohlhammer.de

W. Kohlhammer GmbH · 70549 Stuttgart
Fax 0711/7863 - 8430 · vertrieb@kohlhammer.de

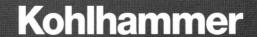

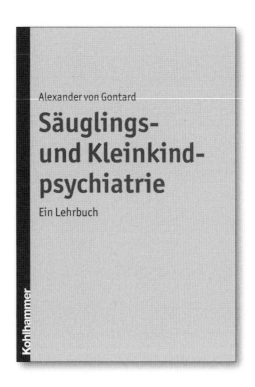

2010. 176 Seiten mit 26 Tab. Fester Einband
€ 34,90
ISBN 978-3-17-021067-7

Alexander von Gontard

Säuglings- und Kleinkindpsychiatrie

Ein Lehrbuch

Der Begriff »Säuglings- und Kleinkindpsychiatrie« wirft oft Fragen auf. Können so kleine Kinder schon psychisch gestört sein? Handelt es sich dabei nicht um eine Stigmatisierung ganz normaler Reifungsphänomene? Dieses Lehrbuch bietet Antworten auf solche Fragen. Es zeigt, dass psychische Störungen im Kleinkindalter sich zwar oft mit anderer Symptomatik zeigen, jedoch ebenso häufig sind wie bei älteren Kindern, und beschreibt, wie sie erkannt und behandelt werden können. Es ist die erste umfassende Darstellung des Gebiets der Säuglings- und Kleinkindpsychiatrie in deutscher Sprache und beruht sowohl auf der reichen praktischen Erfahrung des Autors sowie auf aktuellen Forschungsergebnissen.

»Angesichts der bislang eher dünn gesäten Literatur über dieses Gebiet ist es ein wichtiges und interessantes Kurzlehrbuch, das zu eigener Vertiefung des Wissens einlädt.«

A. Schmitt, Der Nervenarzt, 9/2011

Prof. Dr. Alexander von Gontard ist Direktor der Klinik für Kinder- und Jugendpsychiatrie und Psychotherapie am Universitätsklinikum des Saarlandes (Homburg), Facharzt für Kinder- und Jugendpsychiatrie, Kinderheilkunde und Psychotherapeutische Medizin.

Leseproben und weitere Informationen unter www.kohlhammer.de

W. Kohlhammer GmbH · 70549 Stuttgart
Fax 0711/7863 - 8430 · vertrieb@kohlhammer.de

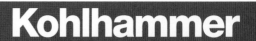